重订古今名医临证金鉴

崩漏痛经闭经卷

单书健 ◎ 编著

中国健康传媒集团
中国医药科技出版社

内 容 提 要

古今名医之临床实践经验，乃中医学术精华之最重要部分。本书主要选取了古今名医对崩漏、痛经及闭经等病治疗的临床经验、医案、医论之精华，旨在为临床中医诊治以上疾病提供借鉴。全书内容丰富，资料翔实，具有极高的临床应用价值和文献参考价值，以帮助读者开阔视野，增进学识。

图书在版编目（CIP）数据

重订古今名医临证金鉴.崩漏痛经闭经卷 / 单书健编著. — 北京：中国医药科技出版社，2017.8

ISBN 978-7-5067-9310-0

Ⅰ.①重… Ⅱ.①单… Ⅲ.①崩漏—中医临床—经验—中国 ②痛经—中医临床—经验—中国 ③闭经—中医临床—经验—中国 Ⅳ.① R249.1

中国版本图书馆 CIP 数据核字（2017）第 102081 号

美术编辑 陈君杞
版式设计 也 在

出版 **中国健康传媒集团**｜中国医药科技出版社
地址 北京市海淀区文慧园北路甲 22 号
邮编 100082
电话 发行：010—62227427 邮购：010—62236938
网址 www.cmstp.com
规格 710×1000mm $\frac{1}{16}$
印张 29
字数 325 千字
版次 2017 年 8 月第 1 版
印次 2023 年 3 月第 2 次印刷
印刷 三河市百盛印装有限公司
经销 全国各地新华书店
书号 ISBN 978-7-5067-9310-0
定价 **58.00 元**

获取新书信息、投稿、为图书纠错，请扫码联系我们。

困惑与抉择
——代前言

单书健

从 1979 年当编辑起，我就开始并一直在思考中医学术该如何发展？总是处于被证明、被廓清、被拷问的中医学，在现代科学如此昌明的境遇下，还能不能独立发展？该以什么形态发展？

一、科学主义——中医西化百年之困

（一）浑沌之死

百年中医的历史，就是一部中医西化的历史……

百年来西医快速崛起，中医快速萎缩，临床范围窄化，临床阵地缩小，信仰人群迁移，有真才实学、经验丰富的中医寥若晨星……

科研指导思想的偏差。全部采用西医的思路、方法、评价标准。科研成果大部分脱离了中医药学的最基本特点，以药为主，医药背离，皮之不存，毛将焉附？

中医教育亦不尽人意。学生无法建立起中医的思维方式，不能掌握中医学的精髓，不能用中医的思维方式去认识疾病，这是中医教育亟待解决的问题。中医学术后继乏人，绝非危言耸听，而是严酷的现实。

傅景华先生认为，科学主义首先将科学等同于绝对真理，把近代以来形成的科学体系奉为不可动摇的真理，那么一切理论与实践都要符合"科学"，并必须接受"科学"的验证。一个明显错误的观念，却变成不可抗衡的共识。事实上，这种认识一旦确立，中医已是死路一条。再用笼罩在现代科学光环之下的西医来检验中医则是顺理成章。"用现代科学方法研究中医，实现中医现代化"的方针应运而生，并通过行政手段，使之成为中医事业发展的惟一途径。中医走上了科学化、现代化、实证化、实验化、分析化、还原化、客观化、标准化、规范化、定量化的艰巨而漫长的征程，中医被验证、被曲解、被改造、被消化的命运已经注定。在"现代化"的迷途上，历尽艰辛而长途跋涉，费尽心机地寻找中医概念范畴和理论的"物质基础"与"科学内涵"，最高奢望不过是为了求人承认自己也有符合西医的"科学"成分。努力去其与西医学不相容的"糟粕"，取其西医学能够接受的"精华"，直至完全化入西医，以彻底消亡而告终。

中国科学院自然科学史研究所研究员宋正海先生认为科学是人类社会结构中的一个基本要素。从古至今，任何民族和国家，均存在科学这个要素，所不同的只是体系有类型不同、水平有高低之分。并非如科学主义者所认为的，只有西方体系的近代科学才算是"科学"。[1]

近代科学为西方科学体系所独霸，它的科学观、方法论所形成的科学主义，无限度发展，逐渐在全球形成强势文化，取得了话语权，致使各国民族的科学和文化越来越被扼杀乃至被完全取代。近百年来以科学主义评价中医科学性、以西医规范中医，正促使中医走上一条消亡之路。要真正振兴中医，首先要彻底批判科学主义，让中医先从束缚中走出来。

《庄子·应帝王》中浑沌之死十分深刻，发人深省……

南海之帝为倏，北海之帝为忽，中央之帝为浑沌。倏与忽时相与遇于浑沌之地，浑沌待之甚善。倏与忽谋报浑沌之德，曰："人皆有七

---

[1] 宋正海. 要振兴中医首先要彻底批判科学主义. 中国中医药报社. 哲眼看中医. 北京科学技术出版社，2005，71-78.

窍以视听食息，此独无有，尝试凿之。"日凿一窍，七日浑沌死。

《经典释文》："倏忽取神速之名，浑沌以合和为貌。"成玄英疏："夫运四肢以滞境，凿七窍以染尘，乖浑沌之至淳，顺有无之取舍，是以不终天年，中途夭折。""浑沌"象征本真的生命世界，他的一切原本如此，自然而然，无假安排，无须人为地给定它以任何秩序条理。道的根源性在于浑沌。在浩渺的时空中按人的模式去凿破天然，以分析去破毁混融，在自然主义的宇宙观看来，乃是对道的整体性和生命的整体性的斫丧。把自己的价值观强加给中医学，加给多样性的生命世界，中医西化无疑是重演"浑沌"的悲剧！

（二）中医是不为狭义科学见容的复杂性科学

2015 年 10 月 5 日，中国科学家屠呦呦凭发现青蒿素的治疟作用而获得 2015 年诺贝尔生理学与医学奖，这是中国科学家获得的第一个科学类诺贝尔奖。2011 年，屠呦呦获得拉斯克奖（Lasker Award）时曾表示，青蒿素的发现，是团队共同努力的成果，这也是中医走向世界的荣誉。

围绕屠呦呦的获奖，关于中医科学性的争论再次喧嚣一时。然而不管如何争议，中医跨越几千年历史为中华民族乃至全世界的生存做出了不可磨灭的贡献。

朱清时院士认为中医药是科学，是复杂性科学。只是当前流行的狭义的"科学"还不接受。

发源于西方的现代主流科学总是把复杂事物分解为基本组成单元来研究（即以还原论为基础）；以中医为代表的中国传统科学总是把复杂事物看作整体来研究，他们认为，若把事件简化成最基本的单元，就要把许多重要信息都去除掉，如单元之间的连接和组合方式等等，这样做就把复杂事物变样了。

朱清时院士指出，解剖学发现不了经络和气，气实际上是大量细胞和器官相互配合和集体组装形成的一种态势。这种态势正如战争中兵家的部署，士兵组织好了，战斗力就会大增，这种增量就是气。或者像放在山顶上蓄势待下的石头。总之，是一个复杂系统各个部分之间的关系、组装方式决定了它能产生巨大的作用。

英国《自然》杂志主编坎贝尔博士就世界科技发展趋势发表看法说：目前对生命科学的研究仍然局限在局部细节上，尚没有从整个生命系统角度去研究，未来对生命科学的研究应当上升到一个整体的、系统的高度，因为生命是一个整体。

著有《东方科学文化的复兴》的姜岩博士曾著文指出：混沌理论推动了复杂科学的诞生。而复杂科学的问世彻底动摇了还原论——能用还原论近似描述的仅仅是我们世界的很小的一部分。哥德尔不完备性定理断言，不仅仅是数学的全部，甚至任何一个系统，都不可能用类似哥德尔使用的能算术化的数学和逻辑公理系统加以概括。哥德尔的结果是对内涵公理化一个致命的打击。

著名生物学家、生命科学哲学家迈尔强调科学的多元性。他认为，由于近代物理学的进步，"仿佛世界上并没有活生生的有机世界。因此，必须建立一种新的哲学，这种哲学主要的任务是摆脱物理主义的影响"。他指出生物学中还原是徒劳的、没有意义的……生物学领域重要的不是本质而是个体。

诺贝尔奖获得者、杰出现代科学家普利高津说过："物理学正处于结束现实世界简单性信念的阶段，人们应当在各个单元的相互作用中了解整体，要了解在相当长的时间内，在宏观的尺度上组成整体的小单元怎样表现出一致的运动。"而这些观念与中医的学术思想更为接近。美国物理学家卡普拉把现代物理学与中国传统思想作了对比，认为两者在许多地方极其一致。哈肯提出"协同学和中国古代思想在整体性观念上有深刻的联系"，他创立协同学是受到中医等东方思维的启发。以中国古代整体论思想为基础的中医将大大促进医学和科学的发展。

（三）哲学家的洞见

曾深入研究过中医的哲学家刘长林先生指出，当前困扰中医学的不是中医药学术本身，而是哲学。一些流行的认识论观念必须突破、更新，这样才能树立正确的科学观，破除对西方和现代科学的迷信，正确理解中医学的科学价值，划清中医与西医的界限，此乃发展中医学的关键。

刘先生认为：科学多元的客观依据是宇宙的无限性，宇宙和任一具体事物都具有无限多的方面和层面……任何认识方法都是对世界的一种选择，都是主客体的一种特殊的耦合关系。你的方法选择认识这一方面，就不能同时认识那一方面；你建立的耦合关系进入这一层面，就不能同时进入那一层面，因为世界是由各种对立互补的方面、层面所组成的。这就形成了不同的认识方法，而认识方法的不同，导致了认识的结果也就不同，所获规律的形态也不一样，从而形成不同的科学模型，但却都是对这一事物的正确认识。于是形成形态各异的科学体系，这就是科学的多元性。[1]

恩格斯说：一切存在的基本形式是空间和时间。孟庆云先生认为，《内经》的思想主旨是从时间结构的不同内容阐发有机论人体观，提出了关于阴阳始终、藏象经络、四时气化、诊法治则等学说中时间要素的生命特征，具有独特的科学价值。

刘先生指出：西方科学体系以空间为主。空间性实，其特性在于广延和并列。空间可以分割，可以占有。空间关系的特点是相互排斥，突显差别。对空间的深入认识以分解为条件。在空间中，人与物

---

[1] 刘长林. 关于中国象科学的思考——兼谈中医学的认识论实质. 杭州师范大学学报（社会科学版），2009，31（2）：4-11.

是不平等的，人居主位，对物持征服和主宰的态度。因此，主体与客体采取对立的形式……以空间为本位，就会着重研究事物的有形实体和物质构成，这与主客对立的认识方式是统一的。认识空间性质主要靠分析、抽象和有控制条件的实验。抽象的前提是在思维中将对象定格、与周围环境分割开，然后找出具有本质意义的共性。在控制的条件下做实验研究，是在有限的空间范围内（如实验室），在实际中将对象与周围环境分割开，然后寻找被分离出来的不同要素之间的规律性联系。

刘先生还认为：东方科学体系以时间为主。时间性虚，其特性在于持续和变异。时间不能分割，不能占有，只能共享。在时间里，人与人、人与万物是平等、共进的关系。主体与客体采取相融的方式……从时间的角度认识事物，着眼在自然的原本的整体，表现为现象和自然的流行。向宇宙彻底开放的状态，在"因""顺"对象的自然存在和流行中，寻找其本质和规律。用老子的话说，就是"道法自然"，这是总的原则。

"现象联系的本质是'气'，气是万物自然生化的根源。现象层面的规律体现为气的运动，通过气来实现。中医学研究的是现象层面的规律，在认识过程中，严格保持人和万物的自然整体状态，坚持整体决定和产生部分，部分受整体统摄，因而要从整体看部分，而不是从部分看整体。西医学研究的是现象背后的实体层面，把对象看作是合成的整体，因而认为部分决定整体，整体可以用部分来说明，故主要采取还原论的方法。"

"现象表达的是事物的波动性，是各种功能、信息的联系。现象论强调的是事物的运动变易，即时间方面。庄子说：'与物委蛇，而同其波。'（《庄子·庚桑楚》）'同其波'，就是因顺现象的自然流变，去发现并遵循其时间规律。所以中医学研究的是整体。而西医学以实体为支撑事物存在的本质，将生命活动归结为静态的物质形体元素，故西医学研究的是'粒子'的整体。"

"中医学认为：'器者，生化之宇。'（《素问·六微旨大论篇》）而生化之道，以气为本。'气始而生化，气散而有形，气布而蕃育，气终而象变，其致一也。'（《素问·五常政大论篇》）可见，中医学以无形的人体为主要对象，着意关注的是气化，把人看作是气的整体。而西医学则以有形的人体为对象，研究器官、细胞和分子对生命的意义，把人看作是实体的整体。"

刘先生进而指出：时间与空间是共存关系，不是因果关系。人无论依靠何种手段都不可能将时空两个方面同时准确测定，也不可能从其中的一个方面过渡到另一方面。量子力学的不确定性原理告诉我们，微观粒子的波动特性的关系也是这样。它们既相互补充，又相互排斥。

部分决定整体和整体决定部分，这两个反向的关系和过程同时存在。但是，观测前者时就看不清后者，观测后者时又看不清前者，所以我们只能肯定二者必定相互衔接，畅然联通，但却永远不能弄清其如何衔接，如何联通。这是认识的盲区，是认识不可逾越的局限。要承认这类盲区的存在，因为世界上有些不可分割的事物只是共存关系，而没有因果联系。

刘先生从哲学的高度对中西医把握客观事物认识论原理，燃犀烛微，深刻剖析，充满了哲学家的洞见，觉闻清钟，发人深省。

李约瑟曾经指出：中西医结合在技术层面是可以探讨的，理论层面是不可能的。刘长林先生也认为：人的自然整体（中医）与合成的整体（西医），这两个层面之间尽管没有因果联系，但却有某种程度的概率性的对应关系。寻求这种对应关系，有利于临床。我们永远做不到将两者真正沟通，就是说，无论用中医研究西医，还是用西医研究中医，永远不可能从一方走到另一方。

早在 20 世纪 80 年代，傅景华先生就形成了中医过程论思想。傅先生认为：中医不仅包括对有形世界的认识，而且具有对自然和生命本源以及发生演化过程的认识。中医的认识领域主要在生命过程与枢机，而不仅是人体结构与功能，中医是"天地人和通、神气形和通"的大道。傅先生认为中医五脏属于五行序列，分别代表五类最基本的生命活动方式。《素问·灵兰秘典论篇》喻以君主、相傅、将军、仓廪、作强之官，形象地反映出五类生命运动方式的特征。在生命信息的运行机制中，心、肺、肝、脾、肾恰似驱动、传递、反馈、演化、发生机制一样，立足于生命的动态过程，而非实体器官。针对实体层面探求中医脏腑经络实质已走入死胡同，傅景华先生以"中医过程论"诠释中医实质，空谷足音，振聋发聩，惜了无唱和。笔者曾多次和傅景华讨论，好像那时他并不知道怀特海的过程哲学，只是基于对《周易》等典籍中过程思想的理解，能提出如此深刻的见解，笔者十分敬佩他深邃的洞见。十几年后，怀特海的过程哲学已在中国传播，渐至大行其道了。

怀特海明确地说过，他的过程哲学与东方思想更加接近！而不是更接近于西方哲学。杨富斌教授指出，怀特海过程哲学的"生成"和"过程"思想，与中国哲学关于生成和变易的思想相接近。

怀特海的有机体概念，通常是指无限"绵延"（持续）的宇宙运动过程的某一点上包含了与其他点上的事物的相互关系，因而获得自身的具体现实规定性的事物。意在取代以牛顿物理学绝对时空观为基础的机械唯物论宇宙观中的"物质"或"实在"观，即宇宙观问题。在他看来，传统的机械论宇宙观中所说的"物质"或"实在"实际上都是处于过程之中的存在物或实有（entity），都是与其他存在物相互作用、相互影响、相互依赖的，并在此过程中获得自身的规定性，不是单纯的、永恒的、具有绝对意义的东西，而是具有过程性、可变性和相对性的复杂有机体；认识过程中的主体和客体也是同一运动（认识）过程中彼此相关、相互渗透和相互依赖的两个有机体，因而并没有完全自主、自足的"主体"，也没有绝对不受主体影响的、具有绝对意义的客体，因此对于主体与客体的关系，也应当从二者的相互作用、相互影响和相互渗透及其与周围的关系等方面来考察。而中国古代哲学追求超现象的本质、超感觉的概念、超个体性的普遍性（同一性）为哲学的最高任务。在中国哲学家看来，天地人相通，自然与社会相通，阴阳相通相合。《黄帝内经》通过揭示自然变化对人体生理的影响，自然变化与疾病、自然环境与治疗的关系，认为"人与天地相参也，与日月相应也。"（《灵枢·岁露论》）怀特海的有机体思想与中国哲学的天人合一确有相通之处。

（四）医学不是纯粹的科学

除了极少数的哲学家、科学家认为中医是科学，而中医不是科学几乎成为世人之共识。但医学哲学家同样拷问：西医学是科学吗？

西医学之父威廉姆·奥斯勒说，"医疗行为是植根于科学的一种艺术"，进而他解释道，"如果人和人都一样，那医学或许能成为一门科学，而不是艺术。"

1981 年 6 月密苏里大学哲学系的罗纳尔德·穆森在《医学与哲学》（The Journal of Medicine and Philosophy）发表了 25 页的长文"为什么医学不可能是一门科学"，医学圈里为之哗然，因为文章发表在暑月，因此常常被称为"暑月暴动"。依照穆森的观点，"医学是科学"缺乏有说服力的论证；从历史和哲学上可以论证医学"不是""不应该是"也"不可能是"（单一的、纯粹的）科学。在愿景、职业价值、终极关怀、职业目的与职业精神上，医学与科学之间是有冲突的；医学一旦成为科学，就会必然遮蔽偏离医学的职业愿景、价值、终极关怀、目的与精神。科学的基本目的是获得新知，以便理解这个世界和这个世界中的事物，医学的目的是通过预防或治疗疾病来增进人们的健康；科学的标准是获得真理，医学的标准是获得健康和疗效；科学的价值旨向为有知、有理（客观、实验、实证、还原）、有用、有利（效益最大化）；医学的价值旨向为有用、有理、有德、有情、有根、有灵，寻求科学性、人文性、社会性的统一。针对人的医学诉求和服务，科学存在严重的"缺损配置"。

穆森的结论是：尽管医学（知识）大部分是科学的，但它并不是、也不可能成为一门科学。

范瑞平先生指出，不能完全按照当代科学性与科学化的指标、方法与价值来衡量医学，裁判中西医之争，在当代科学万能和科学至上的意识形态中，技术乌托邦的期盼遮蔽了医学的独立价值，穆森的文章力矫时弊。

医学的原本是人学，这是众所周知的事实，其性质必须遵循人的属性而定。穆森和拥护者所做的，其实是站在我们所处的时代——医学有离科技更近、离人性更远，离具体更近、离整体更远的趋势——发出的"重拾医学人性"的呼吁。

我们还用为中医是不是科学而捶胸顿足地大声疾呼吗？

二、理论－实践脱节与"文字之医"

理论－实践脱节，即书本上的知识（包括教科书知识），并不能完全指导临床实践，这是中医学术发展未能解决的首要问题。形成理论－实践脱节的因素比较复杂，笔者认为欲分析解决这一问题，必须研究中医学术发展的历史，尤其是正确剖析文人治医对中医学术的影响。

迨医巫分野后，随着文人治医的不断增多，中医人员的素质不断提高，因为大量儒医的出现，极大地提高了医生的基础文化水平。文人治医，繁荣了中医学，增进了学术争鸣，促进了学术发展。通医文人增加，对医学发展的直接作用是形成了以整理编次医学文献为主的学派。由于儒家济世利天下的人生观，促使各阶层高度重视医籍的校勘整理、编撰刊行，使之广为流传。

文人治医对中医学术的消极影响约有以下诸端：

（一）尊经崇古阻碍了中医学的创新发展

两汉后，在儒生墨客中逐渐形成以研究经学、弘扬经书和从经探讨古代圣贤思想规范的风气，后人称之为"经学风气"。

儒家"信而好古""述而不作"一直成为医学写作的指导思想，这种牢固的趋同心理，削磨、遏制了医家的进取和创新。尊经泥古带给医坛的是万马齐喑，见解深邃的医家亦不敢自标新见，极大地禁锢了人们的思想，导致了医学新思想的难以产生及产生后易受抑压，也导致了人们沿用陈旧的形式来容纳与之并不相称的新内容，从而限制了新内容的进一步发展，极大地延缓了中医学的发展。

（二）侈谈玄理，无谓争辩

一些医学家受理学方法影响，以思辨为主要方法，过分强调理性作用，心外无物，盲目夸大了尽心明性在医学研究中的地位，对医学事实进行随意的演绎推理，以至于在各家学说中掺杂了大量的主观臆测、似是而非的内容（宋代以前文献尚重实效，宋代以后则多矜夸偏颇、侈谈玄理、思辨攻讦之作）。

无谓争辩中的医家，所运用的思辨玄学的方法，使某些医学概念外延无限拓宽，无限循环，反而使内涵减少和贫乏，事实上思辨只是把人引入凝固的空洞理论之中。这种理论似乎能解释一切，实际上却一切都解释不清。它以自然哲学的普遍性和涵容性左右逢源，一切临床经验都可以成为它的诠注和衍化，阻碍和束缚了人们对问题继续深入的研究。理论僵化，学术惰于创新，通过思辨玄学方法构建的某些理论，不但没有激起后来医家的创新心理，反而把人们拉离临床实践的土壤。命门之争，玄而又玄，六味、八味何以包治百病？

（三）无病呻吟，附庸风雅的因袭之作

"立言"的观念在文人中根深蒂固，一些稍涉医籍的文人，也常附庸风雅，编撰方书，有的仅是零星经验，有的只是道听途说，因袭之作，俯拾皆是。

（四）重文献，轻实践

受经学的影响，中医学的研究方法大抵停留在医书的重新修订、编次、整理、汇纂，呈现出"滚雪球"的势态。文献虽多，而少科学含量。从传统意义上看，尚有可取之处，但在时间上付出的代价是沉重的，因为这样的思想延缓了中医学的发展。

伤寒系统，有人统计注释《伤寒》不下千余家，主要是编次、注释，但大都停留在理论上的发挥和争鸣，甚或在如何恢复仲景全书原貌等问题上大做文章，进而争论诋毁不休，站在临床角度上深入研究者太少了。马继兴先生对《伤寒论》版本的研究，证明"重订错简"几百年形成的流派竟属子虚乌有。

整个中医研究体系中重经典文献，轻临床实践是十分明显的。

一些医家先儒而后医，或弃仕途而业医，他们系统研究中医时多已年逾不惑，还要从事著述，真正从事临床的时间并不多，其著作之实践价值仍需推敲。

苏东坡曾荐圣散子方。某年大疫，苏轼用圣散子方而获效，逾时永嘉又逢大疫，又告知民众用圣散子方，而贻误病情者甚伙。陈无择《三因方》云：此药实治寒疫，因东坡作序，天下通行。辛未年，永嘉瘟疫，被害者不可胜数。盖当东坡时寒疫流行，其药偶中而便谓与三建散同类。一切不问，似太不近人情。夫寒疫亦自能发狂，盖阴能发燥，阳能发厥，物极则反，理之常然，不可不知。今录以备寒疫治疗用者，宜审究寒温二疫，无使偏奏也。

《冷庐医话》记载了苏东坡孟浪服药自误：士大夫不知医，遇疾每为庸工所误。又有喜谈医事，孟浪服药以自误。如苏文忠公事可惋叹焉……

文人治医，其写作素养，在其学问成就上起到举足轻重的作用。而不是其在临床上有多少真知灼见。在中医学发展史上占有重要地位的医学著作并非都是经验丰富的临床大家所为。

《温病条辨》全面总结了叶天士的卫气营血理论，成为温病学术发展的里程碑，至今仍有人奉为必读之经典著作。其实吴鞠通著《温病条辨》时，从事临床只有六年，还不能说是经验宏富的临床家。《温病条辨》确系演绎《临证指南》之作，对其纰谬，前哲今贤之驳辨批评，多为灼见。研究吴鞠通学术思想，必须研究其晚年之作《医医病书》及其晚年医案。因《温病条辨》成书于1798年，吴氏40岁，而《医医病书》成于道光辛卯（1831）年，吴氏时已73岁。仔细研究即可发现风格为之大变，如倡三元气候不同医要随时变化，斥用药轻描淡写，倡治温重用石膏，从主张扶正祛邪，到主张祛除邪气，从重养阴到重扶阳……

《证治准绳》全书总结了明代以前中医临床成就，临床医生多奉为圭臬，至今仍有十分重要的学术价值。但是王肯堂并不是职业医生、临床家。肯堂少因母病而读岐黄家言，曾起其妹于垂死，并为邻里治病。后为其父严戒，乃不复究。万历十七年进士，选翰林院庶吉士，三年后受翰林院检讨，后引疾归。家居十四年，僻居读书。丙午补南行人司副，迁南膳部郎，壬子转福建参政……独好著书，于经传多所发明，凡阴阳五行、历象……术数，无不造其精微。著《尚书要旨》《论语义府》《律例笺释》《郁冈斋笔尘》，雅工书法，又为藏书大家。曾辑《郁冈斋帖》数十卷，手自钩拓，为一时刻石冠。

林珮琴之《类证治裁》于叶天士内科心法多有总结，实为内科之集大成者，为不可不读之书，但林氏在自序中讲得清清楚楚：本不业医。

目尽数千年，学识渊博，两次应诏入京的徐灵胎，亦非以医为业，如《洄溪医案》多次提及：非行道之人。

王三尊曾提出"文字之医"的概念（《医权初编》上卷论石室秘录第二十八）：

夫《石室秘录》一书，乃从《医贯》中化出。观其专于补肾、补脾、疏肝，即《医贯》之好用地黄汤、补中益气汤、枳术丸、逍遥散之意也。彼则补脾肾而不杂，此又好脾肾兼补者也……此乃读书多而临证少，所谓文字之医是也。惟恐世人不信，枉以神道设教。吾惧其十中必杀人之二三也。何则？病之虚者，虽十中七八，而实者岂无二三，彼只有补无泻，虚者自可取效，实者即可立毙……医贵切中病情，最忌迂远牵扯。凡病毕竟直取者多，隔治者少，彼皆用隔治而弃直取，是以伐卫致楚为奇策，而仗义执言为无谋也……何舍近而求远，尚奇而弃正哉。予业医之初，亦执补正则邪去之理，与隔治玄妙之法，每多不应。后改为直治病本，但使无虚虚实实之误，标本缓急之差，则效如桴鼓矣……是书论理甚微，辨症辨脉则甚疏，是又不及《医贯》矣……终为纸上谈兵。

"文字之医"实际的临床实践比较少，偶而幸中，不足为凭。某些疾病属于自限性疾病，即使不治疗也会向愈康复。偶然取效，即以偏概全，实不足为法。

"文字之医"为数不少，他们的著作影响并左右着中医学术。

笔者认为理论与实践脱节，正是文人治医对中医学术负性影响的集中体现。

必须指出，古代医学文献临床实用价值的研究是十分艰巨的工作。笔者虽引用王三尊之论，却认为《石室秘录》《辨证录》诸书，独到之处颇多，同样对非以医为业的医家，如王肯堂、徐灵胎、林珮琴等之著作，亦推崇备至，以为不可不读。

三、辨病下的辨证论治

笔者师从洪哲明先生临诊时，先生已近八旬。尝见其恒用某方治某一病，而非分型辨治。小儿腹泻概以"治中散"（理中丸方以苍术易白术）治之，其效甚捷；产后缺乳概用双解散送服马钱子；疝气每用《金匮》蜘蛛散。辨病还是辨证？

中医是先辨病再辨证，即辨证居于第二层次。《伤寒论》"辨太阳病脉证并治""辨阳明病脉症论治"……已甚明了。后世注家妄以己意，曲加发挥，才演绎出林林总总的"六经辨证"，已背离仲师原旨。

1985 年，有一次拜谒张琪先生，以中医是辨病下的辨证论治为题就教，张老十分高兴地给我讲了一个多小时：同为中焦湿热，淋病、黄疸、湿温有何不同，先生毫分缕析，剀切详明。张老十分肯定中医是辨病下的辨证论治。

徐灵胎《兰台轨范》序：欲治病者，必先识病之名，能识病名，而后求其病之由生，知其所由生，又当辨其生之因各不同，而病状所由异，然后考其治之之法。一病必有主方，一方必有主药。或病名同而病因异，或病因同而病症异，则又各有主方，各有主药，千变万化之中，实有一定不移之法。

中医临床流派以经典杂病派为主流，张石顽、徐灵胎、尤在泾为其代表人物，《张氏医通》为其代表作。张石顽倡"一病有一病之祖方"，显系以辨病为纲领。细读《金匮要略》，自可发现仲景是努力建立辨病体系的，一如《伤寒论》。

外感热病中温病学派，临证每抓住疫疠之气外犯，热毒鸱盛这一基本病因病机，以祛邪为不易大法，一治到底，同样是以辨病为主导的。

《伤寒论》是由"三阴三阳"辨"病"与"八纲"辨"证"的两级构成诊断的。如"太阳病，桂枝证"（34 条）、"太阳病……表证仍在"（128 条）。首先是通过辨病，从整体上获得对该病的病性、病势、病位、发展变化规律以及转归预后等方面的全面了解，从而把握贯穿该病过程的始终，并明确其发生、发展的基本矛盾，然后才有可能对各个发展阶段和不同条件（如治疗、宿疾等）影响下所表现出来的症候现象做出正确的分析和估价，得出符合该阶段病理变化性质（即该阶段的主要矛盾）的"证"诊断，从而防止和克服单纯辨证的盲目性。只有首先明确"少阴病"的诊断，了解贯穿于少阴病整个发展过程中的主要矛盾是"心肾功能低下，水火阴阳俱不足"，才有可能在其"得之两三日"仅仅出现口燥咽干的情况下判断为"邪热亢盛，真阴被灼"，果断地用大承气汤急下存阴。正确的辨证分析，必须以明确的"病"诊断为前提，没有这个前提就难以对证候的表现意义做出应有的估价，势必影响辨证的准确性。

辨"病"诊断的意义在于揭示不同疾病的本质，掌握各病总体矛盾的特殊性；辨"证"诊断的意义在于认识每一疾病在不同阶段、不同条件下矛盾的个性和各病在一定时期内的共性矛盾，做到因时、因地、因人制宜。首先，辨病是准确诊断的基础和前提；结合辨证，则是对疾病认识的深入和补充。二者相辅相成，缺一不可。

"六经辨证"的说法之所以是错误的，就在于把仲景当时已经区分出的六个不同外感病种，看成了一种病的六个阶段，即所谓的太阳病是表证阶段，阳明病是里证阶段，少阳病是半表半里阶段等。这种认识混淆和抹杀了"病"与"证"概念区别，既与原文事实相违背，又与临床实际不相符合。按照这种说法去解释原文，就难免捉襟见肘，矛盾百出。"六经辨证"说认为太阳病即是表证，全不顾太阳病还有蓄血、蓄水的里证；认为阳明病是里证，却无视阳明病还有麻黄汤证和桂枝汤证。既为阳明病下了"里证"定义，却又有"阳明病兼表证"之说。试问阳明病既为里证，何以又能兼表证，则阳明病为里证之说又何以成立？

张正昭先生指出："六经辨证"说无端地给三阴三阳的名称加上一个"经"字，无形中把"三阴三阳"这六个抽象概念所包括的诸多含义变成了单一的经络含义，使人误认为"三阴三阳"病就是六条经络之病，违背了《伤寒论》以"三阴三阳"病名的原义。可见，把"三阴三阳"病说成"六经病"固属不妥，而称其为"六经证"就更是错误的了。

李心机先生鉴于《伤寒论》研究史上"注不破经，疏不破注"的顽固"误读传统"，就鲜明地指出"让伤寒论自己诠释自己"。

四、亚健康不是"未病"是"已病"

近年来，较多的中医学者把亚健康与中医治未病、欲病等同起来，亚健康不是中医的未病，机械的对应、简单的比附，不仅仅犯了逻辑上的错误，于全面继承中医学术精华并发扬光大十分不利。

（一）中医"未病"不能等同于亚健康

《素问·四气调神大论篇》："圣人不治已病，治未病，不治已乱，治未乱，此之谓也。夫病已成而后药之，乱已成而后治之，譬犹渴而穿井，斗而铸锥，不亦晚乎。"体现了治未病是中医对摄生保健的指导思想，强壮身体，防于未病之先。

"未病"是个体尚未患病，应注意未病先防。中医的"未病"和"已病"，是相对概念，健康属于未病，疾病属于已病。

《难经·七十七难》："上工治未病，中工治已病者，何谓也？然所谓治未病者，见肝之病，则知肝当传之与脾，故先实其脾气，无令得受肝之邪，故曰治未病焉。"此时，未病是以已病之脏腑为前提，以已病脏腑之转变趋向为依据，务先安未受邪之地。

《灵枢·官能》中有"正邪之中人也微，先见于色，不知于其身。"指出病邪初袭机体，首先见体表某部位颜色的变化，而身体并未感到任何不适，然机体的气血阴阳已出现失衡，仅表现一些细微病前征象的状态便为未病状态。由健康到出现机体症状，发生疾病，并非是卒然出现的，而是逐渐形成，由量变到质变的过程。

《灵枢·顺逆》也指出，"上工刺其未生者也；其次，刺其未盛者也……上工治未病，不治已病，此之谓也"。

《素问·八正神明论篇》："上工救其萌芽，必先见三部九候之气，尽调不败而救之，故曰上工。下工救其已成，救其已败。"显示早期诊断，把握时机，早期治疗，既病防变之意。

唐孙思邈的《千金方》中有"古之医者，上医治未病之病，中医治欲病之病，下医治已病之病"的论述，明确地将疾病分为"未病""欲病""已病"三个层次。未病指机体已有或无病理信息，未有任何临床表现的状态或不能明确诊断的一种状态，是病象未充分显露的隐潜阶段。

中医的治未病是一种原则和指导思想，既包涵未病先防的养生防病、预防保健思想，也包涵既病防变、早期治疗、控制病情的临床治疗原则。

亚健康无论如何都是有明显身体不适而又不能符合（西医的）某种疾病诊断标准的状态，把未病和亚健康等同起来，是毫无道理的。

（二）亚健康是中医的已病

作为"中间状态"的亚健康，应包括三条：首先，没有生物学意义上的疾病（尚未发现躯体构造方面的异常）及明确的精神心理障碍（属"疾病"）；其次，它涉及躯体上的不适（如虚弱、疲劳等非特异性的，尚无可明确躯体异常、却偏离健康的症状或体验，但还够不上西医的"疾病"）；再次，还可涉及精神心理上的不适（够不上精神医学诊断上的"障碍"），以及社会生存上的适应不良。以亚健康状态常见的头痛、头晕、失眠等为例，均已构成中医"病"的诊断。多数亚健康个体，其体内的病机已启动，已经出现了阴阳偏盛偏衰，或气血亏损，或气血瘀滞，或有某些病理性产物积聚等病机变化。

"亚健康状态"指机体正气不足或邪气侵犯时机体已具备疾病的一些病理条件或过程，已有一些或部分病症（证）存在，但是未具备西医学疾病的诊断标准。我们不能采取把中医的"病"的概念与西医"疾病"的概念等同起来的思考和研究方式。

笔者认为全部中医的"病"只要还不具备西医学疾病诊断的证据，均属亚健康范畴。

中医生存和发展有一最关键的因素，就是临床范围日益窄化，中医文化基础日渐式微，信仰人群的迁移，观念的转变，后继乏人。很多研究都表明，人群中健康状态占 10%，疾病状态占 15%，75% 属于亚健康状态。西医还没有明确的方法和药物治疗亚健康。中医学在亚健康状态方面的潜在优势，不仅可拓展中医学术新的生存空间，而且必将促进整个世界医学的进化与发展，从而为全人类的健康做出新的贡献。

闫希军先生所著《大健康观》中提出了大健康医学模式。在大健康医学模式中，中医被赋予十分重要的地位，而拥有了更加广阔的空间。中医理论与系统生物学及大数据方法契合，并将与系统生物学和生态医学等领域取得的成果相互交通，水乳交融，这是未来西方医学和中医学发展必然的走向。

五、正本清源，重建中医范式

范式是某一科学共同体在某一专业或学科中所具有的共同信念，这种信念规定了它们的共同的基本观点、基本理论和基本方法，为它们提供了共同的理论模式和解决问题的框架，从而成为该学科的一种共同的传统，并为该学科的发展规定了共同的方向。

库恩认为"范式"是成熟科学的标志，由于"范式"的存在，科学家们一方面可以在特定领域里进行更有效率的研究，从而使他们的研究更加深入；而另一方面，"范式"也意味着该领域里"更严格的规定"，"如果有谁不肯或不能同它协调起来，就会陷于孤立，或者依附到别的集团那里去"。因此，同一范式内部，研究者拥有相同的世界观、研究方法、理论、仪器和交流方法，但在不同"范式"之间却是不可通约的。不同"范式"下的研究者对同一领域的看法就像是两个世界那样完全不同。这也是造成"一条定律对一组科学家甚至不能说明，而对另一组科学家有时好像直观那样显而易见"的原因。

李致重等学者从具体研究对象、研究方法及基础理论等方面论述了中西医范式的不可通约性。而且，中、西医关系的特殊之处还在于，它们不只是同一领域的两个不同"学派"，更是基于两种完全不同的文化而发展起来的，这也使得二者之间的不可通约性表现得尤其明显和强烈。正是由于这种不可通约性导致了中西医之争。屈于特定历史条件下"科学主义"的强势地位，中医最终被迫部分接受了西医"范式"。"范式丢失"是近现代中医举步维艰、发展停滞、甚至后退的根本原因。

任何一门科学的重大发展，都表现在基本概念的更新和范式的变革上……变革范式，是现时代中医理论发展的必经之路。

如何正本清源，重建范式？

正本清源是中医范式或重建的基础，这是一项十分艰巨浩大的工程。正本首先是建立传统范式。必须从经典著作入手，梳理还原，删汰芜杂，尽呈精华。

（一）解释学·语言能力与重建

东汉许慎在《说文解字·叙》中说："盖文字者，经艺之本，王政之始，前人所以垂后，后人所以识古。故曰：本立而道生。"给予中国古典解释学以崇高的地位。

解释学把生命哲学、现象学、存在主义分析哲学、语言哲学、心理学、符号学等理论融合在一起，强调语言的本体论地位，认为我们所能认识的世界只能是语言的世界，人与世界的关系的本质是语言的关系，不仅把解释当作人文科学的方法论基础，而且是哲学的普遍方法。

狭义解释学特指现代西方哲学领域中的解释学理论，它经过狄尔泰、海德格尔、伽达默尔、利科、哈贝马斯等思想巨匠在理论上的构建和推动，形成了哲学释义学；广义解释学则不限于西方哲学领域，一切关于文本的说明、注解、解读、校勘、训诂、修订、引申及阐释的工作都属于解释活动，都要依靠相应的解释方法和解释理论来完成，因而都可以称作解释学。中医书籍中只有少部分是经典原著，而其余大部分都属于关于经典原著的解释性著作。

从当代解释学观点看，任何现代理论或现代文化都发轫于传统，传统文化的生命力则在于不断的解释和再解释之中。传统文化和现代文化并不是对立的，而是统一的，确切地说，是对立统一。人类文化是一条河流，它从传统走来，向未来走去，亦如黑格尔所说，离开其源头愈远，它就膨胀得愈大。

拉法格相信：《老子》在其产生之初，在它的著者与当时的读者之间存在着一种共识，这种共识便是《老子》的初始意义，《老子》著者传达的是它，当时的读者从中读懂的也是它。那么，这种共识又是从何而来的呢？拉法格认为：处于同一时代同一环境中的人可能会在词义的联想、语言结构的使用、社会问题的关注上具有共同之处，所以他们之间能够彼此理解。拉法格采用语言学家乔姆斯基的"语言能力"一词来指代这种基于共有的语言与社会背景的理解能力。在他看来，这种"语言能力"是历史解释学的关键，是发现历史文本原始意义的途径。他建议读者利用多种传统方法增强自己理解《老子》的语言能力，如古汉语字词含义的研究、历史事件与古代社会结构的分析，其他古代思想家思想的讨论等。也就是说，旨在发现《老子》原始意义的现代读者应尽可能地将自己置于《老子》所处的时代，将当时的社会背景、语言现象等历史的事物内化为自己的"语言能力"。

历史的解释者的任务是利用历史的证据重新将《道德经》与它产生的背景联结起来，在该背景下对其进行分析研究。解释者首先必须去掉成见，不可以将我们现代的思想强加于古人，或用现代思想批判古人。

历史解释学方法是中医经典著作、传统理论研究的基本方法。其要旨在于忠实细密地根据经典话语资料和现代方法对原典重新解读。旧有的词语和概念通过词语组合方式和语境组件方式的特殊安排，突显出原典文本固有的基本意义结构。通过意义结构分析，探询其原始涵义、历史作用和现代意义。

（二）解构与重建

理解分析就是"解构"，而"解构"旨在重建，使新的理论概念或理论结构因此建立。自然科学家就是依循这一程序不断地改弦更张，发展其理论系统的……解构和重建与科恩所说的"范式变革"有所类同。何裕民先生认为：对原有理论概念或规则的重新理解和分析，对传统中医理论体系进行解构和重建，是现阶段中医理论发展的切实可行的最佳选择。

事实的确认和概念的重建是重建的途径与环节。

严肃的科学研究应以经验事实为基础，而不仅仅是古书古人的描述，古人的认识充其量只是帮助人们寻找经验事实，并在研究中给予一定的启示。

概念的重建与事实的确认可以说是互为因果的两大环节。梳理每个名词术语的历史演变和沿革情况、分析它们眼下使用情况及混乱原因，这两者有助于旧术语的解构；组织专家集体研讨以期相对清晰、合理地约定每一概念（名词术语）的特征和实质。

阴阳五行学说对传统中医理论之建构，具有决定性的作用。它们作为主导性观念和认识方法渗入中医学，有的又与具体的学术内容融合成一体，衍生出众多层次低得多的理论概念。藏象、经络、气血津液等可视作中医理论体系的第二层次，第三层次的是众多较为具体的概念或术语，其大多与病因病机、治法及"证"相关联。最低层次的是一些带有经验陈述性质的论述。形成这些概念，司外揣内、援物比类等起着主要作用，不少是从表象信息直接跳跃到理论概念的，许多概念与实体并不存在明确的对应关系，其内涵和外延有时也颇难作出清晰的界定。

一些学者主张：与学术内容融合在一起的阴阳五行术语，应通过概念的清晰化、实体化和可经验化而清理出去。亦即使哲学的阴阳五行与具体（中医）的科学理论分离……愚意以为不可，以其广泛渗透而不可剥离，阴阳五行已成为不可或缺的纲领框架，当以中医学理视之，而不仅仅视为居于指导地位的古典哲学思想。

（三）方法

正本清源，重建范式，必须有良好的方法。我们反对科学主义，但我们崇尚科学精神，我们必须学习运用科学方法，尤其是科学思维方法，科学观察方法，科学实证方法（不仅仅是实验室方法）。

"医林改错，越改越错"，《医林改错》中提出的"心无血，脉藏气"之说，显然是错误的。为什么导致错误的结论？主要是他不知道，观察是有其一定条件，一定范围的。离开原来的条件、时间、地点，观察结果会有很大差异。运用观察结论做超出原条件、原范围的外推时，必须十分审慎。他所观察的都是尸体，由于动脉弹力大，把血驱入静脉系统。这是尸体的条件，不可外推到活着的人体。对观察结果进行理解和处理时，必须注意其条件性、相对性和可变性。

在广泛占有资料的基础上，还必须要有正确的思维方法。对于马王堆汉墓出土的缣帛及竹木简医书成书年代的推定和对该批资料的运用，我国的有关专家认为："如果从《黄帝内经》成书于战国时期来推定，那么两部灸经的成书年代至少可以上溯到春秋战国之际甚至更早。"而日本山田庆儿先生认为，这种"推论的方法是错误的。不管我们最后会达到什么样的结论，我都不应该根据所谓《黄帝内经》是战国时期的著作这个还没有确证的假定，去推断帛书医书的成书年代，而必须相反地从关于后者已经确证了的事实出发，来推断前者成书的过程和年代"。山田庆儿先生基于"借助马王堆医书之光，可以逐渐看清中国医学的起源及其形成过程"。

吴坤安认为：喻嘉言、吴又可、张景岳辈，治疫可谓论切治详，发前人所未发。但景岳宜于汗，又可宜于下，嘉言又宜于芳香逐秽，三子皆名家，其治法之所以悬绝若此，以其所治之疫各有不同。景岳所论之疫，即六淫之邪，非时之气，其感同于伤寒，故每以伤寒并提，而以汗为主，欲尽汗法之妙，景岳书精切无遗。又可所论之疫，是热淫之气，从口鼻吸入，伏于募原，募原为半表半里之界，其邪非汗所能达，故有不可强汗、峻汗之戒；附胃最近，入里尤速，故有急下、屡下之法。欲究疫邪传变之情，惟又可之论最为详尽，然又可所论之疫，即四时之常疫，即俗名时气症也。若嘉言所论之疫，乃由于兵荒之后，因病致病，病气、尸气混合天地不正之气，更兼春夏温热暑湿之邪交结互蒸，人在气交中，无隙可避，由是沿门阖境，传染无休，而为两间之大疫，其秽恶之气，都从口鼻吸入，直行中道，流布三焦，非表非里，汗之不解，下之仍留，故以芳香逐秽为主，而以解毒兼之。是三子之治，各合其宜，不得执此而议彼。

学术研究中，所设置的讨论的问题必须同一，必须是一个总体，这是比较研究的基本原则。执此而议彼，古代医家多有此弊，六经辨证与卫气营血辨证、三焦辨证之争论，概源于方法之偏颇。

六、提高疗效是中医学术发展的关键

中医药学历数千年而不衰，并不断发展，主要依靠历代医学家临床经验的积累、整理提高。历代名医辈出，多得自家传师授。《周礼》有"医不三世，不服其药"，可见在很早人们即已重视了老中医经验。

以文献形式保留在中医典籍之中的中医学术精华仅仅是中医学术精华的一部分。为什么这样说？这是因为中医学术精华更为宝贵的部分是以经验的形式保留在老中医手中的。这是必须予以充分肯定、高度重视的问题。临床家，尤其是临床经验丰富、疗效卓著者，每每忙于诊务，无暇著述，其临床宝贵经验，留下来甚少。叶天士是临床大家，《外感温热篇》乃于舟中口述，弟子记录整理而成。《临证指南医案》，亦弟子侍诊笔录而成，真正是叶天士自己写的东西又有什么？

老中医经验，或禀家学，或承师传，通过几代人，或十几代或数百年的长期临床实践，反复验证，不断发展补充，这种经验比一般书本中所记述的知识要宝贵得多。老中医经验是中医学术精华的重要组成部分，舍全面继承，无法提高疗效。

书中的知识要通过自己的实践，不断摸索不断体会，有了一些感受，才能真正为自己所利用。真正达到积累一些经验，不消说对某些疾病能形成一些真知灼见，就是能准确地把握一些疾病的转归，亦属相当困难，没有十年二十年的长期摸索，是不可能的。很显然，通过看书把老中医经验学到手，等于间接地积累了经验，很快增加了几十年的临床功力，这是中青年医生提高临床能力的必由之路。全面提高中医队伍的临床水平，必将对中医学术发展产生极大的推动作用。

老中医经验中不乏个人的真知灼见，尤其是独具特色的理论见解、自成体系的治疗规律都将为中医理论体系的发展提供重要的素材。尤其是传统的临床理论并不能完全满足临床需要时，理论与临床脱节时，老中医的自成规律的独特经验理论价值更大。

在强大的西医学冲击下，中医仍然能在某些领域卓然自立，是因为其临床实效，西医学尚不能取而代之。这是中医学赖以存在的基础，中医学的发展亦系之于此。无论如何，提高临床疗效都是中医学术发展的战略起点和关键所在。

中医以其疗效，被全世界越来越多的人认可，仅在英国就有3000多家中医诊所（这已是多年前的数字）。在美国有超过30%的人群，崇尚包括中医在内的替代医学自然疗法。在医学界也认为有一些疾病，西医学是束手无策的，应从中医学中寻求解决的办法。美国医学会在1997年出版的通用医疗程序编码中特别增加两个针灸专用编码，对没有解剖结构，没有物质基础的中医针灸学予以承认；在2015年实施的"国际疾病分类"ICD-11，辟专章将中医纳入其中。我们应客观地对待百年中医西化历史，襟怀大度地包容对中医的批评，矜平躁释，心态平和，目标清晰，化压力为动力，寓继承于创新，与时俱进。展望未来，我们对中医事业发展充满了信心。

单书健

2016年12月

序

　　十年前出版之《当代名医临证精华》丛书，由于素材搜罗之宏富，编辑剪裁之精当，一经问世，即纸贵洛阳，一版再版，被医林同仁赞为当代中医临床学最切实用、最为新颖之百科全书。一卷在手，得益匪浅，如名师之亲炙，若醍醐之灌顶，沁人心脾，开慧迪智，予人以钥，深入堂奥，提高辨治之水平，顿获解难之捷径，乃近世不可多得之巨著，振兴中医之辉煌乐章也，厥功伟矣，令人颂赞！

　　名老中医之实践经验，乃中医学术精华之最重要部分，系砺炼卓识，心传秘诀，可谓珍贵至极。今杏林耆宿贤达，破除"传子不传女，传内不传外"之旧规，以仁者之心，和盘托出；又经书健同志广为征集，精心编选，画龙点睛，引人入胜。熟谙某一专辑，即可成为某病专家，此绝非虚夸。愚在各地讲学，曾多次向同道推荐，读者咸谓得益极大。

　　由于本丛书问世迄已十载，近年来各地之新经验、新创获，如雨后春笋，需加补充；而各省市名老中医珍贵之实践经验，未能整理入编者，亦复不少，更应广搜博采，而有重订《当代名医临证精华》之议，以期进一步充实提高，为振兴中医学术，继承当代临床大家之实践经验，提高中青年中医辨治之水平，促进新一代名医更多涌现，发展中医学术，作出卓越贡献。

　　与书健同志神交多年，常有鱼雁往还，愚对其长期埋首发掘整理老中医学术经验，采撷精华，指点迷津，详析底蕴，精心编辑，一心为振兴中医事业而勤奋笔耕，其淡泊之心志，崇高之精神，实令人钦佩。所写《继承老中医经验是中医学术发展的关键》一文，可谓切中时弊，力挽狂澜，为抢救老中医经验而呼吁，为振兴中医事业而献策，愚完全赞同，愿有识之士，共襄盛举。

顷接书健来函，出版社嘱加古代医家经验，颜曰：古今名医临证金鉴。愚以为熔冶古今，荟为一帙，览一编于某病即无遗蕴，学术发展之脉络了然于胸，如此巨构，实令人兴奋不已。

书健为人谦诚，善读书，且有悟性，编辑工作之余，能选择系之于中医学术如何发展之研究方向，足证其识见与功力，治学已臻成熟，远非浅尝浮躁者可比。欣慰之余，聊弁数语以为序。

八二叟朱良春谨识
时在一九九八年夏月

凡　例

1. 明清之季中医临床体系方臻于成熟，故古代文献之选辑，以明清文献为主。

2. 文献来源及整理者，均列入文后。未列整理者，多为老先生自撰。或所寄资料未列，或转抄遗漏，间亦有之，于兹恳请见谅。

3. 古代文献，间有体例欠明晰者，则略作条理，少数文献乃原著之删节摘录，皆着眼实用，意在避免重复，简而有要。

4. 古代文献中计量单位，悉遵古制，当代医家文献则改为法定计量单位。一书两制，实有所因。药名多遵原貌，不予划一。

5. 曾请一些老先生对文章进行修改或重新整理素材，使主旨鲜明，识邃意新；或理纷治乱，重新构组，俾叶剪花明，云净月出。

6. 各文章之题目多为编纂者所拟，或对仗不工，或平仄欠谐，或失雅训，或难概全貌，实为避免文题重复，勉强而为之，敬请读者鉴谅。

7. 凡入药成分涉及国家禁猎和保护动物的（如犀角、虎骨等），为保持方剂原貌，原则上不改。但在临床运用时，应使用相关的替代品。

8. 因涉及中医辨证论治，故对于普通读者而言，请务必在医生的指导下使用，切不可盲目选方，自行使用。

目　录

调　经

崩　漏

述　要

据史籍记载，早在《内经》前已有胎产书。《内经》中涉及妇科的条文达 30 条，治疗月经病的第一张方是《内经》中四乌贼一蘆茹丸。

《金匮要略》之"妊娠病脉证并治""产后病脉证并治""妇人杂病脉证并治"三篇撰用《胎胪药录》参以已见及经验而写成。

现存最早的妇科专著是唐代昝殷之《经效产宝》。

明清以来，妇科学已臻成熟，妇产科著作出版已多，据《全国中医图书联合目录》所载，至 1949 年，已有妇产科著作 600 余部。

一反中医书籍均在前人基础之上汇纂而成，《傅青主女科》于前人著述绝少沿袭，其论治方药，实用价值极高。诚如祁尔诚序言中云："谈症不落古人窠臼，制方不失古人准绳，用药纯和，无一峻品，辨证详明，一目了然。"该书是否为傅青主所著，曾有争论，刊于光绪二十三年之《冷庐医话》中说："《傅氏女科》书，道光丁亥张丹崖凤翔序刊，近复刊入《海山仙馆丛书》中。"王孟英谓："文理粗鄙，剿袭甚多，误行误刊，玷辱青主，余观此书，遣辞冗衍，立方板实，说理亦无独到之处，当是陈远公之流，而其学更不如远公，乃女科书中之最下者。"谢利恒先生在《中国医学源流论》中曾云："其书多与陈远公《石室秘录》（应为《辨证奇闻》）相同，不知陈、傅二君所本同一源耶，抑好事者袭陈书而托诸傅也。"贾得道先生《中国医学史略》

认为："《傅青主女科》实为后人从《辨证录》中录出，略加润饰，假托傅氏之名而刊行的。"

傅山乃 17 世纪中国伟大的思想家。梁启超在《清代学术概论》中，对傅青主在清代的学术地位，作了具体评论，将傅山、顾炎武、黄宗羲、王夫之并列为清初大师，"其学大河以北，莫能及之"。傅山的实学科学思想、社会变革思想及民族精神，在近代思想史上产生了巨大的影响。赵执信《饴山堂集》说傅山书法可推清初第一。《半塘闲笔》载："阳曲傅征君，以神医兼善书。"其绘画亦被推为大家。

顾炎武曾序傅山《大小诸症方》（山西省博物馆典藏傅山医学手稿），手稿乃青主墨迹。傅山逝世于康熙二十三年，《辨证录》成书于康熙二十八年，不可能抄袭《辨证录》。何高民先生致力于傅山医学著作研究，他认为《女科》到序刊时已秘传 150 余年，在传抄中难免抄夺、抄误之处，或者传抄中有人篡改而序刊时沿袭之，以致形成文理鄙陋、医理悖谬之处。《辨证奇闻》亦为先生之著述，而非陈远公之著述。

《素问·阴阳别论》云："阴虚阳搏谓之崩。"王冰注《黄帝内经·素问》释："阴脉不足，阳脉盛搏，则内崩而血流下。"张志聪、马蒔的《素问灵枢合注》解释为，此指妇女血崩而言，血是从胞络中来。按《内经》原义，崩乃泛指妇科血崩证，涉及范围较宽。

漏下之名最早见于《金匮要略·妇人杂病脉证并治》，如说："妇人有漏下者，有半产后因续下血都不绝者，有妊娠下血者。"对不同情况的妇科血证已提出了初步鉴别。

《兰室秘藏》论崩主脾肾之虚，治法重在温补，在发病机制上认为即或因湿热所致，亦是因脾肾有亏，湿热下迫与相火相合以致漏下不止。并阐述了阴虚致崩的机制为"肾水阴虚，不能镇守胞络相火，故血走而崩也"。

《丹溪心法·崩漏》提出"补阴泻阳"法以治"脏腑伤损、冲任二脉血气俱虚"的血崩证。

《医学入门·妇人门·崩漏》论崩漏主热，指出病位在胞中、血海处。

《薛氏医案选·女科撮要·经漏不止》认为："或因脾胃虚损不能摄血归原；或以肝经有火，血得热而下行；或因肝经有风，血得风而妄行；或因怒动肝火，血得热而沸腾；或因脾经郁结，血伤而不归经；或因悲哀太过，胞络伤而下崩。"

明·方广在《丹溪心法附余》中提出了塞流、澄源、复旧的治崩大法："初用止血以塞其流，中用清热凉血以澄其源，末用补血以还其旧。若只塞其流不澄其源，则滔天之势不能遏。若只澄其源而不复其旧则孤子之阳无以立。"至今为临床治崩漏所遵循之三大指导法则。

《景岳全书·妇人规·崩淋经漏不止》指出崩漏属"经病""血病""崩漏不止，经乱之甚者也"，认为"五脏皆有阴虚，五脏皆有阳搏""凡阳搏必属阴虚，络伤必致血溢""病阴虚者，单以脏气受伤，血因之而失守也；病阳搏者，兼以火居阴分，血得热而妄行也"。在崩漏证类上分有"阴虚血热妄行者""肝经怒火动血逆气未散者""血有滞逆而妄行者""去血过多血脱气陷者""营气不足血不能调而妄行者""脾气虚陷不能收摄而脱血者""脾肾虚寒者""肝胆气虚不能藏血者""崩淋既久血滑不禁者""其秽臭脉滑多火者"，详尽而实用。

《金匮要略》："带下，经水不利，少腹满痛……"

隋·巢元方在《诸病源候论·妇人杂病诸候·月水来腹痛候》提出了痛经的病因病机，曰："妇人月水来腹痛者，由劳伤气血，以致体虚，受风冷之气，客于胞络，损冲任之脉，其经血虚，受风冷，故月水将下之际，血气动于风冷，风冷与血气相击，故令痛也。"

宋明·王怀隐《太平圣惠方·治妇人月水来腹痛诸方》《圣济总录》、齐仲甫《女科百问》、陈自明《妇人良方大全》等医家多宗此说。温经汤，此方为后世医家所喜用。至宋·严用和《济生方·妇人门》首次提出"七情伤感，血与气并，上下攻刺"，奠定了七情内伤导致痛经的病因病机学说。

金元时期对痛经有进一步研究，如《丹溪心法》提出痛经有由血实、郁滞、瘀血所致者，在辨证上以经将行作痛，经来后作痛分虚实。

《校注妇人良方·调经门》认为肝经怒气、肝经血热、肝肾虚火、肝脾血虚、肝脾郁怒、气虚血弱、脾不摄血、肝不藏血皆可引起痛经的发生。

《景岳全书·妇人规》指出："经行腹痛，证有虚实。实者或因寒滞，或因血滞，或因气滞，或因热滞；虚者有因血虚，有因气虚。然实痛者，多痛于未行之前，经通而痛自减；虚痛者，于既行之后，血去而痛未止，或血去而痛益甚。大都可按可揉者为虚，拒按拒揉者为实""凡妇人经行作痛，夹虚者多，全实者少，即如以可按拒按及经前经后辨虚实，固其大法也。"对痛经在辨证上作了规范性论述。

《宋氏女科秘书》认为："经水将来作痛者，血瘀气滞也，腹中阵阵作痛，乍作乍止，气血俱虚，治当以行经顺气""经水行后作痛者，气血虚也，治当调养气血。"

《傅青主女科》认为痛经有肝郁、寒湿、肾虚等不同证类，当分别治以宣郁通经汤、温脐化湿汤、调肝汤。

吴谦等著《医宗金鉴·妇科心法要诀·调经门》归纳痛经机制及治法为："经后腹痛当归建，经前胀痛气为殃，加味乌药汤乌缩，延草木香香附槟，血凝碍气疼过胀，本事琥珀散最良，棱莪丹桂延乌药，寄奴当归芍地黄。"

　　闭经最早记载于《素问·阴阳别论》，称为："女子不月""月事不来""血枯"，并记载了第一张妇科处方——四乌贼骨一藘茹丸。汉·张机《金匮要略·妇人杂病脉证并治》称"经水断绝"，概括其病因为"因虚、积冷、结气"。隋《诸病源候论·妇人杂病诸候·月水不通候》称"月水不通"，较为详细地记载了闭经的内、外病因，提出"津液不生，血气不成""醉以入房……劳伤过度，血气枯竭"，以及"先经唾血及吐血，下血，谓之脱血，使血枯，亦月事不来"。唐《备急千金要方》进一步提出："血脉瘀滞……妇人经闭不行。"元《丹溪心法·妇人》载有"躯脂满经闭者"。

　　《景岳全书·妇人规·血枯经闭》以"血枯""血隔"立论，指出"血枯之与血隔，本自不同，盖隔者，阻隔也；枯者，枯竭也。阻隔者，因邪气之阻滞，血有所逆也。枯竭者，因冲任之亏败，源断其流也。"强调对血枯经闭治疗"欲其不枯，无如养营；欲以通之，无如充之"，言简理明。

　　清《傅青主女科·调经》特别突出"经水出诸肾""经原非血，乃天一之水，出自肾中"，故"经水早断，似乎肾水衰涸""肾水本虚，又何能盈满而化经水外泄"。

　　《医宗金鉴·妇科心法要诀·调经门》明确指出瘰瘵闭经是"经闭久嗽，又见骨蒸潮热……则为之血风痨"。说明闭经病因多端，当分别原因论治。

　　是卷裒集调经、崩漏、经闭等妇科常见病证的古今名医临证经验。

　　于崩漏之辨治，当代诸医家各积心得。

　　程门雪先生体会，冲任不能摄血者，当分阴阳而调治，或回阳固气，佐以潜降，或滋阴壮水，以制尤阳。阳虚每兼脾土，宜温脾阳；

阴虚每兼肝木，兼清肝木。肝脾两虚，藏统失职，治宜兼顾，又须审识寒热虚实。每多肝实脾虚，脾寒肝热，尤须温清并进，寒热同投，如胶艾四物汤、胶姜饮、侧柏叶汤、黄土汤之类。程氏尤奇交加散方生地生姜之伍。肝脾郁滞，或清或疏，于升降动静，须有讲究。论理精湛，辨析入微，间不容发，诚乃大家风范。

夏桂成先生，辨证分析局部整体因素，肾虚为本，气虚脾亏为果，瘀热互扰乃出血之局部因素。青春期崩漏以补阴化瘀为法；更年期崩漏重在调理，权衡滋肾养阴，调理肝脾，或用安定心神、清热化瘀诸法。夏氏颇重调治子宫，清热凉宫，镇静安降。探讨崩漏之治疗规律，自出机杼。

陈源生先生主张明辨开阖气血，斟酌补清通涩，重视澄源善后。何少山先生体会因虚寒所致之崩漏，并非少数，每擅用温经壮阳，固摄冲任，以止崩漏。

马志先生论崩，每重相火妄动，主以清肝补肾。钱伯煊先生体会当辨阴阳气血诸虚之别，应识血热、郁热、血瘀之殊，舍此难以辨证无误。

周慕丹论崩漏颇重湿热，认为湿热乃崩漏最重要的病理因素，临证清泄湿热气火，细究内外柔疏。路志正先生重清化上焦湿热。于鹄忱先生亦重湿热之治，提示侪于崩漏当重视湿热之辨识和治法之选择。

丁光迪先生，深窥东垣奥旨，于升阳一法，尤具心得，治崩漏主张升阳举陷，固奇摄血。

于痛经之治，姚寓晨先生体会固本宜补肾，治本宜调气和血。丁启后先生重审因论治，调畅气血。陈丹华先生主张祛瘀勿虑月经过多，用药寒热对峙，主以和解。

于经闭之治，袁鹤侪先生主张开源通闭，务治其本。朱师墨先生体会，胶执于通经，难以为功，必须遵循辨证论治的原则。丁启后先生临床重补益疏通，施治分清主次兼夹。诸家有异曲同工之妙，足资师法。

调

经

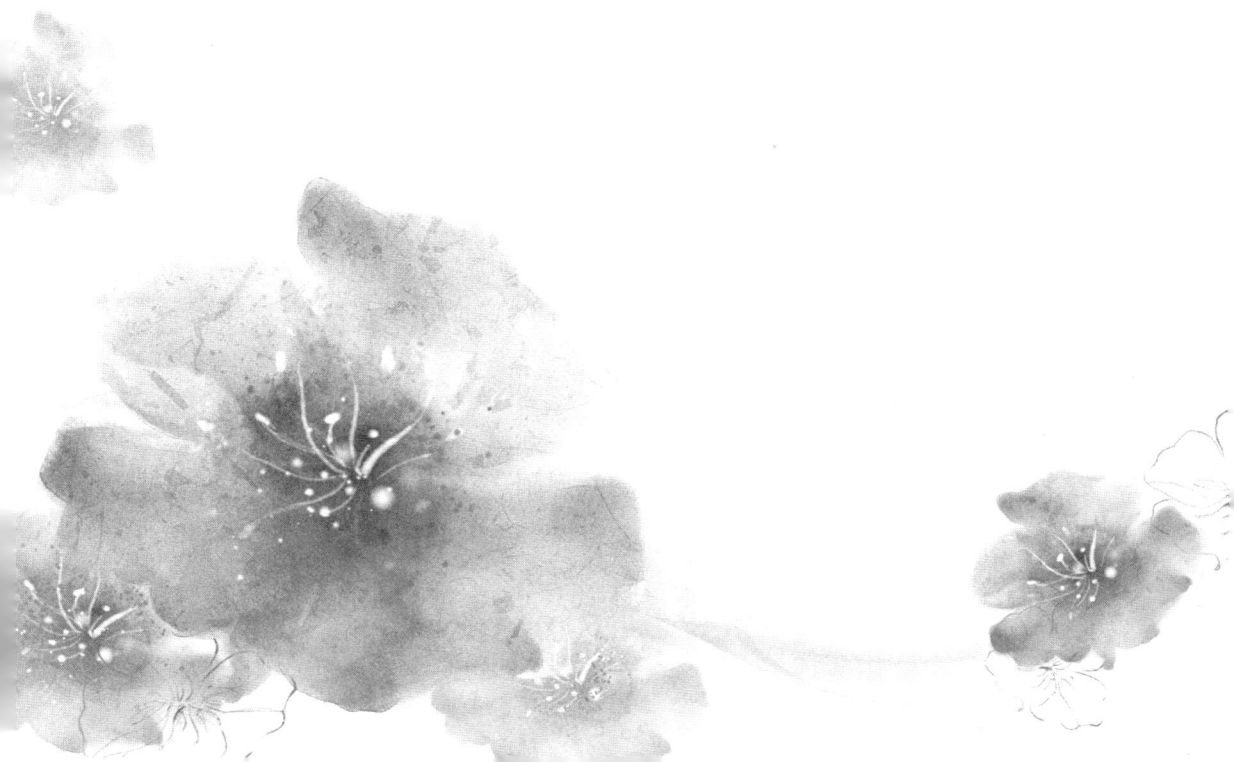

陈自明

月　经　论

陈自明（1190~1270），宋代医家

岐伯曰：女子七岁肾气盛，齿更发长，二七而天癸至，任脉通，太冲脉盛，月事以时下。天谓天真之气降，癸谓壬癸水名，故云天癸也。然冲为血海，任主胞胎，肾气全盛，二脉流通，经血渐盈，应时而下。所以谓之月事者，平和之气，常以三旬一见，以象月盈则亏也。若遇经脉行时，最宜谨于将理。将理失宜，似产后一般受病，轻为宿疾，重可死矣。盖被惊则血气错乱，经脉斩然不行，逆于身则为血分、痨瘵等疾。若其时劳力，则生虚热，变为疼痛之根。若恚怒则气逆，气逆则血逆，逆于腰腿，则遇经行时腰腿痛重，过期即安也，逆于头、腹、心、肺、背、胁、手足之间，则遇经行时其症亦然。若怒极则伤肝，而有眼晕、胁痛、呕血、瘰病、痈疡之病，加之经血渗漏于其间，遂成窍穴，淋漓无有已也。凡此之时，中风则病风，感冷则病冷，久而不愈，变证百出，不可言者。所谓犯时微若秋毫，感病重如山岳，可不畏哉！

夫妇人月水不调者，由劳伤气血致体虚，风冷之气乘也。若风冷之气客于胞内，伤于冲任之脉，损手太阳、少阴之经。冲任之脉皆起于胞内，为经络之海。手太阳小肠之经、手少阴心之经也，此二经为表里，主上为乳汁，下为月水。然则月水是经络之余，若冷热调和，

10

则冲脉任脉气盛，太阳、少阴所生之血宣流，依时而下。若寒温乖适，经脉则虚，若有风冷，虚则乘之，邪搏于血，或寒或温，寒则血结，温则血消，故月水乍多乍少，故为不调也。

夫妇人月水不通者，由劳伤血气致令体虚，受风冷邪气客于胞内，伤损冲任之脉，并手太阳、少阴之经，致胞络内血绝不通故也。冲任之脉起于胞内，为经脉之海。手太阳小肠之经，手少阴心之经也，此二经为表里，主上为乳汁，下为月水。风冷伤其经血，血性得温则宣流，得寒则涩闭。既为风冷所搏，血结于内，故令月水不通也。又云：肠中鸣则月水不来，病本在胃。胃气虚不能消化水谷，使津液不生血气故也。又云：醉以入房，则内气竭绝伤于肝，使月水衰少不来。所以尔者，肝藏于血，劳伤过度，血气枯竭于内也。又先唾血及吐血、下血，谓之脱血，名曰血枯，亦月水不来也。所以尔者，津液减耗故也。但益津液，其经自下也。诊于肾脉微涩者，是月水不通也。又左手关后、尺内浮为阳绝，无膀胱脉也，月水则闭。又肝脉沉而急，隐之亦然。时小便难，苦头眩痛，腰背痛，足寒时疼，月水不来，恐得之时有所堕坠也。月水不通，久则血结于内，生块变为血瘕，亦作血癥。血水相并，壅涩不通，脾胃虚弱，变为水肿也。所以然者，脾候身之肌肉，象于土，土主克消于水，水血既并，脾气衰弱，不能克消，故水气流溢，浸渍肌肉，故肿满也。

（《妇人大全良方》）

朱丹溪

调 经 心 法

朱丹溪（1281~1358），名震亨，字彦修，元代医家

妇人经水过期，血少也，四物加参、术，带痰加南星、半夏、陈皮之类。经水不及期而来者，血热也，四物加黄连。过期紫黑有块，亦血热也，必作痛，四物加香附、黄连。过期淡色来者，痰多也，二陈加川芎、当归。过期而来，乃是血虚，宜补血，用四物加黄芪、陈皮、升麻。未及期先来，乃是气血俱热，宜凉气血，柴胡、黄芩、当归、白芍、生地、香附之属。经不调而血水淡，宜补气血，参、芪、芎、归、香附、白芍。腹痛加胶珠、艾叶、玄胡索。经过后而作痛者，乃虚中有热，所以作疼。经水将来作疼者，血实也，一云气滞，四物加桃仁、黄连、香附。临行时，腰疼腹痛，乃是郁滞，有瘀血，宜四物加红花、桃仁、莪术、玄胡索、香附、木香，发热加黄芩、柴胡。紫色成块者，热也，四物加黄连、柴胡之类。痰多，占住血海地位，因而下多者，目必渐昏，肥人如此，用南星、苍术、川芎、香附，作丸子服之。肥人不及日数而多者，痰多血虚有热，亦用前丸药中，更加黄连、白术丸服。血枯经闭者，四物加桃仁、红花。躯脂满经闭者，以导痰汤加黄连、川芎，不可服地黄，泥膈故也，如用，以姜汁炒。肥胖饮食过度之人，而经水不调者，乃是湿痰，宜苍术、半夏、滑石、茯苓、白术、香附、川芎、当归。临经来时，肚痛者，四

物汤加陈皮、玄胡索、牡丹、甘草，痛甚者豆淋酒，痛缓者童便煮香附，入炒条芩末为丸。经水去多，不能住者，以三补丸加莎根、龟甲、金毛狗脊。阴虚经脉久不痛，小便涩，身体疼痛，以四物加苍术、牛膝、陈皮、生甘草。又用苍莎丸加苍耳、酒芍药为丸，就煎前药吞下。

（《丹溪心法·妇人门》）

张景岳

调 经 论

张景岳（1563~1640），名介宾，明代医家

《上古天真论》曰：女子二七天癸至，任脉通，太冲脉盛，月事以时下，故有子。盖天癸者，言后天之阴气，阴气足而月事通，是即所为月经也。正以女体属阴，其气应月，月以三旬而一盈，经以三旬而一至，月月如期，经常不变，故谓之月经，又谓之月信。夫经者常也，一有不调，则失其常度，而诸病见矣。然经本阴血，何脏无之？惟脏腑之血皆归冲脉，而冲为五脏六腑之血海，故经言太冲脉盛，则月事以时下。此可见冲脉为月经之本也。然血气之化，由于水谷，水谷盛则血气亦盛，水谷衰则血气亦衰，而水谷之海又在阳明。考之《痿论》曰：阳明者，五脏六腑之海，主润宗筋，宗筋主束骨而利机关者也。冲脉者，经脉之海也，主渗灌溪谷，与阳明合于宗筋，阴阳总宗筋之会，会于气街，而阳明为之长。是以男精女血，皆由前阴而降，此可见冲脉之血，又总由阳明水谷之所化，而阳明胃气又为冲脉之本也。故月经之本，所重在冲脉，所重在胃气，所重在心脾生化之源耳。其他如七情六淫、饮食起居之失宜者，无非皆心脾胃气之贼。何者当顾，何者当去，学者于此当知所从矣。

女子以血为主，血旺则经调，而子嗣身体之盛衰，无不肇端于此。故治妇人之病，当以经血为先，而血之所主，在古方书皆言心主

血、肝藏血、脾统血，故凡伤心、伤脾、伤肝者，均能为经脉之病。又曰：肾为阴中之阴，肾主闭藏；肝为阴中之阳，肝主疏泄。二脏俱有相火，其系上属于心，故心火一动，则相火翕然从之，多致血不静而妄行。此固一说，然相火动而妄行者有之，由火之盛也。若中气脱陷及门户不固而妄行者亦有之，此由脾肾之虚，不得尽言为火也。再加气道逆而不行者有之，由肝之滞也。若精血败而不行者亦有之，此由真阴之枯竭，其证极多，不得误以为滞也。是固心、脾、肝、肾四脏之病，而独于肺脏多不言及，不知血之行与不行，无不由气。如《经脉别论》曰：饮入于胃，游溢精气，上输于脾，脾气散精，上归于肺，通调水道，下输膀胱，水精四布，五经并行，合于四时五脏阴阳，揆度以为常也。此言由胃达脾，由脾达肺，而后传布诸经，故血脱者当益气，血滞者当调气，气主于肺，其义可知。是皆诸经之当辨者如此。然其微甚本末，则犹有当辨者。盖其病之肇端，则或由思虑，或由郁怒，或以积劳，或以六淫饮食，多起于心、肺、肝、脾四脏，及其甚也，由四脏相移，必归脾、肾。盖阳分日亏，则饮食日减，而脾气胃气竭矣；阴分日亏，则精血日涸，而冲任肾气竭矣。故予曰：阳邪之至，害必归阴；五脏之伤，穷必及肾。此源流之必然，即治疗之要着。故凡治经脉之病，或其未甚则宜解，初病而先其所因，若其已剧则必计所归，则专当顾本，甚至脾肾大伤，泉源日涸，由色淡而短少，由短少而断绝，此其枯竭已甚也。昧者无知，犹云积血，而通之破之，祸不旋踵矣。

经血为水谷之精气，和调于五脏，洒陈于六腑，乃能入于脉也。凡其源源而来，生化于脾，总统于心，藏受于肝，宣布于肺，施泄于肾，以灌溉一身。在男子则化而为精，妇人则上为乳汁，下归血海而为经血。但使精气无损，情志调和，饮食得宜，则阳生阴长，而百脉充实，又何不调之有？苟不知慎，则七情之伤为甚，而劳倦次之，又或为欲不谨，强弱相凌，以致冲任不守者，亦复不少。此外则外感内伤，或医药误谬，但伤营气，无不有以致之。凡人有衰弱多病，不耐寒暑，不胜劳役，虽先天禀弱者常有之，然有以气血方长而纵情亏损，或精血未满，而早为斫丧，致伤生化之源，则终身受害。此未病之先，所当深察而调之者也。若欲调其既病，则惟虚实阴阳四者为要。丹溪曰：先期而至者，血热也；后期而至者，血虚也。王子亨曰：阳太过则先期而至，阴不及则后时而来。其有乍多乍少，断绝不行，崩漏不止，皆由阴阳盛衰所致。是固不调之大略也。然先期而至，虽曰有火，若虚而夹火，则所重在虚，当以养营安血为主；矧亦有无火而先期者，则或补中气，或固命门，皆不宜过用寒凉也。后期而至者，本属血虚，然亦有血热而燥瘀者，不得不为清补；有血逆而留滞者，不得不为疏利。总之，调经之法，但欲得其和平，在详察其脉证耳。若形气脉气俱有余，方可用清用利。然虚者极多，实者极少，故调经之要，贵在补脾胃以资血之源，养肾气以安血之室，知斯二者，则尽善矣。若营气本虚而不知培养，则未有不日枯而竭者，不可不察也。凡经行之际，大忌寒凉等药，饮食亦然。

（《景岳全书》）

赵养葵

调经临证，大法补水

赵养葵，名献可，明代医家

或问，论调经以滋水为主，不须补血，何也？曰：经曰，女子二七而肾气盛，齿更发长，天癸至，任脉通，太冲脉盛，月事以时下。天者，天一之真。癸者，壬癸之水。月者水之精，以一月而盈，盈则昃。女人经水，一月以时而下，能有子。不以时下，或过期，或不及，皆为病，病则不能有子。所以必须调经，调经必须滋水为主。又问曰，同一红色，非血而何？曰：女人系胞之所，养精之处，养之一月而行，行则虚矣。以时交感，以虚而受，人若有孕，此水即以养胎，不月矣，一生子，此水即化为乳而不月，乳之色白也，何谓血乎？至四十九而天癸绝，其所绝者，天癸水也，其流行之血，不见其亏，故不须四物汤补血，必以六味丸滋水，滋水必兼补血，补血兼不得滋水。何也？盖血乃后天饮食入胃，游溢精气而成，以为流行之用。若经水乃冲任所主，人身中有奇经八脉，具属肾经无形之脉，其冲任者，奇经之二，其脉起胞中，为经脉之海，与手太阳、手少阴为表里，上为乳汁，下为月水，女人独禀此水，以为生生之源，与男子二八之精同焉，从天一之源而来，精则一月而满，满则溢，似血而实非血也。

冲任起于胞中，男子藏精，女子系胞，其间又恃一点命门之火，为之主宰，火旺则红，火衰则淡，火太旺则紫，火太衰则白，所以滋水更当养火。甚有干涸不通者，虽曰火盛之极，亦不宜以苦寒之药降火，只宜大补其水，从天一之源以养之使满，满则溢，万无有毒药可通之理。此调经之法类如此。

（《邯郸遗稿·调经总论》）

傅 山

月经病论治

傅山（1607~1684），字青主，又字青竹，清代医家

妇人有先期经来者，其经甚多，人以为血热之极也，谁知是肾中水火太旺乎。夫火太旺则血热，水太旺则血多，此有余之病，非不足之证也，似宜不药有喜，但过于有余则子宫太热，亦难受孕，更恐有铄干男精之虑。过者损之，谓非既济之道乎？然而火不可任其有余，而水断不可使之不足，治之法但少清其热，不必泄其水也。方用清经散。

丹皮三钱　地骨皮五钱　白芍酒炒，三钱　大熟地九蒸，二钱　青蒿二钱　白茯苓一钱　黄柏盐水浸炒，五分

水煎服，二剂而火自平。此方虽是清火之品，然仍是滋水之味，火泄而水不与俱泄，损而益也。又有先期经来，只一二点者，人以为血热之极也，谁知肾中火旺而阴水亏乎。夫同是先期之来，何以分虚实之异？盖妇人之经最难调，苟不分别细微，用药鲜克有效。先期者火气之冲，多寡者水气之验。故先期而来多者，火热而水有余也；先期而来少者，火热而水不足也。倘一见先期之来，俱以为有余之热，俱泻火而不补水，或水火两泄之，有不更增其病者乎？治之法不必泻火，只专补水，水既足而火自消矣，亦既济之道也。方用两地汤。

大生地酒炒，一两　元参一两　白芍药酒炒，五钱　麦冬肉五钱　地骨皮　阿胶各三钱

水煎服，四剂而经调矣。此方之用地骨皮、生地，能清骨中之热，骨中之热由于肾经之热，清其骨髓则肾气自清，而又不损伤胃气，此治之巧也。况所用诸药，又纯是补水之味，水盛而火自平，理也。此条与上条参观，断无误治先期之病矣。

妇人有经水后期而来多者，人以为血虚之病也，谁知非血虚乎。盖后期之多少，实有不同，不可执一而论。盖后期而来少，血寒而不足；后期而来多，血寒而有余。夫经本于肾，而其流五脏六腑之血皆归之，故经来而诸经之血尽来附益，以经水行而门启，不遑迅阖，诸经之血乘其隙而皆出也。但血既出矣，则成不足。治法宜于补中温散之，不得曰后期者俱不足也。方用温经摄血汤。

大熟地九蒸，一两　白芍酒炒，一两　川芎酒洗，五钱　白术土炒，五钱　五味子三分　柴胡五分　肉桂去粗皮，研，五分　续断一钱

水煎服，三剂而经调矣。此方大补肝肾脾之精与血，加肉桂以补其寒，柴胡以解其郁，是补中有散，而散不耗气，补中有泄，而泄不损阴，所以补之有益，而温之收功。此调经之妙药，而摄血之仙丹也。凡经来后期者俱可用，倘元气不足，加人参一二钱亦可。

妇人有经来断续，或前或后无定期，人以为气血之虚也，谁知是肝气之郁结乎。夫经水出诸肾，而肝为肾之子，肝郁则肾亦郁矣，肾郁而气必不宣，前后之或断或续，正肾之或通或闭耳。或曰肝气郁而肾气不应，未必至于如此，殊不知子母关切，子病而母必有顾复之情，肝郁而肾不无缱绻之谊，肝气之或开或闭，即肾气或去或留，相因而致，又何疑焉。治法宜疏肝之郁，即开肾之郁也，肝肾之郁既开，而经水自有一定之期矣。方用定经汤。

菟丝子酒炒，一两　白芍酒炒，一两　当归酒洗，一两　大熟地九蒸，

五钱　白茯苓三钱　山药炒，五钱　荆芥穗炒黑，二钱　柴胡五分

水煎服，二剂而经水净，四剂而经期定矣。此方疏肝肾之气，非通经之药也，补肝肾之精，非利水之品也，肝肾之气舒而精通，肝肾之精旺而水利，不治之治，正妙于治也。

妇人有数月一行经者，每以为常，亦无或先或后之异，亦无或多或少之殊，人莫不以为异，而不知非异也。盖无病之人，血气两不亏损耳。夫血气既不亏损，何以数月而一行经也？妇人之中亦有天生仙骨者，经水必一季一行，盖以季为数，而不以月为盈虚也。真气内藏，则坎中之真阳不损，倘加以炼形之法，一年之内便易飞腾，无如世人不知，见经水不应月来，误认为病，妄用药饵，本无病而治之成病，是治反不如其不治也。山闻异人之教，特为阐扬，使世人见此等行经，不必妄行治疗，万勿疑为气血之不足而轻一试也。虽然，天生仙骨之妇人，世固不少，而嗜欲损天之人，亦复甚多，又不可不立一疗救之方以辅之。方名助仙丹。

白茯苓　陈皮各五钱　白术土炒，三钱　白芍酒炒，三钱　菟丝子酒炒，二钱　杜仲炒黑，一钱　甘草一钱

河水煎服，四剂而仍如其旧，不可再服也。此方平补之中实有妙理，健脾益肾而不滞，散郁清痰而不泄，不损天然之气血，便是调经之大法，何得用他药以冀通经哉！

妇人有年五十外，或六七十岁，忽然行经者，或下紫血块，或如红血淋，人或谓老妇行经是还少之象，谁知是血崩之渐乎。夫妇人至七七之外，天癸已竭，又不服济阴补阳之药，如何能精满化经，一如少妇然。经不宜行而行者，乃肝不藏、脾不统之故也，非精过泄而动命门之火，即气郁甚而发龙雷之炎，二火交发而血乃奔矣，有似行经，而实非经也。此等之证，非大补肝脾之气与血，而血安能骤止？方用安老汤。

人参一两　黄芪生用，一两　大熟地九蒸，一两　白术土炒，五钱　当归酒洗，五钱　山萸蒸，五钱　阿胶蛤粉炒，一钱　黑芥穗　甘草各一钱　香附酒炒，五分　木耳炭一钱

水煎服，一剂减，二剂尤减，四剂全减，十剂愈。此方补益肝脾之气，气足自能生血摄血，尤妙在大补肾水，水足而肝气自舒，肝舒而脾自得养，肝藏之而脾统之，又安有泄漏者，又何虑其血崩哉！

妇人有经水忽来忽断，时疼时止，寒热往来者，人以为血之凝也，谁知是肝气不舒乎。夫肝属木而藏血，最恶风寒，妇人当行经之际，腠理大开，适逢风之吹，寒之袭，则肝气为之闭塞，而经水之道路亦随之而俱闭。由是腠理经络，各皆不宣，而寒热之作，由是而起，其气行于阳分则生热，其气行于阴分则生寒，此犹感之轻者也。倘外感之风寒更甚，则内应之热气益深，往往有热入血室，而变为如狂之证，一似遇鬼之状者，若但往来寒热，是风寒未甚而热未深耳。治法宜补肝中之血，通其郁而散其风，则病随手而效，所谓治风先治血，血和风自灭，此其一也。方用加味四物汤。

大熟地九蒸，一两　白芍酒炒，五钱　当归酒炒，五钱　川芎酒洗，三钱　白术土炒，二钱　粉丹皮三钱　元胡酒炒，一钱　甘草　柴胡各一钱

水煎服。此方用四物以滋脾胃之阴血，用柴胡、白芍、丹皮以宣肝经之风郁，用甘草、白术、元胡以利腰脐而和腹疼，入于表里之间，通乎经络之内，用之得宜，自奏功如响也。

妇人有经前腹疼数日，而后经水行者，其经来多是紫黑块，人以为寒极而然也，谁知是热极而火不化乎。夫肝属木，其中有火，舒则通畅，郁则不扬，经欲行而肝不应，则抑拂其气而疼生。然经满则不能内藏，而肝中之郁火焚烧，内逼经出，则其火亦因之而怒泄。其紫黑者，水火两战之象也；其成块者，火煎成形之状也。经失其为经者，正郁火内夺其权耳。治法似宜大泄肝中之火，然泄郁之火而不

解肝之郁，则热之标可去而热之本未除也，其何能益？方用宣郁通经汤。

白芍酒炒，五钱　当归酒洗，五钱　丹皮五钱　山栀子炒，三钱　白芥子炒，研，二钱　柴胡一钱　香附酒炒，一钱　川郁金醋炒，一钱　黄芩酒炒，一钱　生甘草一钱

水煎连服四剂，下月断不腹先疼而后行经矣。此方补肝之血而解肝之郁，利肝之气而降肝之火，所以奏功之速。

妇人有少腹疼于行经之后者，人以为气血之虚也，谁知是肾气之涸乎。夫经水者，乃天一之真水也，满则溢而虚则闭，亦其常耳，何以虚能作疼哉？盖肾水一虚，则水不能生木，而肝木必克脾土，木土相争，则气必逆，故而作疼。治法必须以疏肝气为主，而益之以补肾之味，则水足而肝气益舒，肝气舒而逆气自顺，又何疼痛之有哉！方用调肝汤。

山药炒，五钱　阿胶白面炒，三钱　当归酒洗，三钱　白芍酒炒，三钱　山萸肉蒸熟，三钱　巴戟盐水浸，一钱　甘草一钱

水煎服。此方平调肝气，既能转逆气，又善止郁疼，经后之证，以此方调理最佳，不特治经后腹疼之症也。

妇人有经未行之前一二日，忽然腹疼而吐血者，人以为火热之极也，谁知是肝气之逆乎。夫肝之性最急，宜顺而不宜逆，顺则气安，逆则气动，血随气为行止，气安则血安，气动则血动，亦无怪其然也。或谓经逆在肾不在肝，何以随血妄行，竟至从口上出也，是肝不藏血之故乎，抑肾不纳气而然乎？殊不知少阴之火，急如奔马，得肝火直冲而上，其势最捷，反经而为血，亦至便也，正不必肝不藏血，始成吐血之症。但此等吐血，与各经之吐血有不同者，盖各经之吐血由内伤而成，经逆而吐血乃内溢而激之使然也。其证有绝异，而其气逆则一也。治法似宜平肝以顺气，而不必益精以补肾矣。虽然，经逆

而吐血虽不大损，夫血而反复颠倒，未免大伤肾气，必须于补肾之中用顺气之法，始为得当。方用顺经汤。

当归酒洗，五钱　大熟地九蒸，五钱　白芍酒炒，二钱　丹皮五钱　白茯苓　沙参　黑芥穗各三钱

水煎服，一剂而吐血止，二剂而经顺，十剂不再发。此方于补肾调经之中，而用引血归经之品，是和血之法，实寓顺气之法也。肝不逆而肾气自顺，肾气既顺，又何经逆之有哉！

妇人有经水将来三五日前，而脐下作疼，状如刀刺者，或寒热交作，所下如黑豆汁，人莫不以为血热之极，谁知是下焦寒湿相争之故乎。夫寒湿乃邪气也，妇人有冲任之脉，居于下焦，冲为血海，任主胞胎，为血室，均喜正气相通，最恶邪气相犯。经水由二经而外出，而寒湿满二经而内乱，两相争而作疼痛。邪愈盛而正气日衰，寒气生浊，而下如豆汁之黑者，见北方寒水之象也。治法利其湿而温其寒，使冲任无邪气之乱，脐下自无疼痛之疚矣。方用温脐化湿汤。

白术土炒，一两　白茯苓三钱　山药炒，五钱　巴戟肉盐水浸，五钱扁豆炒捣，三钱　白果捣碎，十枚　建莲子不去心，三十枚

水煎服，然必须经水未来前一日服之，四剂而邪气去，经水调，兼可种子。此方君白术以利腰脐之气，用巴戟、白果以通任脉，扁豆、山药、莲子以卫冲脉，所以寒湿扫除而经水自调，可受妊矣。倘疑腹疼为热疾，妄用寒凉，则冲任虚冷，血海变为冰海，血室反成冰室，无论难于生育，而疼痛之止又安有日哉！

妇人有经水过多，行后复行，面色萎黄，身体倦怠，而困乏愈甚者，人以为血热有余之故，谁知是血虚而不归经乎。夫血旺始经多，血虚当经缩，今日血虚而反经多，是何言与？殊不知血归于经，虽旺而经亦不多；血不归经，虽衰而经亦不少。世之人见经水过多，谓是血之旺也，此治之所以多错耳。倘经多果是血旺，自是健壮之体，须

当一行即止，精力如常，何至一行后而再行，而困乏无力耶？惟经多是血之虚，故再行而不胜其困乏，血损精散，骨中髓空，所以不能色华于面也。治法宜大补血而引之归经，又安有行后复行之病哉！方用加减四物汤。

大熟地九蒸，一两　白芍酒炒，三钱　当归酒洗，五钱　川芎酒洗，二钱　白术土炒，五钱　黑芥穗三钱　山萸蒸，三钱　续断　甘草各一钱

水煎服，四剂而血归经矣。十剂之后加人参三钱，再服十剂，下月行经适可而止矣。夫四物汤乃补血之神品，加白术、荆芥，补中有利，加山萸、续断，止中有行，加甘草以调和诸品，使之各得其宜，所以血足而归经，归经而血自静矣。

妇人有经未来之前泄水三日，而后行经者，人以为血旺之故，谁知是脾气之虚乎。夫脾统血，脾虚则不能摄血矣，且脾属湿土，脾虚则土不实，土不实而湿更甚，所以经水将动而脾先不固，脾经所统之血欲流注于血海，而湿气乘之，所以先泄水而后行经也。调经之法，不在先治其水，而在先治其血，抑不在先治其血，而在先补其气。盖气旺而血自能生，抑气旺而湿自能除，且气旺而经自能调矣。方用健固汤。

人参五钱　白茯苓三钱　白术土炒，一两　巴戟盐水浸，五钱　薏苡仁炒，三钱

水煎连服十剂，经前不泄水矣。此方补脾气以固脾血，则血摄于气之中，脾气日盛，自能运化其湿，湿既化为乌有，自然经水调和，又何至经前泄水哉！

妇人有行经之前一日，大便先出血者，人以为血崩之证，谁知是经流于大肠乎。夫大肠与行经之路各有分别，何以能入乎其中？不知胞胎之系，上通心而下通肾，心肾不交，则胞胎之血两无所归，而心肾二经之气不来照摄，听其自便，所以血不走小肠而走大肠也。治法

若单止大肠之血，则愈止而愈多，若击动三焦之气，则更拂乱而不可止。盖经水之妄行，原因心肾之不交，今不使水火之既济，而徒治其胞胎，则胞胎之气无所归，而血安有归经之日。故必大补其心与肾，使心肾之气交，而胞胎之气自不散，则大肠之血自不妄行，而经自顺矣。方用顺经两安汤。

当归酒洗，五钱　白芍酒炒，五钱　大熟地九蒸，五钱　山萸肉蒸，二钱　人参三钱　白术土炒，五钱　麦冬去心，五钱　黑芥穗一钱　巴戟肉盐水浸，一钱　升麻四分

水煎服，二剂大肠血止而经从前阴出矣，三剂经止而兼可受妊矣。此方乃大补心肝肾三经之药，全不去顾胞胎，而胞胎有所归者，以心肾之气交也。盖心肾虚则其气两分，心肾足则其气两合，心与肾不离而胞胎之气听命于二经之摄，又安有妄动之形哉！然则心肾不交，补心肾可也，又何兼补夫肝木耶？不知肝乃肾之子、心之母也，补肝则肝气往来于心肾之间，自然上引心而下入于肾，下引肾而上入于心，不啻介绍之助也。此使心肾相交之一大法门，不特调经而然也，学者其深思诸！

《经》云女子七七而天癸绝，有年未至七七而经水先断者，人以为血枯经闭也，谁知是心肝脾之气郁乎。使其血枯，安能久延于人世？医见其经水不行，妄谓之血枯耳，其实非血之枯，乃经之闭也。且经原非血也，乃天一之水，出自肾中，是至阴之精而有至阳之气，故其色赤红似血而实非血，所以谓之天癸。世人以经为血，此千古之误，牢不可破，倘果是血，何不名之曰血水而曰经水乎？古昔圣贤创呼经水之名者，原以水出于肾，乃癸水之化，故以名之。无如世人沿袭而不深思其旨，皆以血视之。然则经水早断似乎肾水衰涸，吾以为心肝脾气之郁者，盖以肾水之生，原不由于心肝脾，而肾水之化，实有关于心肝脾。使水位之下，无土气以承之，则水滥灭火，肾气不能化；

火位之下，无水气以承之，则火炎铄金，肾气无所生；木位之下，无金气以承之，则木妄破土，肾气无以成。倘心肝脾有一经之郁，则其气不能入于肾中，肾之气即郁而不宣矣。况心肝脾俱郁，即肾气真足而无亏，尚有茹而难吐之势，矧肾气本虚，又何能盈满而化经水外泄耶？经曰亢则害，此之谓也。此经之所以闭塞有似乎血枯，而实非血枯耳。治法必须散心肝脾之郁，而大补其肾水，仍大补其心肝脾之气，则精溢而经水自通矣。方用益经汤。

大熟地九蒸，一两　白术土炒，一两　山药炒，五钱　当归酒洗，五钱　白芍酒炒，三钱　生枣仁捣碎，三钱　丹皮二钱　沙参三钱　柴胡一钱　杜仲炒黑，一钱　人参二钱

水煎，连服八剂而经通矣，服三十剂而经不再闭，兼可受孕。此方心肝脾肾四经同治药也，妙在补以通之，散以开之。倘徒补则郁不开而生火，徒散则气益衰而耗精，或用攻坚之剂、辛热之品，则非徒无益，而又害之矣。

（《傅青主女科》）

冯兆张

调经论治精要

冯兆张，字楚瞻，清初医家

或问调经以滋水为主，不须补血何也。《经》云：女子二七而肾气盛，齿更发长，天癸至，任脉通，太冲脉盛，月事以时下。天者，天一之真；癸者，壬癸之水；月者，水之精，以一月而盈，盈则昃。女人经水一月以时下，能有子。不以时下，或过期或不及，皆为病，病则不能有子。所以必须调经，调经则虚矣，以时交感，投虚而受。人若有孕，此水即以养胎，不月矣。一生子，此水即化为乳，而不月。乳之色白也，何为血乎？论其至则血亦水也，从乎火化而色赤，乳亦水也，从乎气化而色白。况至七七而天癸绝，其所绝者天癸水也。其流行之血，不见其枯涸，而乃行于经脉皮肤间也。即十四岁以前，皮肤中未常无血也，必俟二七而天癸之气至，方能任脉通、月事以时下？可见不但由乎天癸之肾水，而且由乎后天真之气也。故不须四物补血，必以六味滋水，滋水可兼补血，补血兼不得滋水。盖芎归辛窜，难列肾家，并非融化真阴之品。况血乃后天饮食入胃，游溢精气而成。若经水乃冲任所主，人身有奇经八脉，但属肾经无形之脉，其冲任者，奇经之二，其脉起胞中，为经络之海，与手太阳、手少阴为表里，上为乳汁，下为月水，女人独禀此水，以为生生之源，与男子二八精焉，但从天一之源而来，积则一月而满，满则溢，似血而实非血也。然冲任起于胞中，男子藏精，女子系胞，而为其用者。其间又恃一点命门之火，为之主宰，是以火旺则红，火衰则淡，火太旺则紫，火太衰则白。所以滋水更当养火。甚则干涸不通者，虽曰火盛之极，亦由水虚之甚，亦不宜以苦寒之药降火，只能大补其水，从天一之源以养之使满，满则自能流和而溢，万无有毒药可通之理也。

经病有月候不调者，有月候不通者。然不调不通之中，有兼疼痛者，有兼发热者。不调之中，有赶前者，有退后者，则赶前为热，退后为虚也。不通之中有血滞者，有血枯者。则血滞宜行，血枯宜补也。疼痛之中，有常时作痛者，有经前经后作痛者。则常时与经前作痛者为血积，经后为血虚也。发热之中，有常时发热者，有经行发热者，则常时为血虚有积，经行为血虚有热也。大抵多内因忧思忿怒，外因饮冷形寒。盖人之气血周流，忽因忧思忿怒所触，则郁结不行，忽遇饮冷形寒，则恶露不尽，此经候不调不通，作痛发热之所由也。调其气而行其血，开其郁而补其虚，凉其血而清其热。气行血行，气止血止，故治血病，以行气为先，香附之类是也。热则流通，寒则凝结，故治血病以热药为佐，肉桂之类是也。至于大病后经闭，系属气血两虚，惟宜补脾养血，元气充复，自然经通，此不治而治也。

（《冯氏锦囊秘录·女科精要·经病门》）

叶天士

调 经 案 绎

叶天士（1667~1746），名桂，号香岩，清代医家

秦天一在《临证指南医案》中按说："今观叶先生案，奇经八脉，固属扼要。其次要重调肝，因女子以肝为先天，阴性凝结，易于怫郁，郁则气滞血亦滞。病必妨土，故次重脾胃。余则血虚者养之，血热者凉之，血瘀者通之，气滞者疏之，气弱者补之……试一代之良工。"这个评价比较允平，基本上概括了叶氏调经的特点，可作参考。

叶氏调经的方法，赖显荣氏曾归纳为八法：①宣通气血：对郁痹宜通，偏于气分者用逍遥散去术加山楂、香附，偏于血分者用泽兰汤加丹参、柏子仁或桃仁、当归、山楂、茺蔚、泽兰、柏子仁、延胡、川楝子等辛润通络。②泄肝通胃：对肝胃不和，用川楝、吴萸、丹皮等泄肝，半夏、茯苓、广皮、小茴等温胃。③理胃扶中：对胃阳虚不运，用大半夏汤；对脾胃阳虚，用四君子汤。④中满分消：对肿胀经闭，常用中满分消丸，如白术、茯苓、泽泻、厚朴、青皮、内金、椒目，或加防己、牡蛎导湿，或加茺蔚子通络；成血蛊者用大针砂丸，血蛊成痨者用回生丹。⑤顺气导血：对倒经，用苏子、钩藤、郁金、丹皮、山栀、桃仁、降香、山楂、白芍。⑥敛阴和血：对久咳经闭，用小建中汤，或加黄芪、当归；已成干血痨用当归桂枝汤加茯苓，或炙甘草汤、益母丸。⑦通阳摄阴：对冲任气乱，用鲍鱼、生地、苁

蓉、天冬、当归、柏子仁、山楂、牛膝、茯苓、红枣，蕲艾汤泛丸。
⑧温肾益冲：对下焦肝肾虚寒，用八珍汤去术、草，加小茴、肉桂、蕲艾、香附、紫石英、河车胶、益母草膏等；兼阴虚则加黄柏、白薇以凉肝坚阴，或用加减复脉汤。叶氏并告诫说，"宣通气血以调经，温燥忌用""勿取气辛助阳""芪术守补不可用"，对虚证勿"乱投破气刚药劫阴""温养气血，以使条达""俗医见嗽见热，多投清肺寒凉，生气断尽，何以挽回"。这些在临床均有一定指导意义。

在《叶氏女科证治》中，还根据月经的周期、经期、经量、经色、经质的异常，月经前后的全身症状及患者体质、生活环境等情况，将月经病分为以期量异常为主者15证，以色质异常为主者12证，月经前后诸证23证，痛经7证，崩漏10证，闭经21证。所用的治法，有疏经（如白芷、羌活、砂仁、桂枝、白术、香附、生姜等疏散外邪，理气调经）、通经（如当归、川芎、柴胡、香附、小茴、三棱、白芷、肉桂等温里行气，活血调经）、瀹经（如人参、茯苓、熟地、白术、川芎、当归、白芍、香附等调理脾胃，养血调经）、扶经（如当归、香附、鹿茸、川芎、熟地、白术、萸肉、小茴等扶补奇脉，滋阴益脾）、决经（如陈皮、茯苓、枳壳、川芎、赤芍、半夏、白术、香附、厚朴等决痰理气，健脾调经）、补经（如当归、鹿茸、香附、白芍、熟地、黄芪、人参、阿胶等补益气血，温养血海）、润经（如当归、白芍、川芎、香附、熟地、阿胶、黄芩、侧柏等养血凉营，濡润血海）、导经（如香附、乌药、当归、木香、甘草等疏解郁滞，和血导经）、排经（如当归、莪术、元胡、枳壳、川芎、山栀、红花、香附等和血行气，排瘀调经）、和经（如当归、茯神、黄芩、香附、白芍、枣仁、山药、阿胶、陈皮等化阴和阳，养血清热），值得参考。

在叶案中，月经先期治法甚少，他如气虚的补中益气汤（人参、黄芪、炙甘草、当归、陈皮、升麻、柴胡、白术），阳盛血热的傅青主清经散（丹皮、地骨皮、白芍、熟地、青蒿、黄柏、茯苓），肝郁血热的丹栀逍遥散（丹皮、山栀、当归、芍药、柴胡、白术、茯苓、炙草），虚热的傅青主两地汤（生地、地骨皮、玄参、麦冬、阿胶、白芍），都可作为补充。月经后期中，血寒的《妇人良方》温经汤（人参、当归、川芎、白芍、桂心、莪术、丹皮、甘草、牛膝），虚寒的《沈氏尊生》艾附暖宫丸（艾叶、香附、当归、川断、吴萸、川芎、白芍、黄芪、生地、肉桂），也可作为补充。月经愆期中，肝郁的逍遥散，肝肾两虚的傅青主定经汤（柴胡、炒荆芥、当归、白芍、山药、茯苓、菟丝子、熟地），也可作为补充。

辨 治 规 律

一、月经先期

1. 气血郁痹

症见情怀愁闷，经先期色变，肤腠刺痛无定所，晨泄不爽利，从来不生育，治宜温通气血，用当归艾叶方（川芎、当归、肉桂、艾叶、小茴、茯苓、生香附、山楂、益母膏丸）。

2. 血热

《叶氏女科证治》载月经先期证，症见月经早一月，其色多赤或紫而浓，食喜冷畏热，属血热，宜服加味调经丸（香附、当归、白芍、生地、黄连、川芎、杏仁、柴胡、白芷、青皮、荆芥、滑石）。

二、月经后期

1. 痰瘀阻滞

症见经水色淡后期，呕吐痰水食物，结婚三年不孕，脉右缓左涩，治宜辛温宣郁，化痰祛瘀，从阳明厥阴立方，用平胃散加减（半夏、广皮、茯苓、厚朴、茅术、吴萸、香附、山楂、姜汁法丸）。如症见气冲心痛呕涎，气坠少腹为泻，经来后期，其色或淡或紫，治从厥阴阳明两治，用川连小茴方（川连、小茴、川楝子、归尾、半夏、茯苓、桂枝、橘红）。

2. 郁伤肝脾

怀抱不畅，致气血不和，症见经来日迟，腹痛坠，脘闷减食，脉涩，治宜疏肝健脾，用逍遥散去白术、甘草，加郁金、香附、神曲、山楂（柴胡、当归、白芍、茯苓、郁金、香附、神曲、山楂）。

3. 气不统血

气弱不主统血，症见经来日迟，治宜益气补血，用归脾汤（人参、黄芪、白术、茯神、枣仁、龙眼肉、木香、当归、远志、甘草）。营虚气弱，症见经事后期，食下膜胀，心悸少寐，治宜甘缓益虚，用当归补血汤加味（黄芪、茯神、枣仁、当归、桂圆、柏子仁）。如肺脾气伤，症见经事日迟，谷减不欲食，腹痛，久嗽，遇劳寒热，脉数而虚，延及损怯，治宜建中和血，用黄芪建中汤去姜（黄芪、桂枝、白芍、炙草、南枣、饴糖）。

4. 肝肾虚寒

冲任脉损，无有贮蓄，症见经迟至五十余日，来必色淡且少，喜暖食，恶寒，治宜温养冲任，栽培生气，用八珍汤（人参、白术、茯苓、甘草、当归、熟地、川芎、白芍）去术、草、地，加小茴、肉桂、蕲艾、香附、紫石英、河车胶丸。

5. 肝虚内热

肝血阴虚，木火内热，症见经期迟至，来期预先三日周身筋骨脉络牵掣酸楚不得舒展，治宜温养下焦，必佐凉肝肾阴，用河车白薇方

（河车胶、生地、枸杞、沙苑、杜仲、白薇、山楂、黄柏、益母草）。

三、月经愆期

1.冲任虚寒

症见经水一月两至，或几月不来，五年不孕育，下肢体常冷，治宜暖益肝肾，用人参紫石英方（人参、河车胶、熟地、归身、白芍、川芎、香附、茯神、肉桂、艾炭、小茴、紫石英、益母膏丸）。如经事愆期，兼有少腹中干涸而痛，能食不运痕泄，则去河车、熟地、白芍、川芎，加苁蓉、补骨脂、鹿角霜。如脾胃虚弱，冲任损伤，气血不足，《叶氏女科证治》载，宜服加减八物汤（人参、白术、茯苓、甘草、白芍、当归身、陈皮、香附、丹皮），兼服调经乌鸡丸（乌鸡、生地、熟地、天冬、麦冬、人参、苁蓉、补骨脂、砂仁、当归身、白术、川芎、丹参、茯苓、甘草、杜仲、香附）。

2.奇脉阴虚

肝肾至阴损伤，八脉不为约束，阴亏内热，症见经事愆期，寒热无汗，入暮病剧，脊脊常痛，治宜甘药柔润，勿取气辛助阳，用炙甘草汤加减（炙草、阿胶、生地、白芍、麦冬、牡蛎），或用乌鸡阿胶方（乌骨鸡、生地、阿胶、白芍、枸杞、天冬、茯苓、茺蔚子、女贞子、桂圆，用青蒿汁、童便、醇酒熬膏，加蜜为丸）。

方 案 选 析

一、河车白薇方

组成：河车胶、生地、枸杞、沙苑、生杜仲、白薇、山楂、黄柏、益母草。

主治：肝血阴虚，木火内寄，月经迟至，来期预先三日周身筋骨脉络牵掣酸楚，不得舒展，多年不孕。

方义：方中以河车、枸杞、沙苑、杜仲补益冲脉肝阴，生地、白薇、黄柏凉肝坚阴，山楂、益母草和血调经。全方以温养、清滋并用，使肝血肝阴得充，而虚热得降。本方对阴虚内热的月经不调甚合。

引证：程，十三年不孕育，其中患病非一，病人述经期迟至，来期预先三日周身筋骨脉络牵掣酸楚，不得舒展。

凡女人月水，诸络之血必汇集血海而下，血海者，即冲脉也，男子藏精，女子系胞，不孕经不调冲脉病也。腹为阴，阴虚生热，肢背为阳，阳虚生寒，究竟全是产后不复之虚损，惑见病治病之误，有终身不育，淹淹之累。肝血阴虚，木火内寄，古人温养下焦，必佐凉肝坚阴，勿执经后期为气滞，乱投破气刚药劫阴。

河车胶　生地　枸杞　沙苑　生杜仲　白薇　山楂　黄柏　白花益母草

二、人参紫石英方

组成：人参、河车胶、熟地（砂仁制）、归身、白芍、川芎、香附、茯神、肉桂、艾炭、小茴、紫石英、益母膏丸。

主治：冲任脉损，肝肾虚寒，经水愆期或后期，下肢体常冷，多年不育。

方义：方中以人参、河车大补气血，四物汤、益母膏养血和血，香附理气，肉桂、艾炭、小茴、紫石英温养冲任，茯神补益心脾。全方有温养肝肾冲任之效，对虚寒的月经不调、不孕有较好疗效。

加减：如兼肾虚痛泄，去熟地、川芎、白芍，加苁蓉、补骨脂、鹿角霜。

引证：朱，经水一月两至，或几月不来，五年来并不孕育，下焦肢体常冷，是冲任脉损，无有贮蓄，暖益肾肝主之。

人参　河车胶　熟地砂仁制　归身　白芍　川芎　香附　茯神　肉桂　艾炭　小茴　紫石英　益母膏丸

（陈克正主编《叶天士诊治大全》）

陈修园

调 经 要 旨

陈修园（1753~1823），名念祖，清代医家

门人问曰：妇人以血为主，医者辄云血海，可以实指其所在乎？

陈修园曰：人身之血海，胞也。居膀胱之外，而为膀胱之室。《经》云，冲脉任脉皆起于胞中，是男女皆有此血海。但男则运而行之，女则停而止之。运行者无积而不满，故阳气应日而一举；停止者有积而始满，故阴血应月而一下。此男女天癸之总根也。而妇人一科，专以月事为主。

《经》云：任脉通，太冲脉盛，月事以时下，故能有子。盖时者，满三旬之期而一下，以象月盈则亏，下之不失其期，故名月信。

门人高子问曰：女科中好手甚少，不可不大为之振作。

因执女科书数十种，属余择而授之。余遍阅大有悟曰：古人以月经名为月信，不止命名确切，而月事之有无、多少、迟速，及一切治疗之原委，无不包括于"信"字之中。夫五行之土，犹五常之信也。脾为阴土，胃为阳土，而皆属信，信则以时而下，不愆其期。虽曰心生血，肝藏血，冲任督三脉俱为四海，为月信之原，而其统主则惟脾胃，脾胃和则血自生，谓自生于水谷之精气也。若精血之来，前后、多少、有无不一，谓之不调，不调则为失信矣。《经》云：土太过则敦阜。阜者，高也；敦者，厚也。既高而又厚，则令除去，宜

用平胃散加大黄、白芍药、枳实、桃仁之类。《经》又云：土不及则卑监。卑者，下也；监者，陷也，坑也。既下而又陷坑，则令培补，宜六君子汤加芎、归、柴、芍及归脾汤之类。此言经水不调以虚实分之也。

又有以阴阳偏胜分之者。许叔微云：妇人病多是月经乍多乍少，或前或后，时发疼痛，医者一例呼为经病，不辨阴胜阳，阳胜阴，所以服药少效。盖阴气胜阳气，则胞寒气冷，血不运行，《经》所谓天寒地冻，水凝成冰，故令乍少，而在月后，或断绝不行。若阳气胜阴，则血气散溢，《经》所谓天暑地热，经水沸腾，故令乍多，而在月前，或一月数下，或崩漏不止。当"别其阴阳，调其气血，使不相乖，以平为期"。此叔微统论阴阳之道也。而余则以"阴阳"二字，专指脾胃而言。盖脾者，太阴之湿土也，不得阳明燥气以调之，则寒湿盛；而阴独胜，阴道常虚，即《内经》"卑监"之旨也。胃者，阳明之燥土也，不得太阴之湿气以调之，则燥热盛；而阳独胜，阳道常实，即《内经》"敦阜"之旨也。至于用方，以四物汤加香附、茯神、炙草为主，阴胜加干姜、桂、附、吴萸及桃仁、红花之类，阳胜加知、柏、芩、连、门冬之类，平平浅浅中，亦不可废。若求其所以然之妙，《金匮》温经汤一方，无论阴阳、虚实、闭塞、崩漏、老少，善用之无不应手取效。此不特今之习女科者闻之吐舌，即数百年来注《金匮》之家，或识见不到而不能言，或珍为枕秘而不肯言。今修园老矣，不得不择人而传之，但既传之而又嘱之曰：《灵枢经》载黄帝谓雷公曰，此先师之所禁，割臂歃血之盟也。凡思议不可及之方，若轻以示人，则气泄而不神，必择大学问之人，知其居心长厚者，而后授之。

门人问曰：妇人之经，一月一行，其常也；或无或后，或通或塞，其病也。间或有不关于病者，愿闻其说。

曰：天下事有常而即有变。妇人当月事之期，其血不下，只见吐血、衄血，或眼耳出血者，是谓例经逆行；有三月一行者，是谓居经；有一年一行者，是谓避年；有一生不行而受胎者，是谓暗经；有受胎之后，月月行经而产子者，是谓胎盛，俗名垢胎；有受胎数月，血忽大下而胎不坠者，是谓漏胎。此虽异常，而数患之竟不害事也。彼皆以妄为常，而中土失其主信之道，如人无信行，全赖狡诈以成家，君子不为也。大抵妇人患此者，性情亦必乖张。

门人问曰：经候不调既得闻命矣，今愿闻调经之法。

曰：诸家调经之说，是非参半。而萧慎斋以调经莫不先于去病，录李氏之论一条，以分因详证治法，录方氏论一条，又参以统论二氏之说，深合鄙意，今全录于后。

李氏云：妇人月水循环，纤病不作而有子。若兼潮热、腹痛，重则咳嗽、汗、呕或泻，有潮热则血愈消耗，有汗、咳、呕则气往上行，泻则津偏于后，痛则积结于中，是以必先去病，而后可以滋血调经。就中潮热疼痛，尤为妇人常病。盖血滞积入骨髓，便为骨蒸；血滞积瘀，与日生新血相搏，则为疼痛；血枯不能滋养百骸，则蒸热于内；血枯胞络火盛，或夹痰气、食积、寒冷，则为疼痛。凡此诸病，皆阻经候不调，必先去其病，而后可以调经也。

方氏曰：妇人经病，有月候不调者，有月候不通者，然不调不通中，有兼疼痛者，有兼发热者，此分而为四也。细详之，不调中，有趋前者，有退后者，趋前为热，退后为虚。不通中，有血枯者，有血滞者，血滞宜破血，枯宜补也。疼痛中，有常时作痛者，有经前经后作痛者，常与经前为血积，以经后为血虚也。发热中，有常时发热者，有经行发热者，常时为血虚有积，经行为血虚而有热也。是四者之中，又分为八矣。人之气血周流，忽有忧思忿怒，则郁结不行；经前产后，忽遇饮冷形寒，则恶露不尽。此经候不调，不通作痛，发热所由作也。大抵气行血行，气止血止，故治血病以行气为先，香附之类是也；热则流通，寒则凝塞，故治血病以热药为佐，肉桂之类是也。

萧慎斋曰：按妇人有先病而后致经不调者，有因经不调而后生诸病者。如先因病而后经不调，当先治病，病去经自调；若因经不行而后生病，当先调经，则经调病自除。

李氏一论，可谓调经之要，然偏而不全，余故补其未尽之旨。若方氏分因详症，诚得统论调经大法。

门人问曰：夫子以月事为月信专主脾胃，不摭《内经》之字句，而独得其精华，究竟从何节得来乎？

《内经》云：二阳之病发心脾，有不得隐曲，女子不月，其传为风消，其传为息贲者，死不治。马元台注云：二阳，足阳明胃脉也。为仓廪之言，主纳水谷，乃不能纳受者何也？此由心脾所发耳。正以女子有不得隐曲之事，郁之于心，故心不能生血，血不能养脾，始焉胃有所受，脾不能化，而继则渐不能纳受，故胃病发于心脾也。由是水谷衰少，无以化精微之气，而血脉遂枯，月事不能时下矣。余拟用归脾汤，重加鹿茸、麦门冬，服二十余剂可愈。武叔卿注云：此节几从"隐曲"推解。人有隐情曲意，难以舒其衷，则气郁而不畅，不畅则心气不开，脾气不化，水谷日少，不能变化气血，以入二阳之血海，血海无余，所以不月。余拟用归脾汤，加芍药、柴胡。传为风消者，风之名，火之化也，消，消瘦也，发热消瘦，胃主肌肉也。余用拟归脾汤，加丹皮、栀子、地骨皮、芍药。传为息贲者，喘息上奔，胃气上逆也。余用《金匮》麦门冬汤。人无胃气则死，故云"死不治"。此一节为经血本原之论也。

（《女科要旨》）

齐秉慧

调 经 秘 要

齐秉慧（1764~？），字有堂，清代医家

大凡经水不调，必皆因病而致，无病之妇，盖未有不调者也。经曰：女子七岁而齿更发长；二七而天癸至，月事以时下，交媾而成孕；七七而天癸绝，地道不通而无子。乃天然不易，安有所谓经水不调者哉？盖为病所阻，营卫经输不能自裕，运行升降皆失其常，以至月事愆期，或前或后，不以时下。倘若不能分经辨证，按法治病，徒用调经诸方，非但经不调，病不除，而不死者几稀矣。务必求其所以。致病之由，或为六淫外邪，或为七情所伤，或为饮食伤脾，或为痰饮阻隔，或本气多火，或多血妄行而经无常，或素禀虚寒，阳气不运而血滞，或经水短涩由于阴津枯涸，或崩中带下或因脾胃气虚，凡此务宜审其病属何经，察其本气虚实，辨其寒热阴阳，确有所据，而后按法以治其病，而营卫经输各自流通，运行升降悉如其常，则经自调矣。所谓治其病正以调其经，上乘法也。

从来女科皆重在调经，谓经不调不能受孕，故专以调经为主。以愚观之，殊属不然。常见有子之妇，无论经水调与不调，皆能受孕；其无子者，并非五不女之类，虽月信如期，终身不产。此盖天地化育之妙，有不可得而知也。

其调经之说竟可以不必，而治病之道必不可不讲，若病不除，非但不孕，命且危矣。予故谆谆曰：治病是其要诀也，推之安胎、催生，亦皆当以治病为要。其秘屡试屡验，其理可信可凭。女科诸书各形纰缪，予非敢私执臆说，创辟新奇，窃恐胶柱鼓瑟，良多贻误……

六淫外邪，乃风、寒、暑、湿、燥、火也。天有六气，分为四时，为五节，过则为害，淫生六疾。何谓六气？阴、阳、风、雨、晦、明是。风淫末疾，四肢缓急，风证也；阴淫寒疾，寒过则为寒证也；阳淫热疾，热过则喘渴，暑证也；雨淫腹疾，雨湿之气为泄，淫湿证也；晦淫惑疾，宴寝过节，则心惑乱，燥证生矣；明淫心疾，思虑烦多，心劳生疾，火证作矣。春秋前贤和氏已说言之，其为病各不相同，然要不外乎六经，以六经之法按而治之。更当察其本气，虚、实、寒、热、阴、阳则皆得之矣。

七情为病，不必穿凿于所因，统而言之，皆为抑郁愤懑之气阻遏胸中，以致饮食渐减，则生化之源渐窒，因而经水不调。法宜主宣畅胸膈，条达脾胃，收摄肾气。方宜黄芪、白术、茯苓、远志、砂仁、白蔻、半夏、桔梗、菟丝、故纸，更当相其本气而为加减。

饮食伤脾，宜用芪、术、参、苓、砂仁、神曲。痰饮阻隔，宜六君加炮姜、草果。火邪迫血妄行，宜用生地、丹皮、桃仁、童便凉血活血，更加参、芪补气以统摄之。素禀虚寒者，宜用参、苗、白术、姜、附、肉桂。若脾气虚弱，不能统血而为血崩者，宜用芪、术、参、茸、山药、芡实、故纸。

凡血妄行者，或上行而为吐衄，下行而为崩漏，均皆脾虚不能统摄所致，法宜大补中气，以固脾胃，此一定之理也。

慧常见妇女因月信来日不善调养，其六淫外邪乘隙而入血室，经期一至，血不下行，上逆吐衄，名曰逆经。余每用四物汤大剂，加大黄（酒浸）五钱水煎，入童便和匀温服。血热者，用生地一两；血寒者，去生地，熟地倍加。血止，然后察其虚实调理。

曾治一妇，患奇症，每当经期，腹中痛连少腹，引入阴中，其经血不行于前阴，反从后阴而行，三日则腹痛诸症自已。次月当期，亦复如是。延予诊视曰：此太阴脾气虚弱，不能统摄少阴，真阳素虚，阴寒内结而为腹痛，侵入厥阴，则痛连少腹，引入阴中。其证总为三阴寒结，阻截前阴，经血不能归于冲任，而直趋大肠。宜用芪、术、参、苓大补中气，附、桂、姜、砂以驱少阴之寒，吴萸、川椒以散厥阴寒结，更加山药、芡实兜涩大肠，香附、万年霜（老瓦房前半面瓦缝内黑阳尘条，取来炒用妙）引导前阴，一定之理也。其夫依法调理数月，则经自调，乃未几而自受孕矣。

女科书或有调经先去病之说，然不能分辨六经，按法治病，如所载赤白带下、白淫、白浊、癥瘕积聚、疝癖、肠覃、石瘕诸证，但执一方而无可凭之理。诚恐贻误世人，余故作是书而明其要诀，虽僭越无似，实出于不得已也，否则，曷敢更置一喙哉？

（《齐氏医案》）

林珮琴

调 经 治 裁

林珮琴（1772~1839），号羲桐，清代医家

妇科首重孕育，孕育先在调经。《素问》曰：女子二七天癸至，任脉通，太冲脉盛，月事以时下。言天一之真精至，月信亦通，乃能孕子。谓之月事者，女子属阴，其血如潮，应月之盈亏，有常期者也，故谓之经。倘一愆期，则失其常度，而诸病生焉。夫任主胞胎，冲为血海，二脉流通，脏腑之血，皆汇注于此。冲任皆奇经，而血之生化由脾胃。若七情内损，六淫外侵，兼之饮食劳倦，致脾胃日亏，化源日薄，冲任日衰，神色日夺，所重尤在调肝。

妇女善郁，木失条畅，枝叶萎悴，肝不藏血，经之所由不调也。然不调之中，有先期，有后期，有错乱，有痛经，有倒经，有居经，有淋漓不断，有枯闭不通。经不准，必不受孕，然参前数日受孕者有之。当经行，食禁生冷，药忌寒凉，以血得寒则凝涩不行，不慎禁忌，则腹痛瘕泄，亦致不调。且血随气行，经不调多由于气。丹溪谓：经来成块者，气之凝也；将行作痛者，气之滞也；行后作痛者，气血虚也。先期而来者血热，后期乃至者血虚，亦无不由气也。错经妄行者，气之乱也；色淡者，虚而夹水也；紫者气之热，黑者热甚也；乍少乍多，淋漓不断者，气不摄血也。故调经必兼气药。更若脏损经闭，则由悲伤肺，忧伤心，思伤脾，怒伤肝，房劳伤肾。肺伤

则气陷血脱，心伤则惊悸盗汗，脾伤则食减肌瘦，肝伤则发焦筋痿，肾伤则淋带骨蒸，甚至嗽热泄泻，冲任亏败，源涸流竭。如《素问》云：二阳之病发心脾，有不得隐曲，其在女子为不月。夫心主血，脾统血，思虑过度，所愿不遂，郁而成损，则先经闭而后干嗽，累月经年，遂成干血劳瘵，治难措手矣。古谓经前勿补，经后勿泻，此为经期腹痛者言之。其实调经之要，务令血气和平，自然经准受孕。如阳太过则先期，原因有火，然虚而生火，仍当养营摄血。亦有无火而先期，或补中气，或固肾关，不宜过用寒凉也。阴不及则后期，本属血虚，然有血热而燥瘀者，宜清补。亦有血逆而留滞者，宜疏利，毋庸预执温补也。其阴阳乖乱，错经妄行，或由火邪搏营，迟早互见，或由经气舛逆，口鼻上冲，务审其虚实寒热而调之。至于经期前后腹痛，虚实悬殊，经未行而先痛者，血为气滞，经通则痛自除；经已行而犹痛者，冲脉本虚，血去则痛益甚。滞者理其气，温而行之；虚者培其营，峻以填之。设淋漓不止，必固以摄之。亦有腹愈痛经愈多，至痛欲死者，系火搏于血，治宜行血，如芎、归等，敛血，如芩、芍等，理脾，如苓、术等，以益母破气中之血，以延胡破血中之气，以香附开其郁，虚者加人参。

理脾则血有统，破结则火痛悉除。故调经莫如八珍汤加益母、延胡。其经闭不行，肥人多痰塞，导痰汤加川芎、川连。瘦人多郁火，四物汤加丹皮、山栀、泽兰。因脾胃亏而食少者，旺其运纳之权，归芍异功散。因肝肾亏而骨蒸者，壮其营阴之本，地黄汤去萸、泽，加龟甲、五味子。因思虑郁损心脾者，归脾丸、小营煎。因劳嗽咳伤肺气者，劫劳散、紫菀汤。或温养下焦，熟地、沙苑子、杜仲、龙眼、芡实、鹿角胶。或宣通奇脉，杞子、牛膝、当归、泽兰、茯神、香附。若枯闭日久，轻用破血通经，则愈枯其枯矣。又有经后发热倦怠，两目如帛蔽不明，此脾肾精华不能上注于目也，朝用补中益气汤，夕用地黄丸加杞子。至于七七数尽，当断不断，或因气血有余，若已断复来者，即为崩漏，宜固摄冲脉，大补元煎加续断、阿胶、海螵蛸、菟丝。年高经或大行，腹痛不止者危。

（《类证治裁》）

潘　蔚

调　经　要　略

潘蔚（1815~1894），字伟然，号耤园，清代医家

妇人一科，专以月事为主。经水一月一至，不想其期，故名月信。古人以月经名为月信，不止命名确切，而月事之有无多少迟速，及一切治疗之原委，无不包括于信字之中。夫五行之土，犹五常之信也。脾为阴土，胃为阳土，而皆属信，信则以时而下，不愆其期。虽曰心生血，肝藏血，冲任督三脉俱为血海，为月信之原，而其统主则惟脾胃。脾胃和，则血自生，谓自生于水谷之精气也。若经血之来，前后多少有无不一，谓之不调，不调则为失信矣。《经》云，土太过则敦阜。阜者，高也；敦者，厚也。既高而又厚，则令除去，宜用平胃散，加大黄、白芍药、枳实、桃仁之类。《经》又云，土不及则卑监。卑者，下也；监者，陷也，坑也。既下而又陷坑，则令培补，宜六君子汤，加芎、归、柴、芍，及归脾汤之类。此言经水不调，以虚实分之也。又有以阴阳偏胜分之者。许叔微云，妇人病，多是月经乍多乍少，或前或后，时发疼痛，医者一例呼为经病，不辨阴胜阳，阳胜阴，所以服药少效。盖阴气乘阳，则胞寒气冷，血不运行，经所谓天寒地冻，水凝成冰，故令乍少，而在月后，或断绝不行。若阳气乘阴，则血气散溢，经所谓天暑地热，经水沸腾，故令乍多，而在月前，或一月数下，或崩漏不止。

当别其阴阳，调其气血，使不相乖，以平为期。此叔微统论阴阳之道也。而余则以阴阳二字，专指脾胃而言。盖脾者，太阴之湿土也，不得阳明燥气以调之，则寒湿盛而阴独胜，阴道常实，即《内经》卑监之旨也。胃者，阳明之燥土也，不得太阴之湿气以调之，则燥热盛而阳独胜。阳道常实，即《内经》敦阜之旨也。至于用方，以四物汤加香附、茯神、炙草为主。阴胜，加干姜、桂、附、吴萸及桃仁、红花之类，阳胜，加知、柏、芩、连、续断、门冬之类，平平浅浅中，亦不可废。

（《女科要略·调经》）

陈素庵

调经证治补要

陈素庵，宋代医家

男子以气为主，女子以血为主。男子精血宜闭，一毫不可渗漏。女子经血宜行，一毫不可壅滞。既名月经，自应三旬一下，多则病，少则亦病，先期则病，后期则病，淋漓不止则病，瘀滞不通则病。故治妇人之病，总以调经为第一。

（补按）问曰：男女之生，由于父精母血。血即阴精也，夫妇交合时泄乃阴精。三旬一至月水，是经血也。然则《内经》所云天癸即月水无疑。若天癸非月水，则天癸又属何物？《经》文明言"二七而天癸至，七七而天癸竭"。如天癸与月水为二物，则《经》文何以曰"至"曰"竭"。况十四而经来，四十九而经绝，此是女子之常，与《内经》文为相合。间有及期而未至，过期而仍来者，十之二三也。答曰：天癸即月水似不必言，然《经》文明言"肾气盛"，下文即言"天癸至"，是天癸之至由于肾气之盛。天癸至，然后任脉通，冲脉盛，月事以时下，三旬一见，非天癸至之外，别有月事以时下也。诸家不取《经》文，再三反复，好为辨驳，何仇于古人，何益于后学哉？

（补按）冲为血海，谓十二经脉之海，诸经之血皆会于此。而出入蓄泄之权，则冲脉主之。冲脉之盛，由于各经之血一并灌注。冲脉之衰，由于各经之血日渐损耗，不能聚于血海也。然则天癸之即月水，而冲脉之盛，由于肾受五脏六腑之精，其精又由于水谷之化。《经》曰，饮食入胃，游溢精气，上输于脾，脾气散精，上归于肺，通调水道，下输膀胱，水精四布，五经并行，是天癸、肾水、月事同条而共贯者也。又何必以天癸为先天之气蓄极而生，而月事之来适同时而至。其说支离甚矣。余请作直解以释之。凡女子七岁时，肾气已盛，齿则更，发则长，此时肾气始盛，天癸已萌，又加于七年水谷之精，日生月长，然后天癸始至。此系第一番经来也。前此，任脉尚未通，冲脉尚未盛，至十四岁，经血一来，然后通盛。当其至也，是第一次，嗣后便每月一至，如潮汐之有常候，应时而下，三旬一见，故曰"以时下"也。任脉主胞胎，冲脉主血海，今已充盛，自然孕子。全赖气盛自和，无过不及，故能合而有子也。但就本文粗粗解去，其理自明，不必纠缠而师必自用也。

凡治妇女之疾，先须调经。经者，常也，每月一至，故曰"月信"。每三旬而下，其候有常，故曰"月经"。经来或过期，或不及期，或乍多乍少，或忽来忽断，皆属不调。来时或痛或不痛，或紫或黑，或红或淡，或成块或散血，形症各异。不调则寒热往来，癥瘕疝癖，浮肿胀满，骨蒸劳瘵，诸症由此而生，或闭而不通，尤为难治。

（补按）妇人之病，与男子同。惟安胎、保产、调经与男子异，治之尤难。粗工忽略，寒温补泻，倒行逆施。盖一经不调，则有阻滞，或壅于胸膈，或留于肠胃，或聚于脏腑，或渗于肌肉，或溃于皮毛，或流于四肢，或注于经络，或隐于腰胁，五积六聚，七癥八瘕，膹胀浮肿，喘嗽；痰逆，眩晕郁冒，昼夜骨蒸，日晡潮热，寒热往来，饮食减少，虚寒洞泄，内热熏灼，肌肉消瘦，或血闭经枯，或绝产不孕，种种变症，皆由于经水不调所致。其间病之虚实，脉之浮沉滑涩，饮食之多少，小水之清白黄赤，大便之燥结溏泄，肌肤肥瘦，尤宜细察。

（补按）经水不调，有内因、外因。经行时，或大小产后，为风寒湿热乘虚外袭，致成癥瘕痞块等症，是为外因。惊恐劳怒，忧郁不解，或恣食生冷炙煿，及一切伤脾之物，以致停痰积饮，浮沫顽涎裹聚瘀血，亦成痞满积聚诸症，是属内因。更有始因六淫乘袭，兼受七情郁结，内外交伤，饮食日减，肌肉渐消，面黄发落，甚且潮热骨蒸，月水经年累月不至，名曰"血枯"。治法，寒者温之，热者清之，滞者通之，虚者补之，随症用治，总以调经为主。

（补按）有因病而致经不调者，久疟、泻痢、伤寒瘥后，劳复、食复、女劳复，辗转失治，心火亢盛，消铄阴血，久嗽失血，因此经水断绝。但治其病，病愈则经自来。有因经不调而致病者，风寒客于胞门，伤冲任二脉，血得寒则凝，怒则气逆，惊则气乱，悲则气促，忧则气结，恐则气怯，劳则气虚，四肢倦怠，气不宣通，经血因而闭滞，或为积聚癥瘕，或为痰逆呕吐，或为腰腹刺痛，或为肢体肿满，或寒热往来，骨蒸潮热。但调其经，则病自愈。

妇人经水不调，多因气郁所致。治宜开郁行气，则血随气行，自不致阻塞作痛。当用香附、肉桂、木香、乌药，辛温行气以开之。

（补按）妇人多气，以深居闺帷，性情不能舒畅，兼之忧思忿怒，执拗妒忌，肝火无时不动，每每郁结，以致月事不调。缘气乃为阳，主动；血乃为阴，主静。阴从阳以升降，血随气之流通。调经者，但于养血药中加香附行气开郁，配肉桂逐寒祛瘀，佐以木香顺三焦，乌药利腰膝。辛温之性，能使旧血散而新血生。不然，血为气并，其害有气。元气者，无形之神气，胃中生发之气，行脉外之卫气，少火所生之气，皆是也。七气者，喜怒思悲恐惊，七情所结之气，反为元气害者也。二气，寒热阴阳，外感乘虚而袭者。二气外侵，七气内结，则元气伤。元气伤则无以流行乎一身，充周乎四体。肌肉筋脉、经络骨节之间，阻塞不通，而血之滞者，愈壅遏而不行矣。不行则旧血不去，新血误行，渗渍流注，百病蜂起，调治更难。故调经必以行气为先也。

经闭而断绝不来则宜通。经来或先或后，或多或少，适来适断，则宜调。滞久则闭，通则行其滞也。不和则有过、不及，调者，使之和，而无过、不及也。然有虚有实，有热有寒，有湿痰，宜分别主治。

（补按）妇人月经受病，未有不由外感六淫、内伤七情而致者，然外感内伤未有不脾胃先病者。热结而致经闭者，上中下三焦之火，煎铄阴血，津液内枯，金水二脏无所禀受，始则或先或后，或多或少，久则闭而不行。风寒冷湿，客于胞门，伤于冲任而致经闭者，血得寒则凝，始则气与血搏，新血又与旧血相连，渐坚硬成块，或四五十日一至，或数月一至，来时作痛，胃中痞满，饮食少思，久则闭而不行。湿痰凝而致经闭者，停痰溢饮，脾胃聚湿，呕恶泄泻，久则痰多，阻塞经络，初时，或下黄浊之水，与血相混，久则闭而不行。以上三症，始或精神未衰，其症似实，渐且营卫不调，总属不足。宜先用药以调之，调而仍闭则通之。至于血枯经闭，全由七情郁结、脾胃衰弱所致，肌肉黄瘦，昼夜骨蒸，饮食日减。治之大法，惟有补脾生血，清心养志，加行气开结。用药无误，十有一生。非可峻厉克伐之药，妄行通利也。

妇人月水不通，有因火盛致经不行者，治当清热凉血，泻其火则经自行。但不得过用寒凉，先伤胃气，复阻经血，细审治之。

（补按）《经》云：月事不来者，胞脉闭也。闭者，劳心太过，心火上升，煎迫肺金，心气不得下通，故经不来也。亦有胃中热结，善多渴，津液渐耗，血海枯竭，则经不来。又胞络中有伏火，大便闭，小便浊，热结下焦，因而经不来。又胞络中热结经阻，法当清热泻火，滋阴生水。上焦清心火；中焦清胃火；下焦清胞络火。更须平肝木，使相火不炽，不通经而经自通矣。如过用苦寒，热结虽除，瘀血未尽，火退寒生，祸不旋踵。

妇女月水不通，大率因风冷寒湿，以致血滞不行。治宜温经散寒，行滞祛瘀，则经自通。然辛热之药，中病即已，不宜过剂，恐血热妄行，有崩败暴下诸症，反伤阴血。

（补按）妇人产后，或经行时，风寒客于胞门之户，血便凝滞，腹脐疼痛，久则经闭不行。香附、肉桂为调经要药，香附行气开郁，肉桂祛寒逐瘀。体虚者，加当归、川芎、丹参、杜仲、川断、山药、白术、远志等药。气滞久者，加木香、青皮、乌药等。风寒冷湿久者，加炮姜、五灵脂、良姜等药。如尽用姜、桂、乌、附大辛大热，加以红花、桃仁、延胡、蓬莪、三棱峻厉驱逐之剂，未免过伤阴血，血大热则妄行，上为吐衄，下为奔败，不可救药。

（补按）妇人胞门子户，冲任二经，僻在下部，稍不小心，风冷寒湿，乘虚易袭，非辛温之药岂能使寒邪散而滞血通而经行。及产后解衣登厕，尤宜谨慎。盖经闭不行，由于热结者少，由于寒结者多，其痰结阻塞血道，致经不行者间有一二。世医遇此，每每用虻虫、干漆、大黄、桂、附，只求经行而不知所伤实多也。前二论，谆谆以不得过用苦寒、辛温为戒，而佐以养血调经之药。庶元气不伤，脾胃充实，旧血自去，而新血自生矣。

（《陈素庵妇科补解·调经门》）

崩

漏

李 杲

脾胃虚弱湿热下迫，崩中漏下升阳除湿

李杲（1180~1251），字东垣，金代医家

《阴阳别论》云：阴虚阳搏谓之崩。妇人脾胃虚损，致命门脉沉细而数疾，或沉弦而洪大有力，寸关脉亦然。皆由脾胃有亏，下隐于肾，与相火相合，湿热下迫，经漏不止，其色紫黑，如夏月腐肉之臭。中有白带者，脉必弦细，寒作于中；中有赤带者，其脉洪数疾，热明矣，必腰痛或脐下痛。临经欲行，先见寒热往来，两胁急缩，兼脾胃证出见，或四肢困热，心烦不得眠卧，心下急。宜大补脾胃，而升举血气，可一服而愈。或人故贵脱势，人事疏少，或先富后贫，心气不足，其火大炽，旺于血脉之中，又致脾胃饮食失节，火乘其中，形质肌肉容颜似不病者，此心病者，不行于诊，故脾胃饮食不调，其证显矣。而经水不时而下，或来适断，暴下不止，治当先说恶死之言，劝谕令拒死而心不动，以大补气血之药举养脾胃，微加镇坠心火之药治其心，补阴泻阳，经自止矣。

升阳除湿汤（一名调经升阳除湿汤）　治女子漏下恶血，月事不调，或暴崩不止，多下水浆之物。皆由饮食不节，或劳伤形体，或素有心气不足，因饮食劳倦，致令心火乘脾，其人必怠惰嗜卧，四肢不收，困倦乏力，无气以动，气短上气，逆急上冲，其脉缓而弦急，按之洪大，皆中之下，得者受邪，病皆在脉。脉者血之府也，脉者人之

神也，心不主令，胞络代之。故曰：心之脉主属心系，心系者，包络命门之脉也，主月事。因脾胃虚，而心包乘之，故漏下月水不调也。况脾胃为血气阴阳之根蒂也。当除湿去热，益风气上伸，以胜其湿。又云：火郁则发之。

当归酒洗　独活各五分　蔓荆子七分　防风　炙甘草　升麻　藁本各一钱　柴胡　羌活　苍术　黄芪各一钱五分

上锉如麻豆大，勿令作末，都作一服，以洁净新汲水五大盏，煎至一大盏，去粗，空心热服，待少时以早饭压之，可一服而已。如灸足太阴脾经中血海穴二七壮亦已。

丁香胶艾汤　治崩漏不止，盖心气不足，劳役及饮食不节所得，经隔少时。其脉二尺俱弦紧洪，按之无力。其证自觉脐下如冰，求厚衣被，以御其寒，白带白滑之物多，间有如屋漏水下，时有鲜血，右尺脉时微洪也。

熟地黄　白芍药各三分　川芎　丁香各四分　阿胶六分　生艾叶一钱当归一钱二分

上川芎为细末，当归酒洗，锉熟地黄、丁香为细末，艾亦锉，都为一服。水五大盏，先煎五味作一盏零二分，去粗，入胶，再上火煎至一大盏，稍热空心服之。

当归芍药汤　治妇人经脉漏下不止，其色鲜红，时值七月处暑之间，先因劳役，脾胃虚弱，气短气逆，自汗不止，身热闷乱，恶见饮食，非惟不入，亦不思食，沉懒困倦，四肢无力，大便时泄，后复因心气不足，经血再下不止，惟觉气下脱，其元气逆上全无，惟觉心腹中气下行，气短少不能言，是无力以言，非懒语也，此药主之。

柴胡二分　甘草炙　生地黄各三分　橘皮不去白　熟地黄各五分　黄芪一钱五分　苍术泔浸，去皮　当归身　白芍药　白术各二钱上十味㕮咀如麻豆大，分作二服，水二盏半，煎至一盏，去粗，稍热空心服之。

（《东垣医集》）

朱丹溪

治 崩 心 法

朱丹溪（1281~1358），名震亨，字彦修，元代医家

血崩，东垣有治法，但不言热，其主在寒，学者宜寻思之。急则治其标，用白芷汤调百草霜末，甚者用棕榈灰，后用四物汤加干姜调理。因劳者，用参芪带升补药。因寒者，用干姜。因热者，黄芩。崩过多者，先用五灵脂末一服，当分寒热，盖五灵脂能行能止。紫色成块者热，以四物汤加黄连之类。妇人血崩，用香附白芷丸服。气虚血虚者，皆以四物汤加参、芪。漏下乃热而虚，四物加黄连。崩中白带，用椒目末，又用白芷石灰炒去灰为末，茜草少许，粥丸服。经血逆行，或血腥，或吐血，或唾血，用韭菜汁服效。夫妇人崩中者，由脏腑损伤冲任二脉，血气俱虚故也。二脉为经脉之海，血气之行，外循经络，内荣脏腑，若气血调适，经下依时，若劳动过极，脏腑俱伤，冲任之气虚，不能约制其经血，故忽然而下，谓之崩中暴下。治宜当大补气血之药，举养脾胃，微加镇坠心火之药，治其心，补阴泻阳，经自止矣。

（《丹溪心法·崩漏八十九》）

龚廷贤

崩 漏 保 元

龚廷贤（1538~1635），字子才，号云林，明代医家

脉：妇人漏血下赤白，日下数升，脉急疾者死，迟者生。又曰：脉小虚滑者生，大紧实数者死。又云：尺寸脉虚者漏血，漏血脉浮，不可治也。

夫妇人崩中漏下者，由劳伤血气，冲任之脉虚损故也。冲脉、任脉为经脉之海，皆起于胞内。而手太阳小肠之经也，手少阴心之经也，此二经上为乳汁，下为月水。妇人经脉调适则月水依时。若劳伤冲任，气虚不能制其经脉，血非时而下，淋漓而不断，谓之漏下也，致五脏伤损。五脏之色随脏不同，若五脏皆虚损者，则其色随血下。诊其脉，寸口弦而大，弦则为藏，大则为芤，藏则为寒，芤则为虚，虚寒相搏，其脉为牢，妇人即半产而漏下。又云：尺脉急而弦大，风邪入少阴之经，女子漏白下赤。又，漏下赤白不止，脉小虚滑者生，脉大紧实数者死也。又，漏血下赤白，日下血数斗，脉急疾者死，迟者生也。又云：尺寸脉虚者漏血，漏血脉浮不可治也。若经候过多，其色瘀黑，甚者崩下，吸吸少气，脐腹冷极则汗出如雨，尺脉微小，由冲任虚衰，为风冷客乘胞中，气不能固，可灸关元百壮在脐下当中三寸。

一论女人漏下恶血，月事不调，或暴崩不止，多下水浆之物，皆

因饮食不节，劳倦所伤，或素有心气不足，致令心火乘脾，必怠惰嗜卧，困倦乏力，气短气急。脾主滋荣周身者也。脾胃虚而心包乘之，故漏下月水不调也。况脾胃为血气阴阳之根蒂也，当除湿去热，抑风气上伸，以胜其湿。又云：火郁则发之。

升阳除湿汤

当归酒洗，五分　黄芪一钱半　苍术米泔浸，一钱半　柴胡一钱半　升麻一钱　藁本一钱　防风一钱　羌活一钱半　独活五分　蔓荆子七分　甘草炙，一钱

上锉，作一剂，水煎，空心温服。少时以早饭压之，可一服而愈。又，灸足太阴脾经血海穴二七壮。此药乃从权之法，因风胜湿，为胃气下陷而气迫于下，以收其血之暴崩也。住后必须服黄芪、人参、当归、炙甘草之类数服以补之。

一治妇人崩漏多，因气所使而下者。

黄芪蜜炒，五分　人参五分　白术去芦，一钱　当归身酒洗，一钱　川芎五分　白芍酒炒，一钱　熟地黄一钱　香附炒黑，一钱　蒲黄炒，五分　地榆五分　升麻三分

上锉一剂，水煎，空心服。

一治妇人经水过多不止者。

樗根皮七钱半　白芍炒，一两　黄芩炒，一两　龟甲炙，一两　黄柏炒，三钱　香附子童便浸一宿，二钱半

上为末，酒糊为丸，如梧子大，每服五十丸，空心温酒、白汤任下。

一治妇人血崩，气血两虚而兼热者。

当归酒洗，一钱　川芎七分　人参一钱　黄芪盐炒，一钱　防风八分　荆芥一钱　白芍酒炒，八分　真阿胶炒成珠，一钱　艾叶醋炒，一钱　蒲黄炒，一钱　黄连酒炒，一钱半　黄芩酒炒，二钱　白术去芦，土炒　生地黄

姜汁炒，一钱半　地榆一钱　山栀子炒黑，一钱　甘草生，三分

上锉一剂，水煎，空心温服，或姜、枣煎服。

一治妇人血崩，或作肚腹刺痛者。

蒲黄炒　五灵脂　官桂　雄黄　甘草各一钱

上为细末，每服一钱，姜汤调下。

一治血崩，恶露去多，心神恍惚，战栗虚晕者。

复元养荣汤

远志肉五分　人参一钱半　酸枣仁炒，一钱　黄芪蜜炒，一钱　荆芥八分　白芍酒炒，一钱　当归头一钱　地榆一钱　白术去芦，一钱　甘草三分

上锉，枣一枚，水煎温服。如虚极发晕，不省人事，口噤，急以醋㗱其面。又将铁锤烧通红，浸入醋碗内，沸起醋气，熏本妇鼻边，此产后通用法也。

一治妇人经候凝结，黑血成块，左胁有血瘕，水泄不止，食有时不化，后血块暴下，并水泄俱作，是前后二阴有形血脱竭于下。既久，经候犹不调，水泄日三四行，食罢烦心，饮食减少，人形瘦弱，血脱益气，古圣人之法也，先补胃气，以助生发之气。故曰：阳生阴长，诸甘药为之先务也。

甘能生血，阳生阴长之理，人身谷气为宝，故先理胃气为要。

益胃升阳汤

黄芪蜜炒，一钱半　人参一钱二分　甘草炙，一钱　陈皮一钱　白术去芦，二钱　当归一钱　柴胡五分　升麻五分　神曲炒，一钱　生黄芩二分

上锉一剂，水煎服。腹痛加白芍三分、肉桂少许。如口干作渴，加葛根五分。

一异人传授秘方，治血崩如神。

金凤膏

白毛乌肉雄鸡一只，吊死，水泡去毛，去肠杂不用，将金樱子之

根洗净切片，装入肚内，酒煮令熟，去药，将鸡酒任意食之。

一治血崩试效方（云莱弟传）。

怀生地黄用砂仁、陈皮煎水蒸黑，六分　牡丹皮六分　石枣酒蒸，去核，六分　怀山药五分　条芩酒炒，八分　蒲黄炒，六分　阿胶炒，八分　香附醋炒，六分　白芍酒炒，八分　白术去芦，炒，六分　黄连姜汁，炒，八分　陈皮五分　甘草一分

上合一剂，生姜三片，枣一枚，不拘时服。

一治妇人五十以上，经脉暴行。《内经》曰：火行主速。不可以冷病治之。如下峻药即死，只可用黄连解毒汤，以清其上，加棕灰、莲壳灰以渗其下，然后用四物汤凉血和经可也。

一方治血崩，用槐花一两，百草霜半两为末，每服二钱，烧红秤锤淬酒下。

一方治风热血崩，荆芥穗灯火烧焦为末，每服三钱，童便调下。

一方治血虚内热，血不归元而崩，桂心烧存性为末，每服一二钱，米饮调下。

一方治血崩，枯矾为末，面糊为丸，指顶大，每一丸，好酒下。

一方治血崩，棕烧灰一撮，好酒调，空心，一服立止。

一方治血崩，用益智仁为末，每服二钱，以烧红秤锤淬黄酒调服。

一方治血崩，用精肉四两、百草霜二两，筛过，蘸吃即止。

一方用干驴粪为粗末，入坛内烧烟，令崩妇坐其上，烟熏，久久自止。

一方用腥腥草，锉一剂，水煎服，立止。

一方用鸡子一个，去黄，入银珠三钱，搅匀，烧存性，温酒下。

一方蚕沙拣净为末，每服三钱，空心温酒调服。

一方五灵脂炒尽烟为末，每服一钱，温酒调下。一方半生半炒。

一方香附米炒黑为末，每服三钱，空心，热酒调服，米饮亦可。

一妇人崩漏，面色黄，或赤，时觉腰间脐下痛，四肢困倦，烦热，其经行先发寒热，两胁如束，此脾胃亏损，元气下陷，与相火湿热下注所致，以益气汤加防风、白芍、黄柏（炒），兼服归脾汤而愈。

一女子漏下恶血，月经不调，或暴崩不止，多下水浆之物，或白带脱漏不止，皆因饮食不节，劳倦所伤，或素有心气不足，致令心火乘脾，必怠惰嗜卧，困倦乏力，气短气急。脾主滋荣周身者也，脾胃虚而心包乘之，故漏下月水不调也。况脾胃为血气阴阳之根蒂也，当除湿去热，抑风气上伸，以胜其湿。又云：火郁则发之，以益气汤去参、术、陈皮，加苍术、藁本、防风、羌活、蔓荆子。

一妇人经行太过，血气虚耗，胃气不足，故经水妄来，可以十全大补汤去桂、芪，加香附。

一妇人患崩，过服寒凉之剂，其症益甚，更加肚腹痞闷，饮食不入，发热烦躁，脉洪大而虚，此脾经气血虚而发燥也。急用八珍汤加炮姜以温补之，缓则不救。不信，乃服止血降火之剂，虚症蜂起，始信予言，缓不及治矣。

（《寿世保元》）

傅　山

辨析血崩，固本有方

傅山（1607~1684），字青主，又字青竹，清代医家

　　妇人有一时血崩，两目黑暗，昏晕在地，不省人事者，人莫不谓火盛动血也。然此火非实火也，乃虚火耳。世人一见血崩，往往用止涩之品，虽亦能取效于一时，而虚火不用补阴之药，则易于冲击，恐随止而随发，以致经年累月不能痊愈者有之。是止崩之药，不可独用，必须于补阴之中而行其止崩之法。方用固本止崩汤。

　　熟地一两　白术一两　黄芪三钱　当归五钱　黑姜二钱　人参三钱

　　水煎服，一剂而崩止，十剂不再发。倘畏药味之重而减半，则力薄而不能止矣。方中妙在全不去止血，而惟去补血，又不止补血，而更去补气，非惟补气，而更去补火，何也？盖血崩而至于黑暗昏晕，则血已尽去，仅存一线之气，以为护持，若不急补其气以生血，而先补其血而遗气，则有形之血恐不能遽生，而无形之气必且至尽散，此所以不先补血而先补气也。然单补气则血又不易生，补血而不补火，则血又必凝滞，而不能随气而速生也。况黑姜引血归经，是补中而又有收敛之妙，此所以同补气、补血药而并用之耳。

年老血崩

妇人有年老而血崩者，其症亦与前血崩昏暗者同，人以为老妇之虚耳，谁知是不慎房帏之故乎？妇人至五十岁之外，天癸匮乏，原宜闭关守寨，不宜出阵战争，苟或适兴，不过草草了事，尚不至肾火大动。倘兴酣浪战，亦如少年之好合，鲜不血室大开，崩决而坠矣。方用加减当归补血汤。

当归一两　黄芪一两　三七末三钱　桑叶十四片

水煎服，二剂而血少止，四剂不再发。然必须断欲始除根，若再犯色欲，未有不重病者也。夫补血汤乃气血两补之神剂，三七根乃止血之圣药，加入桑叶者，所以滋之阴又有收敛之妙耳。但老妇阴精既亏，用此方以止其暂时之漏，实有奇功，而不可责其永远之绩者，以补精之味尚少也。服此方四剂后，再增入白术五钱，熟地一两，山药四钱，麦冬一钱，北五味一钱，服百剂，则崩漏之根可尽除矣。

少妇血崩

有少妇甫娠三月，即便血崩，而胎亦随堕，人以为挫闪受伤而至血崩也，谁知是行房不慎之过哉？夫少妇行房，亦事之常耳，何便血崩？盖因其元气衰弱，事难两顾，一经行房泄精，则妊娠无所依养，遂至崩而且堕。凡妇人之气衰，则不耐久战，若贪欢久战，则必溃精太甚，气每不能摄夫血矣。况气弱而又妊娠，再加以久战，内外之气皆动，而血又何能固哉？其崩而堕也，亦无怪其然也。治之法，自当以补气为主，而少佐以补血之品，斯为得之。方用固气汤。

人参一两　白术五钱　熟地五钱　当归三钱　茯苓二钱　甘草一钱
杜仲三钱　山茱萸二钱　远志一钱　五味子十粒

水煎服，一剂而血止，连服十剂而痊愈。此方固气而兼补血，已去之血可以速生，而将脱之血可以尽摄。凡因气虚而崩漏者，此方最可通治，非仅治小产之血崩也。其最妙者，兹方尤妙不去止血，而止血之味含于补气之中也，所以可通治耳。

交 感 出 血

妇人有一交感，则流血不止者，虽不至于血崩之甚，而终年累月不得愈，未免血气两伤，久则恐有血枯经闭之忧矣。此等之病，成于经水正来之时，贪欢交合，精冲血管也。夫精冲血管，不过一时之伤，精出宜愈，何以久而流红血也？不知血管最娇嫩，断不可以精伤。凡妇人受孕，必于血管已净之时，方保无虞。倘经水正旺，彼欲涌出而精射之，则欲出之血，反退而缩入，既不能受精而成胎，势必至集精而化血。交感之际，淫气触动其旧日之精，则两相感召，旧精欲出，而血亦随之而出矣。治之法，须通其胞胎之气，引旧日之集精外出，而益之补气补精之药，则血管之伤，可以补全矣。方用引精止血汤。

人参五钱　白术一两　茯苓三钱　熟地一两　山茱萸五钱　黑姜一钱黄柏五分　黑荆芥三钱　车前子三钱

水煎服，连服四剂愈，十剂不再发。此方用参、术以补气，用地、萸以补精，精气既旺，则血管流通；加入茯苓、车前子以利水与窍，水利则血管亦利；又加黄柏为引，直入血管之中，而引邪精出于血管之外；芥穗引败血出于血管之内；黑姜以止其血管之口。一方之中，实用调停曲折之妙，故能祛旧病而去除沉疴也。然服此药必须慎房帏三月，则破者始不至重伤，而补者始不至重再损，否则不过取目前之效耳。其慎之哉！宜寡欲。

郁 结 血 崩

妇人有怀抱甚郁，口干舌渴，呕吐吞酸，而血下崩者人皆以火治之，时而效，时而不效，其故何也？是不识为肝气之郁结也耳。夫肝主藏血，气结而宜血亦结矣，何以反至崩漏？盖肝之性急，气结则其急更甚，更急则血不能藏，故崩不免也。治之法，宜以开郁为主，若徒开其郁，而不知平肝，则肝气大开，肝火更炽，而血亦不能止矣。方用平肝开郁止血汤。

白芍一两　白术一两　当归一两　丹皮三钱　三七末三钱　生地三钱
甘草二钱　黑荆芥二钱　柴胡一钱

水煎服，一剂而呕吐止，二剂而干渴除，四剂而血崩愈。方中妙在白芍之平肝，柴胡之开郁；白术利腰脐，则血无积住之虑；荆芥通经络，则血有归还之乐；丹皮又清骨髓之热，生地复清脏腑之炎；当归、三七于补血之中，以行其止血之法，自然郁结散而血崩止矣。

闪 跌 血 崩

妇人有升高堕落，或闪挫受伤，以至恶血下流，有如血崩之状者，若以崩治，非徒无益而又害之也。盖此症之状，必手按之而疼痛，久之则面色萎黄，形容枯槁，乃是瘀血作祟，并非血崩可比。倘不知解其瘀痛而用补涩之品，则瘀血内攻，疼无止时，反致新血不得生，旧血无由化，死不能悟，岂不可伤哉！治之法，须行血以去瘀，活血以止疼，则血自止而愈矣。方用逐瘀止血汤。

大黄三钱　生地一两　当归尾五钱　赤芍三钱　丹皮一钱　枳壳五分
龟甲三钱　桃仁研，十粒

水煎服，一剂而疼轻，二剂而疼止，三剂而血亦全止，不必再服矣。此方之妙，妙于活血之中，而佐以下滞之品，故逐瘀如扫，而止血如神。或疑跌闪升堕，是由外而伤内，虽不比内伤之重，而然即已血崩，则内之所伤，亦不为轻，何以只治其瘀，而不顾气也？殊不知跌闪升坠，非由内伤而致，以及外伤者可比。盖本实不拔，去其标病可耳，故曰急则治其标。

血海太热血崩

妇人有每行人道，经水即来，一如血崩，人以为胞胎有伤，触之以动其血也，谁知是子宫血海因太热而不固乎？

夫子宫即在胞胎之下，而血海又在胞胎之上也。血海者，冲脉也。冲脉太寒而血即亏，冲脉太热而血即沸，血崩之为病，正冲脉之太热也。然即由冲脉之热，则应常崩而无止时，何以行人道而始来，果脾与肝木之无恙耶？

夫脾健则能摄血，肝平则能藏血。人未入房之时，则君相二火寂然不动，虽冲脉独热，而血亦不至外驰也。及有人道之感，则子宫大开，君相火动，以热招热，同气相求，翕然齐动，以鼓其精房，血海泛滥，有不能止遏之势，肝欲藏之血而不能，脾欲摄之血而不得，故经水随交感而至，若有声应之捷，是惟火之病也。治之法，必须滋阴降火，以清血海而和子宫，则终身之病，可半载而除矣。然必绝欲三月而后可。方用清海丸。

熟地一斤　山萸十两　山药十两　丹皮十两　麦冬十两　五味二两　白术一斤　白芍一斤　龙骨二两　地骨皮二两　桑叶一斤　元参一斤　沙参十两　石斛十两

上十四味，各为细末，合一处，炼蜜丸桐子大，早晚每服五钱，白滚水送下，半载痊愈。此方补阴而无浮动之虑，缩血而无寒凉之苦，日计不足，月计有余，潜移默夺，子宫清凉，而血海自固也。倘不揣其本而齐其末，徒以发灰、白矾、黄连炭、五倍子等药末，以外治其幽隐之处，山恐愈涩而愈流，而终必至于败亡也。可不慎与！

（何高民《傅青主女科校释》）

叶天士

崩漏案绎

叶天士（1667~1746），名桂，号香岩，清代医家

叶氏治疗崩漏，推崇暴崩暴漏宜温宜补，久漏久崩宜清宜通，暴崩当温涩，久漏宜宣通，这是他的基本大纲。宣通以胶艾汤加山楂、泽兰或苏梗桃仁方等；温涩以乌贼骨丸或温摄奇经法。

叶氏在案中，对奇经理论的论述甚多，而且比较系统。他在《临证指南医案》中说：思经水必诸路之血，贮于血海而下，其不致崩决淋漓者，任脉为之担任，带脉为之约束，刚维跷脉为之拥护，督脉以总督其统摄。今者但以冲脉之动而血下，诸脉皆失其司，症固是虚，日饵补阳不应，未达奇经之理耳。他指出"芪、术皆守，不能入奇经"，应以"鹿性阳入督脉；龟体阴走任脉；阿胶得济水沉伏，味咸色黑，息肝风，养肾水；柏子芳香滑润，养血理燥；牡蛎去湿消肿，咸固下……锁阳固下焦之阳气，乃治八脉之大意"。又说："夫奇经，肝肾主司为多，而冲脉隶于阳明，阳明久虚，脉不固摄，有开无阖矣，医但以涩剂图旦夕苟安，未及按经论病，宜毫无一致。"从叶氏的论述中，可以看出任督两脉为肝肾所主，冲脉为阳明所主，因而奇经为脏腑所主，脏腑中尤以肝肾、阳明为要。肝肾、阳明久虚则累及奇经，此时如仍用芪、术、桂、附、地、味之类，皆非奇经治法，宜用甘辛润补，如鹿角、龟甲、阿胶、枸杞、菟丝、补骨

脂、沙苑、人参、莲肉、紫石英、乌贼骨、牡蛎之品，才能中病。《叶氏女科证治》对崩漏提出塞流、清源、端本三步的具体方药，很为实用。

辨 治 规 律

一、肝脾不和

1. 肝脾郁损

症见血崩，治宜疏肝健脾，用人参逍遥散去柴、术、草，加桑螵蛸、杜仲（人参、当归、白芍、茯苓、薄荷、桑螵蛸、杜仲、生姜）。

2. 肝风胃虚

症见经漏不止，久风泄泻，治宜和胃息风固涩，用人参乌梅方（人参、茯苓、木瓜、乌梅、赤石脂、禹余粮）。

3. 肝不藏血

症见小产后，血下暴崩，汗淋昏冒，寐则梦与人争斗，治宜补血敛摄，用人参龙齿方（人参、龙齿、归身、枸杞、炙草、茯神、枣仁、五味）。

二、中焦虚弱

1. 脾气不摄

症见积劳已伤，崩漏，形神顿减，治宜血脱益气法，用补中益气汤（黄芪、人参、白术、柴胡、升麻、归身、陈皮、炙草）。症见经漏如崩，继以白带绵绵，大便久溏或便干不爽，夜热多汗，四肢皆冷，气短乏力，饮食日减，治宜补益中气，用人参黄芪方（人参、黄芪、苦参、茯神、牡蛎、小麦）。

2. 中阳不足

症见暴崩欲脱、大便溏泻，或暴冷阳微后崩，治宜血脱益气法，用理中汤（人参、白术、干姜、甘草），或附子理中汤（人参、白术、附子、干姜、甘草）。

三、脾肾两虚

症见崩漏，带下，周身牵掣，右肢渐不能举，治宜脾肾双补，用黄芪沙苑方（人参、黄芪、炙草、沙苑、枸杞、归身），或用乌贼骨丸加味（乌贼骨、茜草、鲍鱼、菟丝子、石莲肉）后接服乌贼骨丸。

四、奇脉阴虚

1. 阴虚阳亢

症见经漏不断，夜寐甚少，汗泄，外冷内热，唇燥裂，消渴，心悸，治宜咸苦，佐以微辛，使入阴和阳，用阿胶黄连方（阿胶、牡蛎、川楝子、小川连、川芎、当归），或用胶艾汤加减（生地炭、阿胶、白芍、湖莲、椿根皮、茯神、艾叶炭），或用熟地牡蛎方（熟地、牡蛎、秦皮、椿根皮、艾叶、阿胶、黄柏、白芍、茯苓、羊肉胶丸），或用丹溪补阴丸加减（阿胶、茯苓、黄肉、鳖甲、女贞、旱莲、天冬、知母、黄柏），或用阿胶黄芩方（人参、阿胶、白芍、生地、旱莲、女贞、寄生、秋石、黄芩、胡麻），或用龟甲阿胶方（龟甲、阿胶、柏子仁、天冬、女贞、旱莲、人参）。

2. 阴虚液耗

症见经漏，心摇动，腹中热，腰膝骱骨皆热，治宜凉肝宁血，固补冲任，用生地阿胶方（人参、生地、阿胶、白芍、茯苓、河车胶、石莲肉、山药，蜜丸），或以人乳粉易河车胶，加天冬、枣仁、知母、柏子仁等，蜜丸。精血损伤，症见崩漏不止，五心烦热，天明微汗热缓，用人参阿胶方（人参、建莲、女贞、茯神、糯稻根须、阿胶、炙草、白芍、萸肉）。如症见暴崩、黄白淋漏自下、寒热时作、汗出乃止、寐必身麻如虫行、四肢骨节皆痛，延为瘵疾，治用乌贼骨阿胶方（乌贼骨、阿胶、生地、白芍、茜草、小麦）。如经漏崩后，寒热汗出、消渴脉数，用甘麦大枣汤加味（当归、白芍、淮小麦、炙草、南枣、茯神）。

症见血海不按期而经下，治宜辛酸甘缓，两和肝之阴阳，而苦降走泄，不但妨胃，且助劫耗，用白芍甘草汤加味（炙甘草、枸杞、柏子仁、白芍、桂圆肉、茯苓）。

3. 阴虚血瘀

症见产育频多，中年暴下紫黑血如猪肝，下后黄水绵绵不断，治宜清宜通，用生地泽兰方（柏子仁、生地、青蒿、黄芩、泽兰、椿根皮），接服斑龙丸。如症见崩淋已久，少腹结瘕，液涸气坠，治宜辛甘温润之补，冀得宜通，用苁蓉郁李仁方（苁蓉、枸杞、柏子仁、郁李仁、冬葵子、归身）。如奇脉不能固摄，症见经漏百日，脉左沉微而缓、右部虚浮，食减味少，先用局方震灵丹直达冲任以固之，继用人参汤续其生气（如用人参、茯苓、乌贼骨、鲍鱼、茜草，煎冲震灵丹）。

五、奇脉阳虚

1. 奇脉阳虚

症见崩淋不止，形瘦肤干畏冷，腰脊酸软，筋掣痛不能行，治宜益气以培生阳，温摄以固下真，用人参紫石英方（人参、鹿角霜、归身、蕲艾炭、茯神、炮姜、紫石英、桂心），或用苁蓉紫石英方（苁蓉、枸杞、柏子仁、茯神、川断、紫石英、羊内肾、青盐），或用熟地紫石英方（熟地、河车胶、当归、白芍、人参、茯苓、于术、炙草、蕲艾炭、香附、小茴、紫石英），或用龟甲鹿角方（龟甲、鹿角霜、阿胶、柏子仁、生牡蛎、锁阳、人参）。如冲任虚寒，症见室女下焦先冷，经事淋漓，血色凝紫，腹中仍痛，得按痛减，治宜温摄升阳，用二鹿方（鹿茸、鹿角霜、紫石英、人参、归身、枸杞、沙苑、小茴、蛇床子）。如奇脉为病，症见老年淋漓带下，大便日见枯涩，少腹膜胀，用炒枯肾气汤（附子、肉桂、熟地、萸肉、山药、泽泻、茯苓、丹皮、炒枯煎）。

2. 阳虚夹实

症见停经三月，下漏成块，少腹膨痛，治宜通和奇脉，在和血脉之中佐通阴中之阳，用鹿角霜桂枝方（鹿角霜、杜仲、桂枝、沙苑、当归、茯苓、红枣）。

六、气滞血瘀

症见经漏色暗，瘀腐成块，病中动怒，遂胸膈胀闷且痛，瘀下稍宽，治宜理滞祛瘀，用苏梗桃仁方（苏梗、山楂、桃仁、香附、麦芽、元胡）。

七、亡阳欲脱

症见暴崩欲脱，大便溏泻，咽汤停脘，频欲吐尽，治宜血脱益气，用理中汤加味（人参、於术、炮姜炭、茯苓、炙甘草）。症见温邪内迫，经水不应期至，淋漓不断，二便不通，唇舌俱白，不喜冷饮，神呆恍惚，言语支离，脉细小欲绝，治宜固脱，用参附汤合桂枝去芍加龙牡救逆汤（人参、龙骨、制附子、炙草、桂枝、牡蛎、蜀漆、南枣）。

方案选析

一、黄芪沙苑方

组成：人参、生黄芪、炙草、沙苑、枸杞、归身（炒）。

主治：肝脾两虚，月经淋漓，周身牵掣，右肢渐不能举。

方义：方中以人参、黄芪、炙草补益脾气，沙苑、枸杞、归身补养肝肾。全方有补脾益肝之效，对肝脾两虚诸证有效。

引证，张，五旬天癸当止，而经淋周身牵掣，右肢渐不能举，不但冲任督带损伤，阳明胃脉衰微少气，乃最难向安之病。

人参　生黄芪　炙草　沙苑炒　杞子炒　归身炒（《临证指南医案·崩漏》）

二、阿胶黄连方

组成：阿胶 6g，牡蛎 10g，川楝子 3g，小川连 1g，川芎 0.6g，当归 3g。

主治：阴虚阳亢，月经量多，心悸吐沫。

方义：方中以阿胶、当归养阴血，川楝子、川连清热，牡蛎潜阳，川芎和血。叶氏用意，以阿胶、牡蛎、川连等咸苦为主，佐以川芎微辛，使入阴和阳。全方有养阴清热固摄之功，对阴虚血热的崩漏甚效。笔者在临床上常用本方去川芎加白芍治疗，效果良好。

三、生地泽兰方

组成：柏子仁、生地、青蒿、黄芩、泽兰、椿根皮。

主治：阴虚血滞，暴崩下紫黑血成块，崩后黄水不断。

方义：方中以生地、柏子仁养阴宁心，青蒿、黄芩清热，泽兰祛瘀，椿根皮固带。全方以养阴清热为主，兼予祛瘀而不伤正气，为叶氏治崩漏阴虚血瘀而设之方。

引证，文，产育频多，冲任脉虚，天癸当止之年，有紫黑血如豚肝，暴下之后，黄水绵绵不断，三年来所服归脾益气，但调脾胃补虚，未尝齿及奇经为病。论女科冲脉即是血海，今紫黑成块，几月一下，必积贮之血，久而瘀浊，有不得不下之理，此属奇经络病，与脏腑无与。考古云，久崩久带宜清宜通，仿此为法。

柏子仁　细生地　青蒿根　淡黄芩　泽兰　椿根皮

接服斑龙丸。（《临证指南医案·崩漏》）

四、龟甲阿胶方

组成：龟甲、阿胶、柏子仁、天冬、女贞子、旱莲草、人参（另煎）。

主治：奇脉阴虚风阳动，经漏已久，色脉俱夺，面浮跗肿，纳谷日减，腰髀酸楚如坠。

方义：方中以龟甲、阿胶、女贞子、旱莲草、天冬，入任脉以养阴息风，柏子仁养血润燥，人参益气固本。全方有养阴补摄冲任之功，对阴虚八脉受损的崩漏甚为合拍。

加减：可酌加鹿角霜补督脉，锁阳固下焦阳气，牡蛎固摄兼去湿。

引证，某，经漏三年，诊色脉俱夺，面浮跗肿，肌乏华色，纳谷日减，便坚不爽，自脊膂腰髀酸楚如坠。入夏以来，形神日羸。思经水必诸路之血，贮于血海而下，其不致崩决淋漓者，任脉为之担任，带脉为之约束，刚维跷脉为之拥护，督脉以总督其统摄。今者但以冲脉之动而血下，诸脉皆失其司，症固是虚，日饵补阳不应，未达奇经之理耳。考《内经》于胸胁支满妨食，时时前后血，特制乌贼丸，咸味就下，通以济涩，更以秽浊气味为之导引，同气相需，后贤谓暴崩暴漏，宜温宜补，久漏久崩，宜清宜通，正与圣经相符。况乎芪、术皆守，不能入奇脉，无病用之，诚是好药，借以调病，焉克有济！夏之月，大气正在泄越，脾胃主令，岁气天和，保之最要。议以早进通阴以理奇经，午余天热气泄，必加烦倦，随用清暑益气之剂，顺天之气，以扶生生，安稳百日，秋半收肃令行，可望其藏聚气交，而奇络渐固，此久损难复，非幸试速功矣。早上汤药议以通阴潜阳方法，早服。

龟甲心秋石水浸　鹿角霜　真阿胶　柏子霜　生牡蛎　锁阳

另煎清人参汤，入清药，煎取五十沸。（《临证指南医案·崩漏》）

五、龟甲鹿角方

组成：龟甲心、鹿角霜、阿胶、柏子霜、生牡蛎、锁阳、人参（另煎）。

主治：肝肾奇脉虚损，经漏，色夺，面浮跗肿，纳谷日减，便坚不爽，脊脊腰髀酸楚如坠。

方义：叶氏案中自注，鹿性阳，入督脉；龟体阴，走任脉；阿胶得济水沉伏，味咸色黑，息肝风，养肾水；柏子芳香滑润，养血理燥；牡蛎去湿消肿，咸固下，仲景云，人腰以下肿者，牡蛎泽泻汤；锁阳固下焦之阳气。乃治八脉之大意。本方从肝肾着手，补养任督两脉为主，对肝肾阴阳两虚的崩漏有效。

六、熟地紫石英方

组成：熟地（砂仁制）、河车胶、当归、白芍、人参、茯苓、於术、蕲艾炭、香附、小茴、紫石英。

主治：奇脉虚寒，经漏淋漓，腰脊痿弱。

方义：方中以人参、於术、茯苓补脾气，熟地、当归、白芍、河车养血，紫石英、小茴、蕲艾炭温摄奇脉，香附理气。全方在大补气血的基础上，再加温摄奇脉之品，从脾、肾、肝三脏着手，为补摄奇经的良方。

加减：畏冷，加鹿角霜、炮姜、肉桂。

引证，罗，病属下焦，肝肾内损，延及冲任奇脉，遂至经漏淋漓，腰脊痿弱，脉络交空，有终身不得孕育之事。

制熟地砂仁制　河车胶　当归　白芍　人参　茯苓　于术　炙草　蕲艾炭　香附　小茴　紫石英（《临证指南医案·崩漏》）

七、苏梗桃仁方

组成：老苏梗、山楂、桃仁、香附、麦芽、元胡。

主治：气滞血瘀，崩漏下血，色暗瘀腐成块，胸膈胀痛，瘀下后稍宽。

方义：方中以苏梗、香附、麦芽理气解郁，山楂、桃仁、元胡祛瘀止痛。全方有理气祛瘀之功，对血瘀崩漏可以去瘀生新止漏。

引证，经漏四十余日，色暗瘀腐成块，病中动怒，遂胸膈胀闷且痛，瘀下稍宽。医治漏血，投地、芍、归、胶，下焦先未治得其益，上焦先受其滞，宗经义先理其上。

老苏梗　南山楂　桃仁　香附汁　麦芽　延胡

（陈克正主编《叶天士诊治大全》）

沈金鳌

崩漏证治玉尺

沈金鳌（1717~1776），字芊绿，清代医家

大凡女子自天癸既通而后，气血调和，则经水如期，不先不后，自无崩漏之患。若劳动过极，以致脏腑亏伤，而冲任二脉亦虚，不能约束其经血，使之如期而下，故或积久，或不须积久，忽然暴下，若山之崩，如器之漏，故曰崩漏。究其原则有六大端，一由火热，二由虚寒，三由劳伤，四由气陷，五由血瘀，六由虚弱。何以见火热之所由也？或脾胃伤损，下陷于肾，与相火相合，湿热下迫，血色紫黑，臭如烂肉，中夹白带，则寒作于中，脉必弦细，中夹赤带，则全由热作，脉必洪数，其证兼腰脐下痛，两胁急缩，心烦闷，心下急，不眠，欲崩先发寒热，平时临行经亦发寒热，此必大补脾胃而升降气血，宜补中益气汤与凉血地黄汤相合加减用；或心气不足，心火大炽，旺于血脉之中，又脾胃失调而心火乘之，肌肉颜色如常，此为心病，经水不时下，亦暴下不止，治必大补气血脾胃，少加镇坠心火，以治其心，补阴泻阳，而崩自止矣，宜六味丸加黄连、麦冬；或肝经有热，血得热而下行，宜四物汤加柴胡、山栀、苍术；或风热郁于肝经，血得风而妄行，宜加味逍遥散；或怒动肝火，肝家血热而沸腾，宜小柴胡汤加山栀、丹皮、龙胆；或脾经郁热，血为热迫而不归经，宜归脾汤加柴胡、山栀、丹皮；或悲哀太过，损伤胞络，令血下

注，宜四君子汤加柴胡、丹皮、山栀；或血为热伤，脉象虚洪，所以皆紫黑色，宜河间生地黄散；或血室有热，崩下不止，服温药不效，宜金华散；或天暑地热，阳来乘阴，经血沸溢，宜简易黄芩汤。以上皆火热所统之病也。何以见虚寒之所由也？或心气不足，又劳役饮食不节，其脉两尺弦紧而洪，按之无力，其证脐下如冰，求厚衣被以御寒，白带白滑之物虽多，间下如屋漏水，下时有鲜血不多，右尺脉时微洪，屋漏水多，暴下者，是急弦脉为寒多，而洪脉时见乃热少，合而言之，急弦者北方寒水多也，洪脉时出者命门包络之火也，黑物多，赤物少，合成屋漏水之状，宜丁香胶艾汤（此条脉证与方本东垣）；或经候过多，其色瘀黑，甚者崩下，呼吸少气，脐腹冷极，则汗出如雨，尺脉微小，由冲任虚衰，为风冷客乘胞中，气不能固，宜鹿茸丸；或气血劳伤，冲任脉虚，如经来非时，忽然崩下，或如豆汁，或成血片，或五色相杂，或赤白相兼，脐腹冷痛，经久未止，令人黄瘦口干，饮食减少，四肢无力，虚烦惊悸，宜伏龙肝散；或经血适下，过服寒凉之药等物，因愈崩漏，肚腹痞闷，饮食不入，发热烦躁，脉洪大而虚，由脾经气血虚而发躁，缓治则不救，宜八珍汤加炮姜。以上皆虚寒所统之病也。何以见劳伤之所由也？或因劳役，令脾胃虚弱，气短气逆，自汗不止，身热闷乱，恶见饮食，肢倦便泄，漏下不止，其色鲜明，宜当归芍药汤（此条亦本东垣）；或思虑伤脾，不能摄血，致令妄行，并健忘怔忡，惊悸不寐，且心脾伤痛，怠惰少食，宜归脾汤；或忧思郁结，劳伤心经，不能为血之主，遂令妄行，宜柏子仁汤；或缘卒然大怒，有伤肝脏而血暴下，宜养血平肝散。以上皆劳伤所统之病也。何以见气陷之所由也？或经漏不止，鲜血，项筋急，脑痛，脊骨强痛，不思饮食，宜柴胡调经汤；或露下恶血，月水不调，或暴崩不止，多下水浆之物，皆由饮食不节，或劳伤形体，或素有心气不足，因饮食劳倦，致令心火乘脾，必怠惰嗜卧，四肢不收，困倦乏力，无气以动，气短上气，逆急上冲，其脉缓而弦急，按之洪大，得之脾土受邪也，脾主滋荣周身者也，心主血，血主脉，二者受邪，病皆在脉，脉者血之府也，脉者人之神也，心不主令，包络代之，故曰心之脉主属心系，心系者包络命门之脉也，主月事，皆由脾胃虚而心包乘之，故漏下血水不调也，况脾胃为血气阴阳之根蒂，当除湿去热益气，气上伸以胜其湿，又云火郁则发之，宜调经升阳除湿汤（此条亦本东垣）；或冲任气虚，经脉不调，崩中漏下，宜断下汤。

以上皆气陷所统之病也。何以见血瘀之所由也？或血大至，纯下瘀血成腐，势不可止，甚则头目昏晕，四肢厥冷，腹痛，宜胶艾汤；或血崩不止，昏迷不醒，宜五灵脂散；或瘀积血崩，所下皆成五色，宜香附子散；或瘀积久而血崩，脐腹疞痛，宜立效散；或室女二七之期，天癸未至而后至，亦有卒然暴下，淋漓不止，有若崩漏者，其失血必多，宜加减四物汤。以上皆血瘀所统之病也。何以见虚弱之所由也？或崩中不止，结作血片，如鸡肝色，碎烂，宜小蓟根汤；或崩血无度，虚损赢瘦，宜鹿茸散；或诸虚不足，久不受孕，骨热形赢，而崩中带下，宜补宫丸；或带下漏血不止，及风寒冷热，劳损冲任，崩中暴下，腰重里急，淋漓不断，宜芎劳汤。以上皆虚弱所统之病也。就此六者而分类推之，以究其原，崩漏之病，宁有遗哉！然其治之亦必有道矣。方氏云：血属阴，静则循经荣内，动则错经妄行。凡人七情过极，则动五志之火，五志之火亢甚，则经血暴下，久而不止，谓之崩中，如风动木摇，火燃水沸之类。治崩次第，初用止血以塞其流，中用清热凉血以澄其源，末用补血以还其旧。若止塞流而不澄源，则滔天之热不可遏；若止澄源而不复旧，则孤子之阳无以立。故本末不遗，前后不紊，方可言治。方氏此论，乃治崩要法。医者深悉乎六者之由，而运之以塞流、澄源、复旧三法，则庶几其得之矣。

（《妇科玉尺》）

萧　壎

崩漏证经纶

萧壎，号慎斋，清代医家

血崩属污血痰涎

1.崩漏属败血脓积

王海藏曰：或因胎产，或因酒色，前后脱血，带漏不已。先由子脏，俱入赤肠，滓液恶秽，前行太过，滓粪燥结，后滞不通，此胎肠俱病，治宜推去败血脓积，益血致新也。心所不生，脾所不裹，肝所不藏，此三焦经绝也。宿虽为病，亦有浅深新久，治亦从轻重之。

2.血崩有瘀属恶血未尽

戴元礼曰：血大至曰崩，或清或浊，或纯下瘀血，势不可止。有崩甚腹痛，人多疑恶血未尽。又见血色瘀黑，愈信恶血之说，不敢止截。大凡血之为患，欲出未出之际，停在腹中，即成瘀血，以瘀为恶，又焉知瘀之不为虚冷乎。瘀而腹痛，血行则痛止。崩而腹痛，血住则痛止。芎归汤加姜、附，止其血而痛自止。

3.血崩属涎郁胸膈

朱丹溪曰：有涎郁胸中，清气不升，故经脉壅遏而降下。非开涩，不足以行气。非气升，则血不能归隧道。此论血泄之义甚明。盖以开胸膈间之浊涩，则清气升，清气升则血归隧道而不崩矣。其证或腹满如孕，或脐腹痔痛，或血结成片，或血出则快，止则闷，或脐上动。治宜开结痰，行滞气，消污血。

慎斋按：以上三条，序血崩之属污血痰涩，实邪为病也。凡病先明虚实寒热，如崩漏证，有虚有实，有寒有热。虚者主于血虚气虚，阴虚阳虚。实者主于污瘀恶血，痰涩郁滞。虚则为寒为冷，实则为火为热。此证之不可不先辨者也。

血崩属血虚气虚阳虚

1. 崩漏属冲任血虚不能约制

《圣济总录》曰：妇人崩漏病，经血淋漓不断是也。冲任之脉，所至有时。若非时而下，犹器之津泄，故名曰漏下，盖由血虚气衰，不能约制，又有瘀血在内，因冷热不调，使血败，其色或赤如豆汁，黄如烂瓜，黑如虾，青如蓝，白如脓，五色随五脏，虚损而漏应焉。

2. 崩下属冲任气虚不能制

朱丹溪曰：崩下，由脏腑伤损，冲任二脉血气俱虚故也。二脉为经脉之海，血气之行，外循经络，内荣脏腑。若劳伤过极，冲任气虚，不能约制经血，故忽然而下，谓之崩中暴下。治当大补气血，升举脾胃之气，微加镇坠心火之药以治心，补阴泻阳，而崩自止。东垣有治法，但不言热，其主在寒，学者宜细思之。

3. 血崩属阳虚不足

赵养葵曰：血崩之疾，当分阴阳而治。气血，人身之阴阳也。阳主升，阴主降。阳根阴，阴根阳。一升一降，循经而行，无崩漏也。

若阳有余，则升者胜，血出上窍。阳不足，则降者胜，血出下窍。总之，血随阳气而升降。阳气者风也，风能上升，然必须东方之温，风始能升，故用助风益气汤。凡气虚不能摄血而崩者，其人必面白，尺脉虚大，食饮无味，久病者有之。

慎斋按：以上三条，序血崩之属血虚气虚、阳虚不足也。血崩本为血病，而有阳气之虚者，血脱气亦脱也。阴阳相维，互为其根。阴血大下，阳不能维固，当以无形之气，生有形之血也。

血崩属火热为病

1. 血崩属热为阳脉有余病

张子和曰：妇人天癸尽，本不当下血，血得热而流散，非寒也。女子血崩，多因大悲哭甚，则肺叶布，心系为之急，血不禁而下崩。《经》曰，阴虚阳搏谓之崩。阴脉不足，阳脉有余，数则内崩，血下流。世有以虚损治之，莫有知其非者，可服大剂黄连解毒汤。

2. 血崩属阳乘于阴为阳邪有余病

许学士曰：崩中多用止血及补血药，不效，以霹雳酒治之。此阳乘于阴，所谓天暑地热，经水沸溢是也。《经》云，阴虚者，尺脉虚浮；阳搏者，寸脉弦急也。是为阴血不足，阳邪有余，故为失血内崩证。用奇效四物，加胶、艾，再入黄芩。医曰，心主血，血得热则行，得寒则止。故漏下属热兼虚者，四物加黄连。凡妇人感热，血脉妄行，病曰热崩，以抑气散倍加生地。

3. 血崩属热不可作寒论

王海藏曰：妇人血崩，来如潮涌，明是热势妄行，岂可作寒论。治宜清补兼升提，不可骤止。

4. 经血暴崩属火热为喜怒惊恐所致

张子和曰：妇人经血，终于七七之数，数外暴下，《经》曰，火主暴速，亦因暴喜暴怒，忧急惊恐所致然也。慎不可作冷病治之，用峻热之药则死。可用黄连解毒汤，以清于上，更用莲房壳灰、棕灰，以渗于下，后用四物加胡索散，凉血和经之药。

5. 血崩属阴虚火逼妄行关心肾二经

马玄台曰：《经》云，阴虚阳搏谓之崩。盖尺脉既虚，虚则血已损，寸脉搏击，虚火愈炽，谓之曰崩，由火逼而妄行也。妇人血崩，是从胞络宫来，血久下行，已为熟径，则本宫血乏，十二经之血皆从此渗漏矣。然胞络下系于肾，上通于心，故此证实关心肾二经，宜有阴虚阳搏之脉也。东垣用十二经引经之药，使血归十二经，然后用黑药止之。若徒用黑药，不先服领血归经药，病亦难愈也。

6. 血崩属真阴虚不能镇守包络相火

张洁古曰：崩者，倏然暴下也；漏者，淋漓不断也。将息失宜，劳役过度，喜怒不常，大伤于肝，肝为血府，伤则不藏血，而为崩中漏下。或悲思忧恐太甚，阳气内动，真阴虚，不能镇守包络相火，故血走而崩，宜养血安神为主。

或因脾胃气虚下陷，肾与相火相合，湿热下迫而致，宜调脾养血为主。或大小新产，遽触房事，皆作崩漏。或经水未绝，欲炽而伤血海，亦致崩漏，皆宜养血镇守为上。

7. 崩漏属脾胃虚火乘心包

李东垣曰：女子漏下恶血，或暴崩不止，多下水浆之物。皆由饮食不节，或劳伤形体，或心气不足，致令心火乘脾，脾土受邪。夫脾土滋荣周身者也，心生血，血主脉，二者受邪，病皆在脉。脉，血之府也。心，脉之神也。心不主令，包络代之。心系者，包络命门之脉也，主月事生孕。因脾胃虚，而心包乘之，故漏下血水不止，当除湿去热，用升阳除湿汤。此药乃从权衡之法，以风药胜湿，为胃气下陷而迫于下，以救其血之暴崩也。若病愈，经血恶物已尽，主病虽除，后必须以黄芪、人参、甘草、当归之类，数服以补之。若经血恶物下之不绝，尤宜救根本，当益脾胃，退心火之亢甚，是治其根蒂也。

8. 崩漏属心火亢甚肝实不纳血

虞天民曰：妇人崩漏不止，先因心火亢甚，于是血脉泛溢，以致肝实而不纳血，出纳之道遂废。《经》曰，子能令母实，是肝肾之相火，挟心火之势，从而相煽，所以月水错经妄行无时而泛溢也。若不早治，渐而崩中，甚则为血枯发热劳极证，不可治矣。

慎斋按：以上八条，序崩漏之属火热为病也。血崩漏下，《内经》《运气》均主于火，然火亦有虚实之分。惟子和、学士、海藏三家，则以阳邪有余立论，故有不可作寒冷治法之说。至洁古、东垣，虽言包络相火，心火乘脾，而曰真阴虚、曰脾胃虚，则又不可纯以火热为治矣。玄台、天民亦从张、李，以发明其未尽。临是证者，毋竟从火治，必兼洁古、东垣之论，为不易也。

血崩属虚寒为病，血崩属寒在下焦

陈良甫曰：妇人冲任二脉，为经脉之海，外循经络，内荣脏腑。若阴阳和平，则经下依时。如劳伤不能约制，忽然暴下，甚则昏闷。若寸脉微迟，为寒在上焦，则吐血衄血，尺脉微迟，为寒在下焦，则崩血便血。法当调补脾胃为主。

1. 崩漏日久化寒主升举论

李东垣曰：圣人治病，必本四时升降浮沉之理。经漏不止，是前阴之气血已下脱。水泻不止，是后阴之气血又下陷。后阴者，主有形之物。前阴者，精气之门户。前后二阴俱下，是病人周身之气，常行秋冬之令，主肃杀收藏。

人身中阳气升浮，谷气上行，则阳生阴长，春夏是也。既病则周身气血皆不生长，谷气不升，前虽属热，下焦久脱，已化为寒，久沉久降，寒湿大胜，当急救之。泻寒以热，除湿以燥，大升大举，以助生长，补养气血，不致偏枯。圣人立治法云，湿气大胜，以所胜助之，用风木上升是也。《经》云，风胜湿。是以所胜平之，当和调胃气而滋元气，如不止，用风药以胜湿，此之谓也。

2. 血崩服寒药变寒用热治法

薛立斋曰：有妇人患崩，过服寒药，脾胃久虚，中病未已，寒病复起，烦渴引饮，粒米不进，昏愦时作，脉洪大，按之微弱。此无根之火，内虚寒而外假热也。十全大补加附子，崩减，日服八味丸，愈。又有久患崩，服四物凉血剂，或作或止，有主降火。如腹痛，手足俱冷，此脾胃虚寒所致，先用附子理中汤，次用济生归脾、补中益气。

慎斋按：以上三条，序血崩之属虚寒为病也。血崩属火热致病者多，崩中日久，则热变为寒，亦有服寒凉过甚，中寒内生者，东垣、立斋之案治，不可不留意也。崩漏有实有虚，有热有寒，寒热虚实之辨明，而治法可以不忒矣。

辨崩漏五色五脏阴阳

1. 崩漏有五色之分

王叔和曰：五崩何等类？师曰：白崩者形如涕，赤崩者形如绛，黄崩者形如烂瓜，青崩者形如蓝色，黑崩者形如衃血。

2. 崩有阴阳以五色分五脏属虚冷所致

齐仲甫曰：受热而色赤者，谓之阳崩。受冷而色白者，谓之阴崩。五脏皆虚，五色随崩俱下。一脏虚，随脏见色而下。其色白如涕，知肺脏之虚冷也。其色青如蓝，知肝脏之虚冷也。其色黄如烂瓜，知脾脏之虚冷也。其色赤如绛，知心脏之虚冷也。其色黑形如肝血，知肾脏之虚冷也。

五脏俱虚，五色相杂，谓之五崩。

3. 崩漏有阴证阳证之分

龚云林曰：崩漏之证，有阴阳。若妇人年五十后，经止数年，忽然又行，兼腹痛，或身热口渴者曰崩，此阴证也。若妇人年三十四十后，经行三十日，涌暴不止者曰漏，此阳证也。

慎斋按：以上二条，序崩漏有阴阳、五色、五脏之见证也。

崩漏而兼心痛

1. 血崩心痛名杀血心痛

陈良甫曰：妇人血崩心痛，名曰杀血心痛，由心脾血虚也。若小产去血过多而心痛者，亦虚也。用乌贼骨炒末，醋汤下失笑散。

2. 血崩心痛属血虚心无所养

薛立斋曰：血崩兼心痛者，心主血，去血过多，心无所养，以致作痛，十全汤倍参、术多服。如瘀血不行者，失笑散。阴血耗散者，乌贼丸收敛之。

慎斋按：以上二条，序血崩有兼心痛之证也。

崩 漏 大 法

1. 治崩漏先调其气

许叔微曰：治下血不止，成五色崩漏，香附是妇人仙药，醋炒为末，久服为佳。又曰：女人以气血为主，不知因气不先理，然后血脉不顺，即生崩带诸证，抑气散、异香四神散。大有奥理。

慎斋按：香附味辛气温，能行十二经八脉，为血中耗气之药。妇人虚寒，气郁不舒，用之固宜。若阴虚血热，有口干燥渴、骨蒸、五心烦热等症，而必谓妇人之仙药以用之，未免挽薪救火矣。慎之。

2. 崩与漏有分证治法

李太素曰：崩为急证，漏为缓病。崩必是大怒伤肝，冲动血海，或火盛之极，血热沸腾而然。漏则房劳过度，伤损冲任二脉，气虚不能约制经血，或其人平素多火，血不能安，故不时漏泄。崩宜理气、降火、升提，漏宜滋阴、养气、养血，或兼制火。

3. 治血崩有初中末之三法

方约之曰：血属阴，静则循经荣内，动则错经妄行。故七情过极，则五志亢甚，经血暴下，久而不止，谓之崩中。

治法，初用止血，以塞其流；中用清热凉血，以澄其源；末用补血，以复其旧。若止塞其流，不澄其源，则滔天之势不能遏。若止澄其源，而不复其旧，则孤阳之浮无以止。不可不审也。

慎斋按：治崩之法，有消逐污血，有寒凉降火，有收涩固脱，有大升大举，有扶脾健胃，有补气补血，有温暖下焦，种种不一。方氏三法，分初中末，有倒行逆施之弊。予谓中法当为初法，初法当为末法，末法当为中法，庶无差治也。

4. 治崩漏宜调脾胃为主

薛立斋曰：人以脾胃为本，纳五谷，化精微。清者入荣，浊者入卫，阴阳得此，是谓橐籥。人得土以养百骸，失土则枯四肢。东垣以饮食自伤，医多妄下，清气下陷，浊气不降，乃生膜胀，所以胃脘之阳，不能升举其气，陷入中焦。当用补中汤，使浊气得降，不治自安。若因饱食后致崩漏，是伤脾气，下陷于肾，与相火相合，湿热下迫所致。宜甘温之剂，调补脾胃，则血自归经。若误用寒凉，损伤胃气，则不能摄血归经。东垣曰，凡下血证，须用四君子汤收功，厥有旨哉。此皆从脾胃本源病治，不可不知也。

慎斋按：以上四条，序治崩漏之大略也。

用 药 大 法

1. 妇人血崩服四物汤问

王海藏曰：妇人月事不至，是为胞闭，为血不足，宜服四物汤。妇人崩者，是为血有余，亦服四物汤何也？曰：妇人月事不至者，内损其原，不能生血，故胞闭不通，是血不足，宜服四物汤，是益原和血之药也。崩中者，是血多也，暴损其原，是火逼妄行，涸竭为根，亦宜四物汤，乃润燥益原之药也。

2. 崩漏属虚热用药之法

朱丹溪曰：崩漏有虚有热，虚则下溜，热则宣通，气虚血虚，皆以四物加参、芪。因劳力者，加升麻，热加黄芩，寒加干姜。又曰：漏下乃热而虚，四物加黄连。崩过多者，先用五灵一服。紫色成块者，血热也，四物加柴胡、黄连，后用四物加黑姜。急则治标，用白芷汤，下百草霜。

3. 崩漏分诸证用药之法

薛立斋曰：《经》云，阴虚阳搏，谓之崩。又云，阳络伤，血外溢，阴络伤，血内溢。又云，脾统血，肝藏血。其为患，因脾胃虚损，不能摄血归经；或因肝经有火，血得热而下行；或因肝经有风，血得风而妄行；或因怒动肝火，血热沸腾；或因脾经郁热，血不归经；或因悲哀太过，胞络伤而下崩。治疗之法，脾胃虚弱者，六君子加芎、归、柴胡；脾胃虚陷者，补中汤加白芍、山栀；肝经血热者，四物汤加柴胡、山栀、苍术；肝经风热者，加味逍遥散，或小柴胡加山栀、白芍、丹皮；若怒动肝火，亦用前药；脾经郁火者，归脾汤加山栀、柴胡、丹皮；悲伤胞络者，四君子加升、柴、山栀。故丹溪、东垣云，凡下血证，须四君子收功，斯言厥有旨也。若大去血后，毋以脉诊，急用独参汤。其发热潮热，咳嗽脉数，乃元气虚弱，假热之脉也，尤当用人参。此等证，无不由脾胃先损，故脉洪大。察其中有胃气，受补则可救。设用寒凉，复伤脾胃生气，反不能摄血归原，是速其危也。

4. 血崩用药有三治

《医垒元戎》曰：女子经病血崩，久而成枯者，宜涩之益之。血闭久而成竭者，宜益之破之。破血有三治，始则四物入红花，调黄芪、肉桂；次则四物入红花，调鲮鲤甲、桃仁、桂、童便，和酒煎服；末则四物入红花，调易老没药散。

慎斋按：以上四条，序治血崩用药之大法也。

崩 漏 方 论

1. 血热崩漏用荆芥四物汤论

武叔卿曰：血藏于肝，肝气不升，则热迫于下，故血不能藏而崩也。况厥阴之经环阴器，廷孔、前阴皆属之。荆芥升肝气，香附理肝气，条芩除内热，四物养血凉血，故能收功也。

2. 血热崩漏用河间生地黄散论

武叔卿曰：河间生地黄散，治经漏不止，脉虚洪，经水紫黑。夫脉虚洪者，气不足也。紫黑者，热之甚也。黄芪所以补气，气盛则生火，天冬、地骨以清气中之火。熟地所以生血，血生而不凉。尤虑妄行，故以生地、黄连凉心，芍药、甘草缓肝益脾，柴胡升举，枸杞、地黄，又肝肾同归者也。

3. 热崩用凉血地黄汤论

武叔卿曰：凉血地黄汤，治妇人血崩不止，肾水阴虚，血走而崩。夫阴者，从阳而亟起也。血属阴，阴不自升。故诸经之血，必随诸经之气而后升。若气有所陷，则热迫血而内崩矣，故用黄柏以清下焦胞络之火。心者，火之主也。故以生地、黄连，治火之原；知母、黄芩，滋水之母；归尾破瘀，红花生血，所谓去故生新也。川芎行血海之余，蔓荆凉诸经之血，升、柴、防、羌、藁本、细辛诸风药，皆所以升诸经之气也。诸经气行，则阴血不得不随之而起矣，故曰从阳亟起也。有是证者法之。

慎斋按：血崩不止，则去血过多矣。方中风药，大半不敌生地一味，独不虑风药燥血乎。虽云升举，而血之耗者已多，用方者酌之。

4. 虚寒崩漏用丁香胶艾汤论

武叔卿曰：丁香胶艾汤，治妇人崩漏不止。盖心气不足，劳役及饮食不节，其脉两尺俱弦紧而洪，按之无力。其证自觉脐下如冰，求厚衣被以御寒，白带白滑之物虽多，间下如屋漏水下，时有鲜血不多，右尺脉时微洪。屋漏水暴下者，是弦急脉，为寒多。洪脉时见，乃热少。合而言之，急弦者，北方寒水多也。洪脉时出者，命门胞络之火也。黑物多，赤物少，合成屋漏水之状也。以四物汤，加丁香、阿胶、生艾。

5. 虚寒崩下用鹿茸丸论

武叔卿曰：鹿茸丸治经候过多，其色瘀黑，甚者崩下，吸吸少气，脐腹冷极，则汗如雨，两尺脉微小，由冲任虚衰，为风冷客胞中，气不能固，可灸关元百壮。夫丹溪以紫黑为热，此言瘀黑者，乃下焦气寒血凝而黑，各有治法。然女子气海在上，血海在下，故下焦温而后气升血行。如鹿茸以血成形，由气而长，血随气上而成角，故入血分以生升。又以附子、艾叶佐而温之，以赤石脂、禹余粮镇而固之，柏叶清之，归、地、续断补之，诚下元虚寒之全方也。不加人参，岂无意焉，而灸关元之意可想矣。

6. 虚寒崩漏用伏龙肝散论

武叔卿曰：伏龙肝散治劳伤冲任脉虚，非时崩下，或如豆汁，或成血片，或五色相杂，或赤白相兼，脐腹冷痛，经久未止，令人黄瘦，口干，饮食减少，四肢无力，虚烦惊悸。夫五色者，五脏之色，崩久则五脏气陷，血不能化，故五色见焉。盖血生于气，而化于中焦，气生于下元，而培于脾胃。如脐腹疼痛者，下元气寒也，以艾叶温之。黄瘦食减无力者，中焦之寒也，以干姜暖之。伏龙肝有火土相生之妙，君以川芎，有扶肝行浊之能，肉桂、甘草和荣而通调血脉，麦冬、熟地益金水而治虚烦口干，石脂、当归补血以固脱。通之、涩之、温之、濡之，诚治久脱脏寒之良方也。

7. 劳伤崩漏用当归芍药汤论

武叔卿曰：当归芍药汤，治妇人经脉漏下不止，其色鲜红，先因劳役，脾胃虚弱，气短气逆，自汗不止，身热闷乱，恶见饮食，四肢倦怠，大便时溏。东垣制此方一服后，诸证悉去。大抵因劳役下血，若拘血热之说，用四物加黄芩则不愈矣。盖血虚须兼补气，譬之血犹水也，气犹堤也，堤坚则水不横决，气固则血不妄行，自然之理也。黄芪最多，白术次之，四物兼生熟地，以陈皮、甘草、柴胡佐之。俗医不达此理，专用凉药，不知凉药伤胃，服久则正气愈弱，血安得固，故特表而出之。

8. 气陷崩漏用益胃升阳汤论

武叔卿曰：东垣云，血脱益气，古法也。先补胃气，以助生长，故曰阳生阴长。诸甘药为之先务，举世皆以为补气，殊不知甘能生血，此阳生阴长之理也，故先理胃气。人之一身，内谷为宝，补中益气方加神曲、黄芩，名益胃升阳汤，以起妇人崩血之属气下陷者。

9. 火郁崩漏用升阳除湿汤论

武叔卿曰：升阳除湿汤，治女子漏下恶血，或暴崩不止。夫土陷则湿，故怠惰嗜卧。木郁则热，故气上冲。缓为湿之微，弦为木之象，郁而不伸则热，此心火乘脾也。脉之洪大者，火在下也。胞络为相火，寄于命门，为多血之经。病从火，心火以藏德为神，相火听命于心。三焦主气，胞络主血，故血分之火专主胞络，气分之火专主三焦。郁则火不得遂炎上之性，迫于血分发，故阴络伤也。方以苍术、升麻，发太阴阳明之湿；柴胡、防风，达厥阴少阳之木；羌活、藁本，以升举少阴太阳下部之郁，所谓下者举之也。但升散之物，过则耗气而伤金，故又以黄芪保肺，当归引血，使各有所归，甘草和气，蔓荆凉血。此四种者，又制亢害之法也。

10. 气虚崩漏用断下汤论

武叔卿曰：断下汤治冲任气虚，崩中漏下，脐腹痛，渐减饮食，四肢无力。此胶艾四物之变例也。彼有芍药，此有人参、干姜、艾。大概血虚而不敛者，宜芍药酸寒以收之。气脱而不温者，宜参、姜、乌贼之类，温补而涩乏。阿胶者，益金水，以成收藏之用也。阳虚则寒，阴虚则热，故以此主之。而腹痛一证，人皆以为瘀血者多，此以为漏不止者，服熟附丸，正元礼所谓崩而腹痛者，崩止而痛除也。

11. 血瘀崩漏用五灵脂

武叔卿曰：五灵脂散，治血崩不止，不拘多少，炒令烟尽，研末，加当归酒，或童便调下三钱，一名抽刀散，治产后恶血，心腹痛不可忍，其效如神，真救急之良方也。人家不可不备。并治蛇、蝎、蜈蚣咬，涂伤处立愈。

12. 崩漏丸论

《济阴纲目》曰：气血，人身之阴阳也。阳主升，阴主降。阳根乎阴，阴根乎阳。一动一静，互为其根，则一升一降，循经而行，无崩漏之患。若阳有余，则升者胜，血从上窍而出；阳不足，则降者胜，血从下窍而出。是丸也，肉桂、人参、芪、术、甘草，壮阳益气之品也；二活、柴、防、藁、细、川芎，升阳举经之品也；归、地、白芍、桃仁、红花，滋阴入血之品也。壮阳则气不虚，举经则血不陷，滋阴则血不燥，如是则血为气之守，气为血之卫，血荣于中，气卫于外，升降上下，一循乎经，胡自而崩哉？

13. 崩漏用灰药主治

《医学纲目》曰：气陷者，用升气药灰止之，如夏枯草、荆芥之类。血热者，凉血药灰止之，如槐花、黄芩之类。气滞者，用行气药灰止之，如醋炒黑香附之类。血污者，炒熟失笑散之类。血寒者，用热药灰，如桂心、干姜之类。血脱者，用涩药，如白矾、百草霜、棕灰之类。

慎斋按：以上十三条，序治崩漏用药之方论也。《济阴纲目》载方立论，不止于此，数方详说，简要切用，故采录之。

（《女科经纶》）

林珮琴

崩 漏 治 裁

林珮琴（1772~1839），号羲桐，清代医家

　　崩者血暴下成块，如山冢卒崩。漏者经绵延不止，如漏卮难塞。《素问》曰：阴虚阳搏谓之崩。又曰：阴络伤则血内溢。盖血行络中，汇于冲脉，冲为血海，非阳盛搏阴，致损内络则不至横决而下。且心主血，脾统血，肝藏血，凡忧思怒劳，激动五志之火，皆能损络，使冲任任主胞胎失守，致经血暴注，久而不止，谓之崩中。《良方》亦谓妇人崩中，由脏腑虚，冲任亦虚，不能约制其经血，或阳搏阴，热伤冲任，血得热则流溢，甚至昏仆。其脉疾小为顺，洪大为逆。大法当调补脾胃。《济阴纲目》曰：崩漏属气虚，不能约制，则宜补气，其为热乘者，则宜凉血，不当混言调补脾胃。尝析而言之，有脏腑及冲任阳虚者，有脏腑及冲任阴虚者，有阴虚兼阳亢者，有初损脏腑，久崩久漏，屡伤冲任，以致络虚不能摄血者。概言调脾胃，尚未切中窾要。昔东垣治崩，亦言大补脾胃，升降气血，以气血为脾胃所生，且冲脉隶在阳明耳。经既明言络伤血溢，得不提防约束，为之弥缝其隙乎。如阿胶、鸡血藤膏、赤石脂、紫石英等。惟血中有滞气，脐腹隐痛者，不宜骤用固涩，变成肿胀，须参经旨，通因通用。用益母、香附、泽兰、白芍、延胡索、海螵蛸、归尾等，和其气而血自调。按《产宝》分阴崩阳崩，受热而赤，谓之阳崩；受冷而白，谓之阴崩。赤

属血热，白属气虚。然崩中日久，则为白带，如此直须补摄，丹皮、杜仲、续断、芡实、牡蛎、沙苑子、菟丝子等。勿令延至髓枯精竭。宜人参、熟地黄、杞子、茯神、鹿胶、五味、苁蓉、当归等。药用大剂，填塞下元。

东垣论气陷血脱，法当升举。

立斋论崩之患，或因脾虚不能摄血；或因肝火迫血妄行；或暴怒伤肝，血热沸腾；或脾经郁火，血不归经；或悲伤心包，血乃下脱。治法，脾经亏损者，六君子汤加芎、归、柴胡；脾气虚陷者，补中益气汤加酒炒白芍；肝经有火者，四物汤加柴胡、山栀、丹皮；怒火伤肝者，小柴胡汤加山栀、丹、芍；肝经风热者，加味逍遥散；思郁伤脾者，归脾汤加山栀；悲伤心包者，四君子汤加柴、栀、升麻。故先哲论下血，须用四君子汤收功，所谓血脱益气也。

凡大脱血后，急用独参汤。其发热咳嗽脉数，乃元气虚弱假热之象，尤当加用人参之类调补脾元。以无形之气，生有形之血，所谓阴从阳长也。若脉虚大，察其有胃气，受补则可救，不可误投寒凉，复伤生气。其治因怒血崩，面青黄或赤，为肝木制脾土。以小柴胡汤合四物汤。治肝脾郁火，血崩乳肿胁痛，逍遥散加酒炒龙胆、山栀，再用归脾汤加山栀、贝母。治崩症，身热头晕，食少吐痰，用八味丸而愈，后因劳役复发，脉洪大，按之微弱，此无根之火，内虚寒，外假热，用十全大补汤一剂渐减，又服八味丸愈。其崩久脾胃虚寒，肢冷腹痛，先用附子理中汤，再用归脾汤、补中益气汤愈。过服寒凉，腹闷烦躁，脉洪而虚，急用八珍汤加炮姜，以温补之，缓则不救。

元礼论崩中，或清或浊，或纯下瘀血，甚则头目昏晕，四肢厥冷，并宜胶艾汤、嚏震灵丹，佐以三灰散，或以童便煎理中汤。血崩腹痛，人疑恶血未净，及见血色瘀晦，愈信恶血，不敢止截。岂知经血出络，一停即成暗色，未必尽为瘀热，又焉知瘀之不为虚冷乎！且瘀而腹痛，血行则痛止，崩而腹痛，血住则痛止。宜芎归汤加熟附、干姜各五分，止其血而痛自止。武叔卿以此非崩久气脱者不可用。

《千金》治崩淋带下，用小牛角䚡散。若积冷崩中，去血不止，腰背痛，四肢重，虚极者，大牛角䚡散。《本经》云：牛角䚡下瘀血闭血。女人带下血崩，燔之酒服。寇宗奭疏云：烧灰，主妇人血崩便血血利。虚人以独参汤、保元汤送下。崩中去血不断，用角䚡鹿茸散。崩中赤白，或如豆汁，伏龙肝汤。

《医通》治崩漏过多，补泻不应者，用牛角䚡煅存性，酒服二三钱。虚寒血色稀淡者，牛角䚡同鹿茸锻服，尤妙。崩漏经年不止者，用莲房五枚烧存性，香附二两炒黑，为细末，空心陈酒下二钱。风入胞门，忽下鲜血者，一味防风丸，旋覆花汤下。崩漏初起，不问虚实，荆芥四物汤。肝经虚热，奇效四物汤。因怒动血，养血平肝散。劳心过度，柏子仁汤。漏下伤胎，胶艾四物汤。脾虚恶食，当归芍药汤。血脱气陷，益胃升阳汤。赤白崩带，艾附汤。虚寒崩漏不止，丁香胶艾汤。崩漏渐成虚羸，鹿茸散。崩中诸药不愈，牡蛎丸。年高而崩者，法在不治。凡崩症，多用醋炒荆芥、升麻，醋能收敛故也。五灰、十灰诸散，药用煅炒者，红见黑则止也。红为火象，黑为水色。血症多兼黑药，水通遏火之义。或用鹿茸丸。

景岳治血热妄行，保阴煎，或加减一阴煎。火盛迫血，徙薪饮加续断、丹参。脾肾虚寒，兼呕兼溏泻而畏寒，理阴煎，或理中汤。脾肾阴气不固，固阴煎，或秘元煎。阳虚脱陷，四维散。血脱气竭，独参汤，或当归补血汤。血滑不禁，龙骨散加人参。血臭脉滑者多火，宜从清凉。血腥清寒，脉细者多虚，必须温补。

景岳又云：血崩来如潮涌，明是热势妄行，然又不可用寒治。盖寒则血凝，而热郁于内，治宜清补，兼为升提，血自循经，经自摄血，而又不可骤止也。宜地黄、阿胶、白芍、麦冬、桑耳灰、木耳灰之属。久则多虚寒，又宜温补脾胃。

《女科纂要》云：崩宜理气、降火、升提。漏宜养气补火，或兼制火。凡崩漏不可多用寒凉，致伤脾胃，不能摄血归源，是速其危也。

崩 漏 脉 案

杭氏 崩漏日久，近添腹痛。医疑孀居气悒失调，用失笑散破血中气滞，加阿胶、归、芍息风和营。究竟腹痛未止，淋漓益加，血如豆汁。晡时神倦火升，阴络既伤，奇脉不固，虚阳易炎，左部虚不受按，右部浮大少力。治宜固摄冲任，兼镇虚阳。赤石脂二钱，五味五分，龙骨（煅）、丹皮各钱二分，杜仲（盐水炒）、熟地（砂仁蒸）、白芍、山药（俱炒）各二钱，钗石斛、茯神各三钱，莲子十五粒，鸡血藤膏二钱。四服淋痛已止。去石脂、龙骨，加杞子（焙）一钱五分，龟甲心（炙）三钱，虚火亦除。冲任为奇经，崩久不止，必固奇经之药，鸡血藤膏用以引入阴络也。

邹氏 五旬外暴崩成块，晕厥而苏，脉虚芤。此虚风扰动阴络也。用阿胶三钱水煨服，血止。仍用熟地、茯神、白芍、荆芥（醋炒黑）、续断、杞子、甘草（炙黑）、乌梅，取甘酸化阴息风之旨，寻愈。

贡氏 小水闭涩，服导赤散加归尾、赤芍、赤苓、牛膝，得利。尺脉犹坚搏，知必经闭血瘀为患。逾旬寒热腹痛，暴崩紫黑成块，继而鲜红如注，后则淡红如水，或红白相间，淋漓匝月不止，头晕脘痞，粥饮不入，神惫肢冷，脉细欲绝。此阳衰不能摄阴，滑而将脱也。急用时维散加半夏、砂仁、茯神，脉症乃定，后用大补汤而安。

吴氏 胎漏半产已匝月，崩带未止，用补气摄血之剂，犹淋漓不断，延至怔忡不安，腰腿酸痛，《脉诀》所谓崩中日久，为白带、漏下多时，骨髓枯也。急需摄固奇经，仿徐之才涩以止脱意，用金锁匙丹，龙骨（煅，研）、牡蛎（醋煅，研）、茯神、远志（炒）、赤石脂（研）、杞子（酒焙），加杜仲、枣仁（俱炒）、乌梅。一服漏止，怔忡亦减。又加减前方而安。

王氏 七七之期，经断半载，忽又崩淋不已，虽血海亏虚，但宜续、杜摄血，兼艾、附调气足矣。医辄以棕灰、黑蒲黄止涩，乃至小腹胀满硬痛拒按，头疼脘痞，热渴心烦，小水短涩，脉左弦右数，此络瘀阻痹攻痛。宜主理瘀，佐通络，乃奇经治法，非失笑散决津煎之比。五灵脂、郁金汁各八分，牛膝、瓜蒌、橘络各钱半，延胡、桃仁、赤芍、木通各一钱，当归须、降香末各二钱。三服瘀行腹软，但口干微渴，头仍不清，必由液虚风动。改用阿胶、甘菊（炒）、麦冬、石斛、荆芥（醋炒）、枣仁、茯神、白芍、莲子、龙眼肉，血止，诸症亦通。又下白带，为气虚陷。用党参、玉竹、茯苓、续断、杜仲（盐水炒）、生地炭、芡实、杞子（俱焙），三服痊愈。

许氏 中年血脱，延为带浊，必冲任脉虚。夫冲为血海任主担受，而冲脉隶于阳明，阳明先衰，胃纳不旺，致血海不固，担任失司，此淋漏根由也。近则食后脘腹不爽，或嗳腐宵胀，必由脾肾阳虚。治法摄阴先在益阳，以崇生气，以纳谷味，且脉来左右缓弱，温通为宜。制附子三分，益智仁（煨）八分，沙苑子、白芍、归身、制半夏各二钱，破故纸、杞子（俱焙）、乌贼骨（醋炙）、续断（酒炒）各一钱半，胡桃肉二枚，煨姜三钱。三服漏止食进，去附子、故纸、半夏，加芡实、杜仲、菟丝子（俱炒），又数服乃固。

包氏 经闭疑胎，血下每谓胎漏，忽然崩注，杂下脂膜甚多，身热头晕，面赤心烦，咳呕绿沫，上咳则下漏，呕作晕频，汤饮不纳，急用煨姜汁止呕，咳逆定，神渐苏。脉虚小而数，沉候如无，两尺空空，显非胎象。良由起居不时，生冷失节，气血阻滞，一时暴下阴虚，阳失依附，变化内风，眩冒呕逆，如风翔浪翻，当知阴虚阳搏，崩漏乃成。血海空乏，虚阳升逆，乃气不摄血之咎，况阴从阳长，宜宗立斋、景岳两先生治法，敛阳以摄阴。用洋参（焙）、茯神、白芍（炒）各三钱，炮姜一钱，五味五分，制半夏、焦白术、甘草（炙黑）、续断、杜仲（盐水炒）各二钱，二服漏止热通。稍恶寒，阳气尚虚，前剂加制川附五分，遂愈。

谢氏 天癸当断之年屡患崩漏，近兼利血白带，头震耳鸣，项麻面赤。症由任带两亏，火升风煽，致心神浮越，怔悸不安。治以镇阳摄阴，务使阳下交阴，阴上恋阳，震麻暂已。再血海存贮，阴络不伤，下元重振，专在静摄。勿以操持扰动厥阳，则宵寤汗泄渐安矣。熟地、山药、五味（焙）、杞子（焙）、龟甲、龙骨、阿胶、牡蛎（煅，研）、杜仲（盐水炒）、龙眼肉，数服甚适。去龙骨、牡蛎、杜仲，加羚羊角、丹皮、白芍、茯神、莲子、芡实、续断等熬膏，即用阿胶收，小麦煎汤和服。渐愈。

王氏 崩漏成带，至小溲如泔如涕，髀骨痛，腰膝酸。从未饵药，势必沥枯髓液，延成不治。近又春温气泄，身热食少，口渴颊红，液涸阳升，脉右弦左弱，急摄阴固下。熟地（炒）、阿胶（烊）、石斛各二钱，洋参三钱，麦冬、茯神、赤石脂各钱半，白芍、杜仲（青盐炒）、甘杞子、续断各三钱，加莲、枣煎。数服症渐减，去石脂再服。又去阿胶，加芡实、山药（俱炒）各三钱，又数十服得效。

魏氏 经阻暴崩，疑为胎漏，按脉无孕象，乃聚瘀日久致患，曾经调治得安。今暑湿令行，头晕呕恶，晡后骨蒸，寤不成寐，忽又暴崩，脉虚疾。症属内因，必由阳明脉亏，木火乘侮，是以贯膈犯巅，震及血海，血海一空，则骨骺生热。治宜和阳安胃，佐以镇络。嫩桑叶、甘菊（炒）、天麻、白芍、钗斛、枣仁、茯神、牡蛎（煅，研）、海螵蛸（醋炙）、橘红、半夏曲（炒）、续断。数服诸症悉平，惟左关尺芤弱，乃肝肾阴伤。用熟地、萸肉、山药、白芍（俱炒）、茯苓、杜仲（盐水炒）、海螵蛸、鳖甲（俱炙）、阿胶（烊），数十服得痊。又接服鸡血藤膏而经固。

（《类证治裁》）

张山雷

女科辑要崩漏笺正

张山雷（1873~1934），名寿颐，清末民国医家

陈良甫曰：或因气不能摄血，或因经行而合阴阳，外邪客于胞内。

王孟英按：亦有因血热而不循其常度者。

【笺正】经事延长，淋漓不断，下元无固摄之权，虚象显然。良甫谓经行交合一层，亦因扰动冲任，有开无阖。皆宜封锁滋填，气血并补。此证总是属虚，何有外邪可言。王谓有因血热而不循其常，亦是肝之疏泄无度，必当潜藏龙相，封固滋填，非仅清血热所能有济。须知淋漓之延久，即是崩陷之先机。古人恒以崩漏二字相提并论，良有以也。

《素问》云：阴虚阳搏谓之崩。

许叔微曰：《经》云，天暑地热，经水沸溢。又曰阴虚者尺脉虚浮，阳搏者寸脉弦急，是阴血不足，阳邪有余，故为失血内崩。宜奇效四物汤，或四物汤加黄连。

奇效四物汤

当归酒洗　川芎　白芍炒　熟地黄　阿胶　艾叶　黄芩炒，各一钱

【笺正】《素问》此节，俱以脉言，阴脉独虚，则其人真阴不能自固，而阳脉偏搏击有力，则阳气不藏而浮动，阴为阳迫，能无崩中妄

下之变乎？窃谓即以病情言之，亦即此理。惟阴气既虚，则无自主之权，而孤阳乘之，搏击肆忧，所以失其常轨，暴崩直注。且肝气善于疏泄，阴虚者水不涵木，肝阳不藏，疏泄太过。此崩中一证，所以多是虚阳妄动也。奇效四物汤，即《金匮》之归芎胶艾汤去甘草而加黄芩，以地、芍、阿胶固护营阴，而川芎以升举下陷之清阳，治此证乃为恰好。惟固摄无权，非大封大固，而清理血分之热，并无以制其阳焰，则龙齿、牡蛎、旱莲、女贞、萸肉、白芍之属，必须相辅而行，始有捷效。

山雷曾治兰溪裕大京货店友人陈某室人，年逾三旬，庚申十月，崩漏不绝，延将两月，易医屡矣。脉细软，神疲色夺。授以参、术、芪、地、白芍、龙、牡、地榆、紫草、艾炭、川芎、阿胶、萸肉、乌贼骨、桑螵蛸、二至、川柏、杜仲、川断、香附、香砂、陈皮、青皮、乌药等，出入为方。三剂和，十余剂而胃纳加餐，脉起色转，渐以即安。按当归一药，富有脂液，气味俱厚，向来视为补血要剂，固亦未可厚非。在阳气不足之体，血行不及，得此温和流动之品，助其遄行，未尝非活血益血之良药。惟其气最雄，走而不守，苟其阴不涵阳，而为失血，则辛温助动，实为大禁。然俗子何知，心目中只有当归补血、归其所归之空泛话头，深印脑海，信手涂鸦，无往不误。此妇自不佞连授大封大固、摄纳滋填之剂，诸恙皆安。胃纳既健以后，有兰邑女科世家夫已氏者，为定一方，滋阴补土，大致亦尚清楚，但有归身三钱，仅进一盏，鲜血陡然暴下，几致厥脱。当归当归，何以竟不归其所归，此中奥窔，大有意味，附识数行，以告来哲。正不独吐衄咯血者之畏其辛升，而必不可以妄试也。

叔微又曰：妇人因气不先理，然后血脉不顺，生崩、带等症。香附是妇人仙药，醋炒为末，久服为佳，每服二钱，清米饮调下。徐朝奉内人遍药不效，服此获安。

徐蔼辉曰：叔微理气二字，专主怒气，郁气伤肝，故用香附调气以和肝，慎不可用破气药。

【笺正】气为血帅，气调则血不妄行，凡是血病，气固无不先病者。血之妄升妄降，何一非气先不和，实阶之厉，况多郁多怒者乎？叔微虽止称香附一味，然陈皮、青皮、乌药、香砂之类，皆当随宜佐使，必不可缺。徐谓不可破气，诚是。但香燥之药，重用之固是破耗，轻用之即以吹嘘，是在斟酌分量，亦不必畏如鸩毒。又如玄胡一物，血中气药，能通滞气，而亦和平不燥，实为理气之良药。而世俗但知破瘀，必不敢用，实未尝于临证时细心体验之耳。

薛立斋曰：肝经风热，或怒动肝火，俱宜加味逍遥散。

加味逍遥散

当归　白芍　柴胡　甘草　茯苓　白术　丹皮　黑山栀

加薄荷、姜、枣煎。

【笺正】肝经风热，而为血崩，仍是肝家火扰，内热生风，震动血络，疏泄太过。是宜滋水清肝，以潜息其风火。若怒动肝火，而为崩中，尤宜柔润以平横逆。加味逍遥之柴胡、薄荷，俱能疏泄，且柴胡轻扬升举，风热肝火得之，必致助桀为虐，立斋持论，未免处处颠顸。即曰崩中是降之太过，升举或无不可，究竟肝肾阴虚，升提之法，多在禁例，益气、逍遥非可一概轻试。读立斋书者，所宜审慎。

李太素曰：崩宜理气、降火、升提。

【笺正】崩中是气不摄血，妄行无度，理气本是良图。其有火者，诚宜清而固之，然已是火扰于下，治法又安有降之可言。且气火之所动者，原于肝肾阴虚，不能涵阳，况复脱血，下虚益甚，则亦不可概与升提，摇其根本，以速大祸。昔贤论东垣升柴之法，谓利于脾胃之阳虚，而最不宜于肝肾之阴虚，极为精切。彼但谓阴液暗耗者言，已恐有拔动根株之变，则崩漏之大失其血者，又当何如？俱亦有阳虚而大气下陷之一候，则病虽发于下焦，而源则在于中上。惟其元气不举，坠入下元，则自当补中升清，始能桴应。近贤盐山张寿甫《衷中参西录》有大气下陷一门，持论极精，治验不少。此当以脉证病情，求其源委，正不可与阴虚阳扰之血脱作一例观。

《金匮》云：寸口脉微而缓，微者卫气疏，疏则其肤空；缓者胃弱不实，则谷消而水化。谷入于胃，脉道乃行；水入于经，其血乃成。营盛则其肤必疏，三焦绝经，名曰血崩。

【笺正】此条见《伤寒论》之平脉法篇。"胃弱不实"，彼作"胃气实"，下又重出实字，连下句读。"水化"上有"也"字。营，彼作"荣"。

寿颐按：此节文义，殊不可解。

辨脉、平脉两篇，及伤寒例，大都如此。尝细按之，竟似随手掇拾，全无义理可求。各注家偏能勉强敷衍，申说几句。此等旧文，只可存而不论，断不容再为穿凿，自欺欺人。沈氏于此，徒见其有血崩两字，以充篇幅，大是无谓。又不知何缘而讹作《金匮》，真所谓错中错矣。

赵养葵曰：气为阳主升，血为阴主降。阳有余则升者胜，血出上窍；阳不足则降者胜，血出下窍。气虚者面色必白，尺脉虚大。

【笺正】阳升太过，血出上窍，其说是也。若血出下窍，是阴之不守，多有阳气下入于阴中而疏泄无度者，则亦是阳之太过，不可概谓之阳不足。惟别有阳虚元气下陷不能摄血者，则宜大补脾气，重用参、芪，而佐以升清之法。此之阳虚，指元气大气而言，不是火衰，不能用助阳辛热之药。即如赵氏自言，气虚者面色必白一句，亦以中气既馁，而色泽无华，不可误认作虚寒之证，妄用辛温燥热之药。乃养葵直以阳之有余不足，相对成文，殊为含浑。须知气虚之脉，无不细小，乃宜于补中举陷。若果尺脉虚大，又是阴虚不藏，宜涵敛，不宜升举。总之，此公持论，理路多不清澈。读其书者，不可不细加辨别。

东垣曰：下血证，须用四君子补气药收功。

【笺正】下血原是脾气无权，失其统血之职，此指便血而言，尚非专论崩漏。然崩漏固亦有脾阴不守一证，止曰四君补气，而不轻说到升举清阳一层，以为便血崩血善后良图，最为允当。东垣老人一生之大学问、大经济，全在补脾胃升清气用功夫。升柴之法，是此老绝大发明，而此条不曰当用补中益气收功，可知胸中自有泾渭。若立斋之流，动辄升柴，则血脱于下者，多易拔动根本，非东垣之真旨矣。

东垣又曰：人伤饮食，医多妄下，消气下陷，浊气下降，乃生䐜胀，所以胃脘之阳不能升举，其气陷下致崩，宜补中汤。

【笺正】此条东垣之意，即为大气下陷之崩证而设，然措辞殊未熨帖。果有䐜胀，补中汤必非所宜。且以清气下陷与浊气不降连类言之，尤其不妥，如果浊气不降为病，而更以升柴升举之，是直欲提其浊气上升，为祸又当何苦？

丹溪云：有涎郁胸中，清气不升，故经脉壅遏而降下，非开涎不足以行气，非气升则血不能归隧道。其证或腹满如孕，或脐腹疗痛，或血结成片，或血出则快，止则闷，或脐上动。治宜开结痰、行滞气、消污血。

沈尧封曰：冲为血海，并阳明之经而行。故东垣、丹溪皆主胃脘之阳不升。顾其病源各异，李曰妄下，朱曰痰郁，（痰郁）有腹满如孕、血出反快、止反闷等证可认，妄下则无有也，非问不得。

【笺正】痰涎积于经隧，则络中之血行必滞，郁结成壅，理有固然，积而愈积，非下脱何以自寻去路，故有腹满疗痛、结成片块之证。所谓宜开痰行气消瘀者，确是治瘀血成崩之不二法门。然所谓涎郁胸中，则清气不升，经脉壅遏降下云云，殊非此病真相。痰血互结，不可附会到大气下陷一层。且自谓宜开结痰、行滞气、消污血，此三者皆导瘀攻破之法，更与清气不升无涉。此节语气，两面不相照顾，亦非丹溪之言。考丹溪论东垣升阳之法，尝谓西北之人，阳气易于降，东南之人，阴火易升（见载九灵丹溪翁传），故立知柏降火，以救东垣之偏。此条以瘀血立论，既曰开痰行滞，何为杂以升气二字，岂不自矛自盾？此盖后有浅者，为之附益。读丹溪书者，必须分别观之。尧封望文生义，遂有冲脉并阳明而行之附会，甚至说到胃脘之阳不升。须知瘀血在下，胃脘在上，既欲破瘀，自是下右为顺，何得以升举清阳一层，相提并论？尧封盖未之思耳。

戴元礼曰：血大至曰崩，或清或浊，或纯下紫血，势不可止。有崩甚腹痛，人多疑恶血未尽，又见血色紫黑，愈信为恶血，不敢止截。凡血之为患，欲出未出之际，停在腹中，即成紫血。以紫血为不可留，又安知紫血之不为虚寒乎？瘀而腹痛，血行则痛止；崩而腹痛，血止则痛止。芎归汤加姜、附，止其血而痛自止。

【笺正】大崩而后腹痛，血既脱而气愈乱，固不比乍崩之痛。血色紫瘀，成块成片者，当用导滞消瘀之法。至于离经之血，一时未即下脱，即成紫色，其说甚是，亦不可执定紫为瘀血，必投攻破。盖所失既多，断无不以固摄为急之理，若复见痛即破，见紫即攻，虚者益虚，落井下石，为祸更烈。但紫血之果是虚寒者，毕竟不多，芎归加姜、附，亦非必能止崩之法，是当以脉证参之，不可执一而论。惟脱血既多者，必以补脾养胃，峻滋肝肾真阴，而合封固摄纳为治，庶可无投不利。腹痛者，固当运气和肝，如香附、乌药、川楝、元胡之属，皆可择用一二。即无痛者，参、术、归、芪、阿胶、杞、地等气血双补方中，亦必加以香砂、青陈皮之属，吹嘘而运化之，始能活泼灵通，补而不滞。否则失之呆笨，非徒无效，且有中满碍化之弊矣。

薛立斋曰：有妇患崩，过服寒药，脾胃久虚，中病未已，寒病复起，烦渴引饮，粒米不进，昏愦时作，脉满大，按之微弱。此无根之火，内虚寒而外假热也。十全大补加附子，崩减，日服八味丸而愈。又有久患崩，服四物汤凉血剂，或作或止，有主降火，加腹痛，手足厥冷，此脾胃虚寒所致，先用附子理中汤，次用济生归脾、补中益气二汤，崩顿止。若泥痛无补法，误矣。

沈尧封曰：崩证热多寒少。若血大至色赤者，是热非寒；倘色紫黑者，出络而凝，其中有阳虚一证。《经》云，阳气者，卫外而为固也。营行脉中，卫行脉外，脉外之阳虚，失于卫护，则脉中之营血漏泄，既出络脉，凝而不流，渐渐变紫变黑。然必须少腹恶寒，方可投温。

【笺正】崩中一证，因火者多，因寒者少。然即使是火，亦是虚火，非实热可比。纵当清热，止有地榆、紫草、柏叶、柏皮、栀子、丹皮之类，择用一二，宜于芩、连者，已不多见。本无纯用寒凉之理，况失血之后，阳气亦馁，更无频服寒凉之法。薛案十全、八味一证，明言过服寒凉，则温补所以治药误，非其本病之果宜于温。但虚热烦渴，不当引饮。薛曰引饮，直是笔下之失检处。其第二先服四物凉血，或已的当，再主降火，以致腹痛肢厥，亦是为药所误。此寿颐所以谓纵使有火，已是阳陷入阴，安得有降之一字可言者也。沈论阳虚一证，谓必少腹恶寒，方可投温，固是认证要诀，然须知其余见证，毕竟可参，脉状舌苔，亦必有据。惟血去既多，气随血耗，真阳往往无权，多有宜于温煦者。温煦之药，乃温和之温，非辛燥大热一类。昔人谓暴崩宜清，可知久崩者不可恣用凉药。否则执呆方以治活病，正以招立斋之讥矣。

崩证极验方

地榆　生牡蛎各二钱　生地四钱　生白芍三钱　黄芩　丹皮各一钱半川连五分　甘草炒，八分　莲须　黑栀各一钱水煎服。

沈尧封曰：一妇日服人参、阿胶，血不止，投此即效。

因伊带多，偶以苦参易芩，血复至，用芩即止；去连，血又至，加连即止。

寿颐按：苦参太嫌苦寒，芩、连必因证而投，不可拘泥。

尧封又曰：一妇患崩月余，余诊时，大崩发晕几脱。是方加人参一钱，服之即定，十剂而安。

寿颐按：大崩发晕，本非人参不可，止用一钱，尚嫌太少。

尧封又曰：一妇患此，年逾五旬，投人参、阿胶不效。一日用黄连五分，甚不相安。一医云，是气病。用酒炒香附、归、芍、丹皮、黄芩、牡蛎、枣仁、黑荆芥各二钱，郁金一钱五分，橘皮一钱，上沉香（磨冲）三分，柴胡五分，棕榈炭八分，煎服，一剂崩止。除柴胡、荆芥、棕炭，数剂食进。复加白术为散，服之作胀，减去即安。

寿颐按：用药必因症加减，乃能活泼灵动。观是案，加连不安，可见前方本非呆板必验之药。人参、阿胶皆有应有不应，视佐使之相称否耳。白术亦非必胀者，惟阿胶非胃纳尚佳，不宜早用。

尧封又曰：一崩证，少腹恶寒，用桂附八味丸，收全效。

【笺正】上方温而不补，再加固涩敛阴，为下焦阳虚者立法，未尝不轻清灵活。然惟气体尚强，略偏虚寒者为宜。若血去已多，亦非正治，且固护亦嫌不及。寿颐治此证，必以介类潜阳，收摄横逆龙相之火，如生龙齿、生牡蛎、生玳瑁之属。俗子每谓一味兜涩，蛮封蛮锁，甚且望而生畏，不知血之所以妄行，多是雷龙相火，疏泄无度，惟介类有情，能吸纳肝肾泛滥之虚阳，安其窟宅，正本清源，不治血而血自止，非强为填塞之法，视莲须、败棕、石榴皮等之酸收苦涩者不同，故取效捷而无流弊。且沉重质坚，纳入煎剂，气味俱薄，非重用不能有功。而无识者见合用至两许分量，又复舌挢不下，传为话柄。耳食者不辨真理，一至于此，真是令人绝倒。寿颐终谓前方牡蛎仅止二钱，难生效力，近人盐山张寿甫，善用萸肉，大剂有至四两者，摄纳肝阳，而峻补肝肾之阴，大有作用，非好奇可比。

王孟英按：经漏崩淋，并由精窍出，惟溺血从溺窍而下。妇女虽自知，然赧于细述。医者少知分辨，往往误治。更有因病汛愆，而冲脉之血改从大肠而下者，人亦但知为便血也，临证均须细审。

【笺正】由精窍出者，时时而下，其人不能自主。从溺窍出者，小溲可以自主，故溺血必随小溲而见，不小溲则无有也。医者能以此辨证，则闺中人虽不能自述，亦可一问其溲便而知之。王又谓有汛愆改从大肠而下者，潜斋治案中确有此一则，然千人之一，不可多得者也。月事隶于冲任，终是理想。孟英于此，难免言之太过。

（《沈氏女科辑要笺正》）

陈筱宝

崩漏三法经验谈

陈筱宝（1872~1937 年），晚清民国时期沪上妇科名医

黑蒲黄散出自陈素庵《妇科医要》手抄本，其方由蒲黄（炒黑）、棕皮（炒黄）、川芎、丹皮、香附（醋炒）、阿胶、当归、地榆（炒炭）、熟地、荆芥、血余炭等组成。原书载：月水不断或忽然暴下，谓之崩中，有因血热者，有因虚寒者，有因内动肝风，怒动肝火者，有因脾气郁结，血不归经者，有因衰弱或劳损过度，气虚不能制约经血者，各按寒热虚实的具体情况而加减运用。如实热则去当归、熟地、香附，加知母、黄芩、黄连；如虚寒则去丹皮、地榆，加人参、白术、炙甘草。倘因过服凉药，致生内寒，或脾气虚寒甚者，少加桂、附，以引血归经。怒动肝火者，去熟地、当归，加柴胡、丹皮、山栀，甚者加龙胆草；瘀血去白艾、熟地、阿胶，加赤药、五灵脂、红花等。书中又载明治疗三法：一曰塞流，二曰澄源，三曰复旧。三法之运用，都以黑蒲黄散为其主方，随不同的症状而异其方法。

所谓塞流，即以止涩固崩，杜塞其放流；所谓澄源，即求其原因，寒者温之，热者清之，虚者补之，实者行之，以正本清源；所谓复旧，即崩止后急用大补气血，以恢复其故旧。要之，治疗崩漏的步骤，初用止血以塞其流；继用清热或温化以澄其源；后用补气补血以复其旧。若仅塞流而不澄源，则病邪不除；若仅澄源而不复旧，则正

气不复。

故本末不易，步骤不紊，其病乃治。陈老对于崩漏的治疗，其初也用归脾，无效，后采用此方，所投多验，其后又在此基础上，更加灵活运用。如果崩者，以此方配合独参汤加童便，大补气血，则所谓复旧，亦不定在崩止之后，凡色脉见虚象者，即配合补剂，应变急剧，随宜施用，此为陈氏掌握了三法命名之义而加以化裁，通过实践而得到的临床经验。

又如妇人经水已断多年，垂老而再行，淋漓如壮年者，陈氏仿魏玉璜之"不补补之"之法。其方是：熟地60g（或以30g炒炭），枸杞30g，白芍15g，枣仁5g，酒炒黄连0.9g。今用于老年月经再行之证，若检验结果非肿瘤患者，治之多获良效。

（据丛春雨主编《近现代二十五位中医名家妇科经验》改写）

曹沧洲

崩漏与带下互见，阴伤并湿热共存

曹沧洲（1849~1931），晚清民国医家

某右 正月间小产大脱血，旋下红血带，经又大至，今每来多而超前，腹胀骨酸，块从少腹上冲，声如以石激水，块攻血下，少寐心悸，晨咳，脘膈胁刺，其胀不一，善移。此皆肝不敛血，乘脾犯胃，病愈沉则块愈盛，血崩虚情，皆属可虑。

鳖甲心水炙，五钱　陈清阿胶蛤粉炒珠，一钱半　生白芍三钱　牛角䚡炭一钱半　煅牡蛎一两　朱茯神四钱　怀山药炒焦，杵，三钱　川楝子炒，一钱半　枯芩炭一钱半　枣仁炒，三钱　厚杜仲盐水炒，三钱　藕节炭五钱　生熟谷芽布包，五钱

此血崩属肝不敛营，厥气上逆，乘脾犯胃之候。故治以鳖甲、杜仲滋水涵木，合牡蛎并增潜镇之功；东阿胶养血止血；白芍制肝扶脾；山药厚土并可固冲；牛角䚡炭凉血止血，兼可益营；黄芩炭、藕节炭凉血止血而下留瘀；枣仁、茯神安神宁心；生熟谷芽助运和中；少佐川楝子者，实效一贯煎之制方之意，且毕竟肝为刚脏，一味镇潜压抑，恐适得其反。

某右 带脉久陷，气营并乏，崩漏带下互缠，遂致气不化湿，湿郁蒸热，少腹满而痛，牵连腿膝，面浮色白，脉虚细而数，近又咳嗽，夜易不寐火升，正气日损，病根日深，延恐喘汗，理之竟非易易。

西洋参　盐半夏　杜仲　甘草梢　丝瓜络　生地炭　败酱草　川断　知母　藕节　生蛤壳　川楝子　淡竹叶　白薇

某右　气不化水，水下血亦随之而来，今午冲晕，较上次为剧，当时恶心嗳气，呵欠并作，左手足时麻且冷，惊惕，手振，脉不敛静。

熟地炭　左牡蛎　紫石英　陈棕炭　制首乌　朱茯神　杜仲　白芍　苍龙齿　香枣仁　台乌药　漂白术

以上两例均属崩漏与带下交见，虚实夹杂之证。但前案属气阴俱损，湿蕴化热，太阴厥阴兼累之证；后者乃水不涵木，疏泄失司，厥阴气逆，水道不利为主。故前者用西洋参益气阴为君；后者以熟地炭养肾水为君。前者并用丝瓜络、知母、蛤壳清肺化痰，竹叶、败酱草清利湿热，半夏燥太阴之湿痰，川断与杜仲补益肝肾，藕节、白薇、生地凉血止血，川楝子兼理厥阴，甘草梢导邪下行；后者则用紫石英、苍龙齿、牡蛎重镇平肝降逆，首乌、参仁、杜仲合熟地则滋水涵木功著，白芍制肝扶脾，白术健脾燥湿，茯神宁心安神，台乌药行气化湿。

某右　腰酸带下经漏，便溏，牙疳肿腐，病绪杂出，当治新急。

青蒿子一钱半　白蒺藜四钱　怀山药三钱　杜仲三钱　桑叶一钱半石决明一两　茯苓四钱　金樱子三钱　川石斛四钱　飞中白一钱半　扁豆衣三钱　六曲三钱　焦麦芽绢包，五钱

此脾胃不足，肝胃蕴热，湿热下注，血不循经之证。方中以青蒿子实热虚热俱能清退之品为君；白蒺藜、桑叶、石决明平肝；山药、杜仲补益脾肾；茯苓、扁豆衣健脾化湿；六曲、麦芽消导助运；飞中白清热解毒，利湿祛腐；川石斛清热生津益胃。脾肾不足，固摄无力为带下经漏，故以金樱子固涩。全方药多而不杂，各得其所。

（《曹沧洲医案》）

程门雪

崩 漏 指 要

程门雪（1902~1972），上海中医药大学原院长，著名中医学家

崩漏，重症也，轻者缠绵成损，重者立致殒生，其治可不审乎。昔人云：崩如山崩，忽然大下；漏如卮漏，不断淋漓。一则横决莫制，一则漫无关防，症见虽有不同，其为血之不守则一也。原其致病之由，有因冲任不能摄血者；有因肝虚不能藏血者；有因脾虚不能统血者；有因热在下焦，迫血妄行者；有因元气大虚，不能收敛其血者；有因宿恶内阻，新血不能归经而下者。因既不同，症亦各异，因其症异，而考其病因，就其病因，而酌为治法，庶几病无遁形，治无遗漏矣。

冲任不摄，须别阴阳

冲任不能摄血者，当分阴阳调治。阳虚者血来必淡，肤容必㿠，唇口不荣，爪甲无色，肢体畏冷，软弱不仁，热之不暖，似无感觉，腰脊酸软，畏寒尤甚，或腰冷加冰，背寒如浸。脉来沉迟而微弱。治分缓急两法：急者，益气以培生阳；缓者，温摄以固下真。以冲任阳虚，本宜温摄下元，固补奇脉。惟症势急者，阳微欲脱，变在顷刻，温摄之品，只能固补于平时，不能挽回于一瞬，若守成方，缓不济急。此时惟有回阳固气，佐以潜降，暂回欲脱之阳，待其气固阳

回，徐图固补。参附、芪附、龙牡、真武，为必用急用之要方也。缓者症虽阳虚，暂无脱象，当宜血肉有情之品为之主，以温肾填精、助阳摄纳之品为之佐。固补奇经，缓图功效，多服久服，自见奇功。血肉有情如鹿角、鹿茸、羊肉、羊肾、膃肭、河车之属；益肾阳填精如苁蓉、巴戟、狗脊、故纸、骨碎补、杜仲、肉桂、茴香之类；摄纳如紫石英、赤石脂、五味、金樱、龙、牡之属。观其病情轻重，进退制方，此冲任阳虚之治法也。

冲任阴虚者，血来必鲜，时时颧红，面白唇丹，外寒内热，热在骨髓，心嘈心热，腹中气冲，食过如饥，舌绛，脉来细数。血去阴伤，阴虚阳亢，涓涓不塞，五液将枯。治非育阴潜阳、凉营清火不可。亦分轻重两法：轻者热重血鲜而多，热重于虚，凉荣清火为主，育阴滋燥佐之。凉营如生地、白芍、桑叶、丹皮、地榆、地骨、青蒿、白薇之类；清火如知母、黄柏、黄芩、黄连、童便之类；育阴如女贞、旱莲、阿胶、天麦冬、鲍鱼之类；滋燥如麻仁、芝麻、柏子仁、鸡子黄之类。待其火热渐平，方能全用育阴之剂，以为善后。重者阴虚为甚，血鲜而少，点滴不绝，皮肤干涩，骨蒸无汗，咽干口燥，鬓发焦枯，舌绛中干，脉细数而涩。阳由阴亢，热自虚来，五液焦槁，津血皆涸。非用大剂滋阴壮水，不能制其无畏之阳光。宜大剂三甲复脉为之主，而以上列育阴诸品佐之，更当复入潜阳摄纳之法，以冀挽回于万一。惟病至此者，每成不救，以其阴液已涸，而复涓漏不除，生者既难，去者不复，虽有神丹，亦奈之何哉。此冲任阴虚者之治法也。

治求肝脾，当审寒热虚实

大抵阳虚者每兼脾土，多见食少不运，大便溏泻诸症，治宜兼温脾阳。阴虚者每兼肝木，多见头晕眼花、耳鸣、心悸诸症，治宜兼清风木。此又一定之理也。况肝为藏血之脏，脾为统血之所，脾为后天，女子又以肝为先天，故崩漏诸症，肝脾亦为紧要之候，肝虚则血不藏，脾虚则血不统也。纯为肝虚不藏者，当分寒热，虚热者，甘酸咸寒补之，如二至丸、丹地四物汤、阿胶鸡子黄汤之类。若兼脾虚不统者，归芍异功散、归脾汤、当归补血汤、圣愈汤之类。

肝脾两虚，藏统失职，治宜并顾是也。更有进乎此者，脾为阴土，肝为刚脏，脾脏喜温而恶凉，病多偏于虚寒；肝脏喜清而恶温，病多偏于实热。每有肝实脾虚，脾寒肝热之症，肝热不藏，脾寒失统，肝实宜泻，脾虚当补者。治既兼乎二脏，尤当温清并进，寒热同投，泻实补虚，温寒清热，少有不合，便失病机。昔人成方如胶艾四物、胶姜饮、侧柏叶汤、黄土汤之类，均为此症化裁。而交加散一方，尤为奇妙，生地凉肝热，生姜温脾寒，一寒一热，铢两悉称。其生地绞汁不煎，尤有深意，煎则凉润性减，不能散生姜之温，而行其清肝之力也。

昔人治崩，热用荆、芩，寒取姜、艾，以为定法，而不知二者合用，尤能立建奇勋。盖夹杂之病多，单纯之症少，故寒热并用者，治效独多耳。

又有肝脾郁结之证，肝郁、木失条达者，逍遥散疏之，脾郁、阴火下流者，升阳散火汤散之。书所谓木郁达之、火郁发之、结者散之是也。火为郁火，升之散之，火遂炎上之性，自不逼血妄行。若见热投凉，火愈下郁，崩愈不止矣。旧论以归脾汤为郁伤心脾之主方，加味逍遥为肝脾郁结之主方，其中均有可议。逍遥燥土升木，能治肝脾郁结，其妙处正在只用升散开发，不用降泄，方与治郁火达发之旨相合。若加丹、栀苦寒沉降，火无上达之期，是愈益其郁，自相矛盾矣。归脾养心和肝，调荣益气，自是要方。惟因郁结而经事不行者，用之极宜，无须更动。若因郁伤而崩漏不止者，则方中木香行气之品，断不可用，血既不止，而通其气，气行血行，当奔驰矣。古人谓归脾之妙，只在木香一味，得补中有行、静中有动之旨。但为闭塞之症而言，若言崩漏，则不能作如是解也。

热在下焦，法取清通

有热在下焦，逼血妄行者，其人平时必经事超前，色必鲜紫，脉必弦数，其症多沸热不断。宜荆芩四物汤加贯众炭、丹皮、藕节之类。荆芥炒黑，清荣止血，极有功效。

热去则血无所逼，漏不止而自止。后以育阴柔肝清荣之品，调理自愈。古人谓暴崩漏宜温摄，久崩漏宜清通。所谓清通，即是热在下焦之症也。其言暴久，亦有分等，盖暴崩亦有宜清者，久漏亦多宜温者，惟当审症施治。大抵宜温摄者，须有虚脱之形；宜清通者，必见热盛之象。久漏不止，而无虚象，则知其漏久不止之故，必别有所因而然。若属虚证久延，必致殒其生命，即不致此，其虚弱之形，在所必见矣。今漏久而不见虚象，当知非虚，既非虚则漏何以不止？推求原理，必属下焦有热，血海不藏，热逼而血妄行也。治此之症，自当清通为法。非谓一切久崩久漏，均可清通，惟久漏无弱象，或久崩服补摄而更剧者，方可用此。此读古人书所不宜拘泥者也。

气虚暴崩，峻补元气，斟酌固涩，育阴潜阳

有元气大虚，气不摄血者，此证暴崩为多，其来极骤，如堤之决，如山之崩，崩至如潮，奔骤不止。崩后气喘汗出，头晕眼黑，面唇㿠白，肢冷畏寒。崩症之血，其色先红后淡，纯至全为黄水。若不

速治，或治不如法，即有喘脱之虞，此崩症之至急者也。盖以血随气行，气升血升，气脱血脱，元气大虚，中气不举，气既下陷，血亦随之。况气为血固，血为气恋，未崩之先，气脱则血无所固，如水无堤，岂能免于横溢，而崩遂成。既崩之后，血脱则气无所恋，如魂无依，岂能助其升举，而崩益甚。以此因缘，连环增剧，苟不为施治，非至阴阳决离，气血两脱不止。治之之法，一则由气虚而成崩，当以补气为主，二则血脱者宜益气，亦当以益气为主。可知参、芪为必需之要药，人参大补元气，黄芪补中，兼益下焦卫气，与此症极宜，惟须多用专用，始有大力。凡治此种大症急症，药贵重贵专，轻则力薄，薄则力杂，均不中病。再当验其兼证，如纯见气血下脱之象者，宜补气为主，佐以升举固涩，升其下陷，涩其下脱也。如补中益气加赤石脂、禹余粮之类，重用参、芪治之。如既有气虚下脱，又兼面赤戴阳，咽干咽痛，脉洪大无根者，宜补元益气为主，育阴潜阳为佐。以血去阴伤，阴虚阳亢，若一味补气升举，与气虚固宜，与阴虚阳亢则不合，且升举为有虚阳上浮者所忌也。如生脉散用人参扶元、麦冬育阴、五味敛虚，颇为合剂，再加花龙（骨）潜恋，则更誉矣。或重用黄芪至数两，而以炮姜、艾叶、侧柏、童便之类佐之，以治此症尤佳。补元气，降虚火，引血归经，面面俱到，每遇重症险象服之得效者，亦一善法也。总之，元气大虚之证，自非峻用参、芪不可。惟须知补气之品，多助气流通，症既滑脱，稍行其气，血必不止。即参、芪亦能行气，不必乌、附、青、陈始然。故每见气虚补气而倍剧者，此则不知药性之理故耳。用时必兼固涩静恋之品，始能得力，而不致反为所用。或佐升提，或兼固涩，或附滋恋并酸收，审症而施，奏效如响。而止血引经之品，如炮姜、艾炭、黑草、棕炭、牛角鰓灰、丝瓜络灰、藕炭、血余灰、釜脐墨之类，亦当佐用不缺。又有熏法、坐法以为外治：如血崩大虚厥脱者，以黄芪十数斤，煎汤置床下熏之,严闭窗户,使气不泄,药气内达,厥脱自回。稍轻能起坐者,则置净桶中坐之,热气上腾,药力亦速。更内服参附、芪附、龙牡回阴潜阳、补元固气之剂,内外并治,亦有得生者。此许胤宗法也。

有恶血阻其新血,积而成崩者,水满则溢,堤涨则决。如《金匮》云:妇人半产后,漏下不绝,唇燥漱水,乃宿有癥痼,续得漏下者。其漏下均为宿瘀阻其生化,新血不得流通,遇瘀而停,日积月累,愈聚愈多,一旦满而外溢,则为崩漏,书所谓"癥不去,血不止"者是也。其人必腹有痞块,其崩必数月一下。痞块者,宿瘀之外征也;数月一下者,以其崩乃盈斗而流,必间数月,始月盈满之可能。若时时淋,则漏卮不塞,断不能盈。不能盈,亦断不成崩也。其治不必治崩,不宜止涩,但当去其宿结,宿积去则血无所阻,新血畅行,按月而下,崩不治而自止矣。此崩因宿积,治宜去瘀者之原理也。轻则桂枝大黄、桃仁承气,重则抵当汤丸、大黄䗪虫丸之类攻之。若素体虚弱,不能用攻,及无坚积不可攻者,倘余症颇同,或未来之先,先有腹痛筋挛,既崩之后,血来成块,色紫者,此气滞血凝,积久成崩,与上所述者大半相同。所不同者,一因瘀阻,一因气滞耳。甚则两目暗黑,肌肤甲错,大类干血瘀象,以气滞则血凝,亦能成瘀也。此不可攻,但当理气,气行则血自调,气不滞则血不停,血不积则崩不成。若用攻瘀,犯其无过,必多遗害。其理以一则由瘀而碍血,一则因气而停瘀。因瘀者其结坚,非攻不下;因气者其结轻,气顺即行。攻瘀者乃破其旧积,非攻其新停之血。以其新积之血,满而自下,无待于攻也。理气者乃防其复积,其已积者已从崩而下,即有余留,亦属易行,行气已足,不必用攻也。其症则因瘀者必见坚凝之象,因气者必有气滞之形。从数月一下,辨其积血成崩,从坚结有无,辨其因瘀因气,思过半矣。

简言之，则因瘀而崩者，重则攻崩，轻者但宜调气。因气而凝者，则无论轻重，均以理气为先。古人谓调经以理气为主，确有深意。

（何时希　整理）

哈荔田

论病审证求于脾肾，塞流须辨寒热虚实

哈荔田（1912~1989），天津中医药大学教授

论病求于脾肾，诊从脉舌穴位

崩漏病证病因多端，病机复杂，常有连锁反应之变，每多气血同病，累及多脏。其间，先天藏精之肾与后天生化之源脾胃，则是病机关键所在。这正如叶天士所说："夫奇经，肝肾主司为多，而冲任隶属阳明，阳明久虚，脉不固摄，有开无阖矣。"治崩漏须首调冲任，而调冲任奇经又必从治脾治肾入手。临床所见崩漏病机虽然多变，患者确实多属脾虚、肾虚之体，即使有寒热虚实之别，虚中夹实之证，治本之举，终当归于脾肾之途。所谓万变不离其宗，当以补脾胃、益肾气为基本宗旨。

对于崩漏的诊断辨证，除注意月经的血量、色、质及其他兼症，尤须重视舌与脉的变化，每将舌象、脉象作为辨证用药的重要依据。崩漏而舌色鲜红，乃病程未久，热迫血行，治当凉血止血；若舌色淡红胖嫩，舌尖见有红刺或瘀点，则为久崩久漏，气血两虚，血瘀脉络，治以益气养荣，化瘀止血；若舌淡白无华，胖嫩而润，又属崩漏日久，命门火衰，冲任不固，治宜温阳益气止血；若舌色淡青，则是

久漏血瘀，即须行血止血。

崩漏证既以虚证为主，故脉也以虚象为多见，即使实证脉象也是虚中夹实。崩漏常见脉象为沉细、沉缓，尺脉尤弱。气血大伤时则见芤脉。阴虚内热时脉见细数。瘀血内停，阻塞经脉则脉见滞涩，或弦细而滞。血热肝郁则见弦数有力之脉。因本病多为本虚标实，虚中夹实，故纯实证之弦数有力之脉并不多见。

崩漏患者的腰骶部多有压痛感觉，压痛点在督脉腰俞与腰阳关穴之间的下三分之一处。崩漏血多时此穴压痛明显，淋漓不断时则呈酸痛感。血止后无压痛者，预后佳；反之如血止后仍有压痛者，则预后不佳，病情易反复，应嘱患者作进一步妇科检查。痛经患者此点也有明显压痛。结合西医检查，凡此点有压痛者，多有子宫倾斜，证明此穴在妇科触诊中有重要的诊断价值。这敏感的压痛点暂定名为关俞穴，在此提出有待进一步研究。

近年来，研究了穴位皮温与崩漏的关系，发现穴位皮温的变化对崩漏的诊断辨证治疗及预后都有一定参考价值。测定穴位皮温，主要选取肝、脾、肾三经穴位。患者在出血期测定太冲、公孙、太溪穴温度，如太冲穴温度高于其他两穴时，即可诊为肝郁化火证；如公孙、太溪穴温度偏低时，即可考虑为脾肾亏损证。在血止后，如穴位温度升高，则预示病情好转；如血止后穴位温度不升高，甚至穴温降低，说明病情如故，甚或加重。说明血止后穴温变化对判断崩漏预后转归也有一定意义。

塞流须审寒热虚实，调经勿忘理气

崩漏之止血，古有塞流、澄源、复旧三法，临床当遵整体辨证观，灵活运用。塞流是急则治标的措施。但止血不宜一味固涩，要根据证情的寒热虚实，来用清、补、温、泻法治之。必须权衡常变，辨证施治。因崩漏多属虚火，实火少见，故清法宜用清滋之品，如丹皮、生地、白薇、炒黄芩、茅根之类，苦寒泻降伤阴之品慎用；温而止之法用于虚寒证，但不宜用辛燥之品，如温阳不宜桂、附，养血不赖归、芎，择用巴戟、狗脊、菟丝及参、芪等温阳益气，水中补火为当；补而止之法用于肝肾脾胃虚弱，冲任亏损之证，滋补肝肾以二至、续断、寄生、山萸、黄精、地黄、首乌、杜仲等药为主，潜纳之品如龙、牡、赤石脂、五味子等亦可酌用；泻而止之法用于气滞血瘀者，治宜活血化瘀，如刘寄奴、赤芍、泽兰、三棱、没药、元胡、茜草、凌霄等。塞流宜重用陈皮水炒墓头回、棕榈炭、炒地榆、山萸、五倍子等。山萸可重用至 15~30g，常可收到满意效果。炭类药虽有止血之功，但不宜堆砌使用。止血药中佐以化瘀生新之品，如刘寄奴、茜草等，能防止留瘀之弊。

　　妇女以血为本，但血与气相互资生，息息相关。二者之中，又以气居主导地位，气为血之帅，气行则血行，气滞则血瘀。故月经失常虽表现为血病，实则与气机紊乱有密切关系。治疗崩漏的各个类型、各个阶段都应适当配合气分药。因气血运行与肝之疏泄功能有关，而调气即调肝，肝气郁滞又会影响脾胃生化之源，所以治疗崩漏加入气分药后，一则可以起推动作用，气帅血行，俾血无瘀滞，一则可以醒脾悦胃，生化之源充盈则病体易复。临床可根据病情选用不同药物，属于轻症者，气机稍阻，可以选用醒动脾胃之品，如佩兰、菖蒲、砂仁等；若肝气郁结较重，并伴有胸胁及乳房胀痛者，可选用疏肝理气解郁之品，如香附、元胡、乌药等；若气滞血瘀之重症即可选用活血化瘀之三棱、莪术、刘寄奴、蒲黄、郁金等。治疗虚证在用补益药同时也应加入一些醒脾理气灵动之品，如沉香曲、砂仁、佩兰等，以使其补而不滞。

吕某 女，19岁，未婚，学生，初诊日期：1983年7月4日。

患者3年来经期紊乱，量色均不正常，经中西药物治疗罔效，曾在市中心妇产科医院诊为功能性子宫出血。近半年来病情加重，经水延期不去，可达迎月。刻诊正值经期，量多，色暗或淡，有块大如鸡卵，伴有心悸、气短，或时眩晕。验血红蛋白58g/L。脉细数，舌质淡，苔薄白尚润。

证属脾肾两虚，冲任亏损，兼有瘀滞。治拟调经养血，固摄冲任，益气化瘀。处方：

紫丹参 15g　茜草 9g　海螵蛸 9g　广寄生 12g　川续断 12g　鹿角霜 9g　刘寄奴 10g　杜仲炒, 10g　山萸肉　三棱片 9g　生黄芪 15g　醋柴胡 9g　五倍子 8g　地榆炒

二诊：服药4剂后，经行量少，色呈暗红，时有小血块。患者自觉乏力，面色不润，纳谷不香。治拟和胃调经法，于前方去柴胡、三棱、丹参，加紫厚朴9g，法半夏10g，杭白芍10g，炒蒲黄9g，水煎服，4剂。

患者服用二诊方药后经水已净，再拟原方加减续服10剂，诸症悉除，血红蛋白上升至98g/L，于8月3日月经来潮，行经6天，量色均可。又以补益脾肾、养血调经之剂投之，以复冲任之损。观察年余未再复发，血红蛋白上升到118g/L。

韩某 女，42岁，已婚，干部，初诊日期：1986年2月10日。

患者月经紊乱16年，于1970年因经期感寒导致闭经2个月，后用中西药物月经来潮，但经期延长，淋漓不断，长达10~20天，量多少不定，间断治疗，时轻时重。1985年7月以来月经来潮量多，色鲜红无块，用纸7~10包。曾2次住院用中西药物治疗罔效。其间曾刮宫止血，病理报告为"子宫内膜增殖症，局部腺体呈腺瘤样增生"。妇检及B超未发现器质性病变，诊为"功能性子宫出血"。患者拒绝手

术而来就诊。刻诊：患者此次月经 1 月 13 日来潮，迄今 20 日余未止，经量时多时少，多则如泉涌，少则如屋漏。血色紫黑，有少量血块，用纸达 20 包余。伴有小腹胀痛，腰部冷痛，心悸、气短、乏力、口干。自述阴道不出血时，则有黄赤带。查血红蛋白 70g/L。诊脉沉细，右关兼有弦象，舌质淡，边有瘀斑，薄白苔。证属肝肾亏损，血瘀气滞，冲任不畅。治拟化瘀达郁，行血止血。处方：

太子参 20g　桑寄生 10g　川续断 10g　醋柴胡　云茯苓 12g　川桂枝 7g　川茜草 9g　乌贼骨 12g　地榆炒，15g　仙鹤草 18g　刘寄奴 10g　山萸肉 15g　金狗脊 10g　丹皮 10g

水煎服，1 日 1 剂。

二诊：患者服药 4 剂，经量大减，色转红，腰腹疼痛亦轻，脉象沉细，关脉已无弦象，遂进补肝肾、养血调经之剂。

川续断 10g　桑寄生 15g　海螵蛸 10g　杜仲炒，12g　五倍子 9g　山萸肉 18g　金狗脊 10g　刘寄奴 10g　生黄芪 18g　地榆炒，15g　当归 9g　鹿角霜 12g　川茜草 9g　台乌药 7g

三诊：上方服 4 剂后，血止，纳谷渐增，体力渐复，惟感腰酸，改服丸剂归芍地黄丸、二至丸缓缓调治。服药月余，自觉服药后症状好转，观察 2 个月，月经周期和量色均复正常。

四诊：患者因过劳暴怒而复发，血初暴下不止，继则淋漓不断，时少时多，色紫暗，有血块，伴有少腹胀痛，腰骶坠疼，胸胁刺痛，脘闷纳呆，脉沉弦而涩，舌质略淡，舌苔薄腻。治拟调理气机、化瘀软坚、顾虚止血之剂。

醋柴胡 9g　制香附 9g　延胡索 9g　醋鳖甲 18g　海藻 10g　昆布 10g　地榆炒，15g　花蕊石 15g　山萸肉 10g　桑寄生 10g　川断 10g　刘寄奴 10g　绵黄芪 20g

水煎服，每日 1 剂。配以丸药小金丹 1 剂吞服。嘱：注意休息，勿急躁，先服 4 剂，如有效可续服 3 剂。

五诊：服药 7 剂后，经量逐减，腹胀已除，自感胸胁已畅，食欲渐振，惟腰骶部酸痛，脉现弦细，苔腻渐退，拟以前法加减。

绵黄芪 20g　桑寄生 10g　山萸肉 20g　川续断 10g　醋柴胡 9g　制香附 9g　地榆炒, 15g　刘寄奴 10g　醋鳖甲 18g　金狗脊 10g　海藻 10g　昆布 10g　茜草 9g　海螵蛸 12g

水煎服。取 7 剂，连服 2 剂后改为隔日 1 剂，丸药小金丹隔日 1 剂。

六诊：服上方 3 剂后，经水已净，尚感疲倦，腰膝无力，有少量黄带，脉现沉缓，舌质润，苔薄。拟更用丸剂徐徐调理。处方：每日上午服化坚丸 1 剂（天津中医药大学第一附属医院自制），每日下午服归芍地黄丸 1 剂，均用白水送下。嘱：感冒时及经期停服，如在经期可服第二诊方。

服药月余来函，谓月经的期、量、色均正常，体力健复，精神大振，验血红蛋白已升至 110g/L。函复嘱：每天上午服 1 剂加味逍遥丸，每天下午服归芍地黄丸 1 剂。随访半年余未见复发，已恢复正常工作。

罗元恺

补益清化，治崩四方

罗元恺（1914~1995），广州中医药大学教授

临证所见，崩漏以脾虚肾虚居多，或虚中有瘀，或虚中有热。脾主统血，肾主闭藏。脾虚不能统血，则子宫之血不按期蓄溢而妄行；肾失封藏，则冲任不固而精血失守，子宫之血便妄溢而不止。血不循经而妄行，易致血瘀，瘀血不去，新血不得归经，瘀血妨碍经隧，又可成为崩漏的一种因素。出血过多，阴液耗损，可因阴血虚而生内热，成为虚热，此种病理性之虚热，反过来也成为迫血妄行之病因。总之，崩漏一证，以脾肾之虚不能固摄为主，其中或兼血瘀，或兼血热，在不同之体质、不同之病程可有不同之兼夹而分别辨证施治。

大抵血崩漏下期间，其病机多为脾不统血，故血走而崩，治则应以补脾摄血为主；若久崩久漏，其病机主要由于肾失闭藏，冲任不固所致，治则应着重滋肾补肾以固摄精血。在发病过程中，兼有瘀血者，应先去瘀以止血；兼有热象者，当先养阴清热以止血，俟瘀去热清，仍当议补以收功。多年运用以下四方治疗崩漏得心应手。

补气摄血汤　适用于脾虚失摄，崩漏不止。

党参 30g　黄芪炙, 25g　生白术 20g　阿胶 12g　血余炭研末, 冲服, 12g　艾叶 15g　乌梅 10g　甘草炙, 9g

补肾固血汤　适用于久崩久漏而有肾虚证候者。

党参 30g　鹿角霜 20g　破故纸 20g　菟丝子 20g　阿胶 12g　川断 15g
姜炭 10g　生白术 20g　杜仲

化瘀止崩汤　适用于内有瘀滞之崩漏。

灵脂炒，10g　蒲黄炒，5g　生蒲黄 6g　川断 15g　荆芥炭 10g　贯众
20g　党参 20g　益母草 30g　鸡血藤　桃仁 12g

清热止崩汤　适用于内有虚热，迫血下行者。

茜根 15g　乌贼骨 15g　地榆 15g　黄芩 12g　女贞子 20g　旱莲草 20g
太子参 30g　生地 15g　麦冬 15g　五味子 6g　陈棕炭 10g

夏桂成

辨证分析局部整体因素
养阴清热化瘀调理胞宫

夏桂成（1931~ ），南京中医药大学教授，国医大师

探析病因病机，明辨局部整体

崩漏之病因病机，必须从整体和局部两方面去探析。整体病变，位于肾，因于阴虚阳搏，气虚或脾虚是因果相干，或称之为继发因素。局部病变，位于子宫，因于瘀热互扰，湿热是继发因素，但要阐明子宫的反馈作用。

一、肾虚为本，气虚脾虚为果

肾的"阴虚阳搏"，是整体病变中的本质因素。在研究崩漏的文献中，特别是近年来的有关资料，无不肯定肾阴阳失衡在本病中的重要意义。肾主生殖，阴精是基础。阴虚阳搏，阳搏者，阳动也，一般作火旺。火旺迫血妄行，自然导致崩漏。青春期崩漏，主要是肾阴阳失衡，通过奇经及胞脉胞络而影响子宫。更年期崩漏较为复杂，既有肾虚阴阳失衡，直接通过冲任胞脉胞络而影响子宫，又有一系列脏腑功能失调，及其所产生的病理物质达于子宫而发病。肾阳亏虚，证之

本也。肾虚精亏无以涵养心肝，心肝气郁化火，下扰子宫血海，或心肝气郁影响胞脉胞络气血运行及正常经血的排泄，胞宫瘀血，因之而生；阴虚及阳，阳虚失煦，气化失职，亦能致瘀；阳虚之后，火不暖土，脾胃不和，气虚则摄纳乏力，血失统摄，加剧子宫出血。此乃更年期崩漏复杂机制之特点。

阴虚及阳，逐渐转入阳虚为主，或者平素脾肾阳虚，则出现虚寒性崩漏，此属阴虚阳搏发展的后果，除少数可见于崩漏早期外，一般多见于中后期。

气虚或脾虚，是大出血的结果，非致病之因也。但倒果为因，不同程度地影响冲任、子宫之约制和固藏，亦不可不知。

二、瘀热交合，乃出血之重要局部因素

局部指子宫而言，子宫受心肾肝脾胃等整体功能的影响和支配，整体病变所产生的火热、血瘀必然到达子宫而发病。子宫的火热、瘀血乃出血的重要原因。子宫包括胞脉胞络，由于阴虚失养，脆性增加，此出血之二也。且本病常与闭经交替发作，其瘀结较久，缺乏阴液之润化，阳气之运化，有类《金匮》所谓之干血，即干性瘀血，不易脱化，故临床上常见反复出血。

出血既久，下元亏虚，湿邪乘虚侵入，蕴于子宫而化热，湿热与瘀血相合，使出血益发难愈。

三、子宫反馈于整体

子宫应藏而反泻者，此崩漏之所由作也。但子宫的藏泻受心肾所主宰，受阴阳消长转化的月节律所支配。心肾之气通而下达，胞脉胞络畅通，子宫即行泻之功；心肾交合，气不下达，胞脉闭塞，子宫即行藏之能。但子宫的反馈作用，亦能促动心肾之间的交合与升降。一

且病变，特别是更年期崩漏，这种反馈作用和变化十分明显。在出血期或前期，所出现的烦躁失眠，烘热激动，乳房胀痛，面浮肢肿，头晕目眩等，均属气血上扰心神所致。因此，调理月经，行子宫正常之泻，上述诸症自然消失。青春期崩漏，出现心神烦躁不宁，记忆力下降等，亦与子宫的反馈有关。临证发现有些崩漏之所以出血增多，乃因子宫有求于心肾，心肾（包括肝脾）气血大量进入子宫而为患。有些患者因瘀血占据子宫，子宫加强收缩，以期排除瘀血，但由于"干性瘀血"不易排除，亦必促动心肾，致耗精血，反使崩漏日久不已。此由局部影响整体也。

临证处理的几点经验

一、坚持主证主因的调治，处理好兼夹证型

本病的主证主因，是肾阴虚夹有血热、血瘀，某些出血较重者，可因血热血瘀之患为主。但血瘀证在临床上很不典型时，极易被忽略。血瘀证的诊断，主要掌握两个重要症状：一是阵发性出血，二是大血块排出。阴虚血热夹瘀，一般均采取滋阴清热化瘀之法，常用固经汤（丸）、四草汤；如血热血瘀为主因者，以清热化瘀为主法，佐以滋阴，选用丹栀逍遥散合加味失笑散，再入二至丸；如果血瘀为主要因素者，宜四草汤合加味失笑散。在具体应用药物时，还要注意到脾胃的运化。崩漏是一个证型错杂、病程偏长的病种，不同的证型，甚至相互对立的证型，可以同时存在。处理的时候，寒热并用，但要注意方药间的协同性，尽可能避免相互间的对抗性。因此挑选清肝温中方药时，不宜影响对立一方的病情，如肝经郁火、脾胃虚寒并存，清肝加剧虚寒，温中促动肝火，如加味归脾汤、越桃散、交加散等。血

热与血瘀相兼，治疗上也有一定的冲突，清热应固经，化瘀要通经，治此之时，须相互兼顾，最好选择具有清热化瘀双相作用的药物，如自拟四草汤。

阴虚日久，损及脾肾阳气者，发为虚寒性崩漏，同样夹有瘀浊，治疗除健脾补肾外，还当化瘀固冲。方选胶艾汤、参鹿汤、震灵丹一类方剂，效果较好。

二、血热夹瘀主以四草汤

根据单方验方创制了四草汤。药用马鞭草、鹿衔草，一般用量需在 30g 左右，如系鲜草，量应加倍；再加茜草、益母草，用量在 15g 左右。本方具有化瘀、清热、利湿等作用，一般适用于血瘀夹血热性崩漏，对更年期崩漏尤为常用，目前已列为我科治疗瘀热性出血病症的常规处方。马鞭草具有清热、化瘀、利湿三大作用，前人说法相同。而鹿衔草之清热作用，与本草书籍记载相反，前人有将其列为助阳药者，有将其归属祛风湿药者。建国初期，曾作为凉性避孕药而为临床所试用，发现本药对崩漏有止血作用。

曾作过单味药的临床观察，证实本品具有清热的作用。在具体应用时，如加入炙龟甲、大蓟、小蓟、炒川断、生地等，止血之效尤捷；如加入黑当归、赤芍、失笑散、制香附、花蕊石、血竭等，对血瘀为主之崩漏，疗效颇佳。但若脾胃虚寒者，当佐健脾和胃之品，以免妨碍脾运而影响疗效。

三、青春期崩漏以补阴化瘀为主

青春期崩漏的特点，亦应补阴化瘀，一般选二至合二甲（炙龟甲、炙鳖甲）再参入加味失笑散。加味失笑散由失笑散、黑当归、赤芍、白芍、血竭、茜草、大蓟、小蓟、制香附、益母草组成，滋阴而不滞瘀，化瘀而不伤阴。瘀血既化，脉络脆性降低，子宫自能固藏。如出血时间很长，反复发作，滋养肾阴，应坚定不移，长期服用二至地黄丸。

若出血太多，或出血时间太长，营血耗伤，阳气亦弱，势必涉及脾胃，以致脾胃不和，甚或导致湿浊内阻者，则滋阴有碍脾运，养血反助其湿，此当法随证变，从脾胃论治或兼治，用参苓白术散、归芍六君汤等。曾治一青春期崩漏，由于出血时间太长，而见肾阴虚、脾胃弱、瘀血停、湿热滞、虚火旺等相互错杂之证候。

陆某 女，16岁。

初潮3年来，月经周期紊乱，反复出血，量多，色鲜红，有血块，或排出较大血块，出血之前，辄有头晕耳鸣、腰酸、烦躁、低热等症，同时又伴纳欠便溏，溲少色黄，面色萎黄等症，脉象细数，舌苔黄白厚腻。既有阴虚火旺，瘀血停结之证，又有脾胃虚弱，湿浊内阻之候，其治既要滋阴清热化瘀，又要健脾助运利湿。方取固经汤、加味失笑散、参苓白术散进退，药用炙龟甲、地骨皮、软白薇、丹皮炭、干地黄、炒五灵脂、椿根皮、碧玉散、炒白术、白茯苓、小蓟炭等。疗效满意，调治3个月，基本痊愈。

四、更年期崩漏重在调理

更年期崩漏的治疗特点在于适应更年期的错杂病机，予以滋肾养阴，清热化瘀，调理肝脾，安定心神等法。当出血量多时，务求塞流，滋阴清热化瘀乃是要法。然清热之法又当详审心火、肝火、肾火，而分别予以清心安神、清肝泻火、滋阴降火。常用固经丸（汤）合四草汤，加入钩藤、合欢皮、黛灯心、莲子心、陈皮、失笑散等清降安神之品（这是治疗崩漏的一大特点）。其次是寒热并用，一面运用四草汤、固经汤，一面又需加入炒白术、陈皮、茯苓、川断、炮姜温调脾胃之品，这是治疗本病症的又一特点。如年届七七，可运用断绝月经之法以达治愈崩漏，此乃更年期崩漏的第三个治疗特点。杨子建曾经指出"治五十妇女……经候过多"，当"竭而止之"。根据肾衰、天癸竭之理论，运用清热凉宫、温阳健脾之复方，即四草汤合二仙汤，有一定的绝经作用。此外，丹栀逍遥散合安老汤或归脾汤，近用于 2 例 48 岁患者，1 例已绝经 1 年，1 例停经 8 个月，说明亦有一定的临床效果。

五、调治子宫清凉补泻，镇静安降

时人治崩漏，皆调冲任，而调治子宫，也有助于较好地控制出血，抑制子宫的反馈作用，亦可减少出血，巩固疗效。调治之法，主要是清热凉宫，镇静安降，其次是补宫、泻宫、暖宫数法。清热凉宫，除固经丸（汤）外，尚需加入紫草、鹿衔草、苦丁茶、地龙等品。大出血时应用龙齿、牡蛎、钩藤、五味子等镇降之品，抑制子宫的反馈，减少出血，很有必要。子宫发育欠佳，或长期出血，宫失所养，必须补宫，对青春期崩漏患者，尤为重要。血肉有情之品，秽浊腥臭之物，都有滋养子宫、帮助发育之功效。

如龟甲、鳖甲、乌贼、淡菜、动物胎盘等与四物汤合用，补宫作用更好。补宫之目的在于藏，有藏则有泻，藏是主要的，且子宫得养，脆性消除，弹性增加，则收缩有力，自能固藏。暖宫，一般在崩漏的后期或某些严重阶段，出现子宫虚寒病变者，运用本法。震灵丹中之紫石英、赤石脂、白石脂、禹余粮以及蛇床子、艾叶、鹿角霜（胶）等，均有暖宫摄血之效。泻宫，是排泻子宫应泻之物，使之荡然无存，以利其藏。崩漏是子宫泻而不藏，但也与其浊之不下有关，因此，泻之未尽，就无以行藏之功。用四草汤、加味失笑散，必要时加入制大黄、炒枳壳、晚蚕沙等，即意在清除子宫残留之瘀浊，泻之使尽，则藏血之功自复。

李 可

崩漏临证心得

李可（1930~2013），山西灵石人，临床家

青霉素过敏后血崩

张翠英 48岁，1984年11月16日初诊。

3日前青霉素过敏性休克，急以毫针刺鼻尖素髎穴，行雀啄术；内关提插捻转约20秒，患者苏醒脱险。（此法救治过敏性休克20余例，最多1分钟脱险。）然暴受惊恐，气短身软不能起床。前日适值经期，遂致暴崩不止，经妇科抢救，仍淋漓不断，邀余会诊。见患者面色苍白，气喘自汗，食少头晕，心动神摇。血色鲜红无块屑，脉沉细弱，舌淡红。此由惊则气乱，恐则气下，脾胃气虚下陷不能摄血，陷者举之。

生芪60g　当归20g　龙牡煅　朱茯神各30g　山萸肉60g　姜炭　三仙炭　红参另炖　灵脂　炙草各10g　柴胡　升麻各6g　鲜姜5片　枣6枚

3剂。

二诊（11月9日）：血止，脉起，食纳好，隐隐头痛不休，此由血脱气陷，血不上荣，予补中益气汤3剂而愈。

138

暴 崩 欲 脱

老七之妻　46岁，1983年6月13日初诊。

因暴崩邀诊。至其家，见患者倚被侧卧，面色惨白，喘汗心悸，四肢不温，口不能言。诊脉右空大，左沉弦，舌淡。暴崩之后，气随血脱，阴损及阳，急固之，予破格救心汤平剂。

山萸肉 120g　红参捣末同煎，30g　煅龙牡　活磁石　附子各 30g　姜炭 30g　炙草 60g

急煎频灌，约1小时许脱险。询之，知患者去年遭伤子之痛，当时适值经期，悲伤忧思，致食少经乱，淋漓不断达10个月之久。妇科诊为更年期功能性出血。悲切伤肺，忧思伤脾，脾肺既伤，中气萧索，不主统摄。日久失治，损及八脉。且五脏之伤，穷必及肾。肾失封藏，故近日崩漏大下，腰困不能转侧。年近五旬，天癸将竭。治崩之法，傅氏女科有安老汤一方，峻补中气，滋培肝肾，当属对证。唯于八脉损伤，气虚下陷欲脱，不甚合拍。拟参照《医学衷中参西录》固冲止崩汤意，合方化裁进治。

生芪　九地　红参　当归　山萸肉　龙牡煅，各 30g　乌贼骨 24g　茜草炭 10g　柴胡　升麻　炙草各 10g　三七 6g　五倍子研末，冲服，1.5g　阿胶化入，15g　盐补骨脂 30g　胡桃 4枚

3剂。

6月21日，老七来告，血全止，精神食纳均佳，腰困大见好转。拟补气血，固肾气，统冲任以善后。

生芪 30g　当归 15g　肾四味　山萸肉　三仙炭各 10g　姜炭 5g　红参另炖，10g　阿胶烊化，15g　炙草 10g　乌贼骨 15g　茜草 6g　龟鹿胶化入，各 10g

上方连服5剂，康复如初，追访7年，健康无恙。

暴 崩 脱 症

王季娥　42岁，1973年9月10日初诊。

中午突然暴崩濒危，出血一大便盆，气息奄奄，四肢厥冷，六脉俱无。厂医注射止血强心针剂无效，现仍出血不止，被褥狼藉。本拟送医院抢救，少动则出血更甚。因拟一方，从血脱亡阳立法，以破格救心汤合当归补血汤为治。

山萸肉120g　附子100g　姜炭50g　炙草60g　煅龙牡　红参捣末同煎，各30g　生芪60g　当归30g　本人头发制炭，冲，6g

2时50分边煎边灌边以大艾柱灸神阙。3时30分血止，厥回脉渐出，黄昏时开口说话，夜1时索食藕粉、蛋糕，脱险。后以大剂补血汤加红参、山萸肉、龙眼肉、肾四味、龟鹿二胶连服7剂始能起床，以红参、灵脂、三七、琥珀、紫河车、乌贼骨、茜草炭、肾四味，制粉服40日始康复，现仍健在，已70岁。

蛮 补 致 崩

马艳芳　30岁，1984年1月12日初诊。

素有"功血"宿疾，赴外地求医，连服芪归、阿胶、生龙牡大剂10余剂。至期不行，腹痛如绞，次日暴崩，一天下血一痰盂。3日后，变为淋漓不断又7日，血红蛋白6g，面色萎黄无华，自汗而喘，心悸，夜不能寐，脉反洪数，124次/分。血脱脉宜细弱，大则病进，恐有气随血脱之变，急固之。

山萸肉100g　生芪30g　当归15g　红参10g　五灵脂研末，吞服，5g　白芍15g　沉香　四炭（姜炭、三仙炭）　炙草各10g　麦冬小米拌炒　五味子各10g　生龙牡粉　活磁石各30g

3剂。

二诊（1月19日）：血止，汗敛喘定。唯觉腰困如折，原方制小其剂，加肾四味各15g，胡桃4枚，以固封藏之本。3剂后诸症悉除。以善后方加价格较廉之鹿茸底座一具，制粉服月余，得以根治。

见血止血为血证大忌，也是医者易犯的通病。治血如治水，一味堵涩，愈补愈瘀，必致冲决堤坝。见效于一时，贻害于无穷。补中兼疏导，引血归经则愈。血证的关键在脾胃，脾主中气，气为血帅，统血而主升；胃为水谷之海，统冲任而主降，为人身气机升降的枢纽。脾升胃降，血循常道。若胃失和降，则诸经皆不得降，气逆而为火，火性炎上，血热妄行，血从上溢则病吐衄。证见面赤气粗，口苦苔黄，脉象数实。此时急以旋覆花代赭石汤加炙枇杷叶30g，降肺胃之气。气有余便是火，气降则火降，血自归经。不可一味苦寒清火，应以顾护胃气为要。脾气不升，则血失所统而下出，而病崩漏便血。症见少气懒言，面色萎黄，甚则苍白欠华，脉多细弱，寸部尤弱。急以补中益气汤重用参芪，陷者举之，峻补其气，加四炭温经止血，红参、灵脂等量研粉吞服益气止血化瘀；用补气升提，下虚者须防"提脱"，加肾四味、生龙牡固肾气。脾气渐旺，自能统血。四炭为治脾不统血要药，平淡中寓神奇之效，百试不爽，颇堪倚重。若兼见出血量多不止，汗多而喘，则是肝气已伤，疏泄太过，不能藏血，急加山萸肉60g以上，敛肝救脱。

血证初期，多见肝不藏血，血热妄行。症见血上溢或下出，势急量多，面赤气粗，暴躁易怒，头晕胁痛，口苦脉弦数。以丹栀逍遥散疏肝之郁，炙杷叶30g清金制木；生地、阿胶，滋水涵木，凉血养血、止血柔肝，赭石降气抑火平木。见肝之病，当先实脾，栀子炒炭减其苦寒之性，又能入血泻火而止血。煨姜易姜炭3g以护胃气，加三七粉6g吞服，止血化瘀而不留瘀，最是血证妙药。若见喘汗，则已虚化，速加山萸肉敛之，以复肝藏血之能。血止，养血柔肝，滋水涵木以治本。七味都气丸，以山萸肉为君，加枸杞子并三七粉蜜丸服。肝脏体阴而用阳，又为"生命之萌芽"（张锡纯），木能克土，若过用苦寒攻伐，损此萌芽，则虚化为脾不统血，病变又深一层矣！善于理肝，则可截断血证传变，实是重要一环。血证在肝、脾二经处置失当，进一步恶化则损及于肾，变为肾不封藏，生命之本动摇。约可分为三型：一为火不归原，上热熏蒸，势急如焚，面赤如醉，白睛溢血，鼻衄，舌衄，吐血，口舌生疮，目赤如鸠，比之实火尤为暴急。以腰困如折，双膝独冷，尿多不渴为辨。乃肾阴亏极，逼龙雷之火上奔无制，以大剂引火汤——九地 90g，盐巴戟肉、天麦冬各 30g，云苓 15g，五味子 6g，加油桂（去粗皮，研粉）3g，小米蒸烂为小丸，药前囫囵吞下，以引无根之火归肾则愈。万不可误作实火而投苦寒、甘寒，否则亡阳厥脱，变生顷刻，误诊误治极多，临证宜慎！二为肾不封藏轻症，仅见腰困微喘，自汗尿多不渴，出血如注，急以大剂补血汤加红参助元气，重用山萸肉 90g 以上，敛肝固肾救脱，加肾四味鼓舞肾气，生龙牡粉固摄肾气，姜炭温脾止血，阿胶 30g、三七粉小量 3g，挽血脱之危，可愈。重症，上型兼见，四末不温或四肢厥冷，神疲欲寐，大汗暴喘，气息微弱，脉沉迟微细，或反见数极无伦，七急八败，一分钟超过 120 次以上，为气随血脱，阴损及阳，阳微欲绝，生命垂危。急投拙拟破格救心汤，以保十全。妇科血证，兼顾八脉，以血肉有情之品河车、鹿茸、龟鹿二胶辈填补肾督，滋养冲任。各型均给予善后方服 1~2 个月，多数可以巩固疗效，终身不犯。

陈源生

明辨开阖气血，权衡补清通涩

陈源生（1897~？），重庆市中医研究院研究员

在多年临床实践中逐渐体会到，治疗崩漏若欲获得较好疗效，必须明了与处理好几个关系：病机认识上，要分清是开泄太过或是固摄无权；是血病及气抑或气病及血。治疗处理上，要掌握好补与清的主次，通与涩等的适应证。立方遣药上，要标本兼治，灵活配伍。血止"流塞"之后，还要"澄源"巩固，促使病人早日康复，防止崩漏再发。概括说来就是：明辨开阖气血，掌握补清通涩，重视澄源善后。

明辨开与阖

崩漏的发生，与开阖失调有关。其机制可大致归纳为开泄太过与固摄无权两类。

月经是妇女的生理现象，常人阴阳调和，开阖得宜，约1个月之谱，冲任充调，按时行经，故无月经过多过久之患。崩漏为血病，血遇热则溢，因热致溢，是开泄太过。而冲任受损，脾气虚弱，中气下陷，血分虚寒等，不能统血摄血，则属固摄无权。二者相较言之，如沈尧封所说，"崩证热多寒少"。临床上因热致溢的崩漏相当常见。

致崩漏之热为虚火。《内经》所说"阴虚阳搏谓之崩"，指出崩证

之因，乃阴虚之热。张山雷说得明白，"崩中一证，因火者多"，他特别说明这种致崩之火"是虚火，非实热可比"。此火乘于阴分，与血搏结，临床上就表现为阴虚血热的证候。

崩漏的虚火常与肝肾阴阳失调有关。肾属水，肝属木，肾主封藏，肝主疏泄。肾水不足，不能涵养肝木，相火亢盛，发生疏泄太过；而肾不能行其封藏之权，冲任因而不固。这种肝肾开阖失司，就表现为阴虚火旺或冲任虚损之证，也是崩漏的病机之一。至于阴虚肾水不足的原因，可约之为三：一是素体阴虚，先天禀赋不足；二因化源不足，脾虚不能运化水谷，以生阴血；三为房劳过度，生育过多，五志化火等。

从上可见，崩漏本质上属于虚证。阴虚肾水不足所致者，其开泄过度系因虚火，固摄无权是阴虚无以行其守护之职。病机在握，临证就能提纲挈领，执简驭繁。

临床上也有因气郁化火，木失条达，肝气横逆，疏泄太过而致崩漏者。解郁清肝，令其条达，即可使阴阳重归于平衡。此与阴虚阳亢，水不涵木者不同，不可混淆。

汪某 31 岁。证属肝郁化火，开泄太过。

数月来，月经超前，十余日一行。经期乳房胁肋胀痛，腰疼难寐。5 日前，月经来潮，经量陡增，服四物汤、温经汤等，血量未减，经血色红。形体消瘦，性急多怒，口干口苦，头目眩晕，溲热便结，脉弦数，左关尤甚，舌苔薄黄。乃体质偏热，肝郁化火，疏泄过度之故。以丹栀逍遥散加减。

当归 9g　白芍 24g　白术 9g　茯苓 9g　柴胡 6g　茜草根 12g　仙鹤草 30g　旱莲草 30g　甘草 6g

服 2 剂，血大减，而溲热便结依然，守方去仙鹤草，加胡麻仁 30g，醋炒地榆 30g，又 2 剂后，血止便调。因腰痛头晕未除，复以柴芍地黄汤加女贞子、旱莲草等滋肾清肝。其后月事如常。

分清气与血

气为血帅，血为气母，血之与气，互相依存，互相影响，不可分离。崩漏虽属血病，与气也有着密切关系。诊治崩漏时，在气与血的关系上，应注意辨别是血病及气，或气病及血。血病及气，是血病在先，气伤在后，重在治血而兼顾气；气病及血，是因气虚不摄，气虚是本，出血是标，当以补气为主，而兼顾血。临证时，不要把二者的主次、因果倒置。

在崩漏迁延不愈，阴血日渐流失的情况下，气无血以附，遂因之而虚，这是崩漏阴损及阳的机转之一。临床特点是，在呈现阴血虚征象的同时，伴有倦怠无力、少气懒言、动则气短、面色㿠白无华等气虚表现。这种病人，往往热随血去，故热象多不著。在临床上，根据气血与崩漏的发病关系，偏于气阴不足者，用养阴益气法，自拟保元二莲汤（党参、黄芪、当归、莲米、旱莲草、甘草）；偏于血虚而无热象者，用圣愈汤养血益气。

气滞而病，血不能独行，可使瘀血发生。气郁化火，则肝气横逆，疏泄太过。二者都可能导致崩漏。但气病及血在崩漏发生上的主要病机，是气虚不能摄血。血之所以畅行于经脉而不外溢，原因之一是靠气的摄护，若气虚不能摄纳护卫，尽管肾气开阖得宜，亦必致血不循经隧，外溢而为崩漏。临床表现：经血暴下，或淋漓不断，质地清稀，色泽淡红，神疲无力，气短懒言，纳差食少，困倦嗜卧，舌淡苔薄白而润，脉细弱或虚大无力。多见于平素气虚者，每因劳倦过度诱发。气不摄血的崩漏，因主要病损之脏不同，临床表现及治疗因之亦有差异。一般习惯上所称的气不摄血，是指肺脾气虚，而以肺气虚损为主，多伴有自汗恶风、易于感冒等肺卫不固表现，及发热、烦渴欲饮、脉洪大无力等劳伤肺脾之气虚表现。宜补气摄血，用加减当归补血汤（黄芪、当归、三七、桑叶），方中黄芪要重用。

心脾两虚，又叫脾不统血，兼有心血不足的惊悸、怔忡、不眠等症状，用归脾汤补益心脾以统血。这种病人往往忧思伤脾、肝气郁滞同时存在。前人称"香附是妇人仙药"，用本方时，将方中的木香改为醋制香附，解肝气之郁结，疗效颇佳。

气病及血中，还有中气下陷一证。特点是：心中空虚，少腹有下坠感，两寸脉弱，或右关浮大无力。此证病在脾肺，以脾为主，亦属气虚之列，乃因血随气陷而下，与前述二者不尽相同。治当补中升陷，用补中益气汤，方中党参、黄芪要重，升麻、柴胡宜轻。兼有郁热者，可用升阳举经汤（补中益气汤加栀子、白芍）。应提及的是，补中升举之法，"利于脾胃之阳虚，而最不宜于肝肾之阴虚"。崩漏因于肝肾阴虚者并不少见，若误用之，恐有拔动根株之变。临证时，要注意识别。

王某 35岁，教师。证属心脾两虚，脾不统血。

体质素弱，沉默寡言，而善思虑。常有惊悸怔忡、睡眠不稳、纳差神疲等症。月经先后不准，量少色淡。近因暑假将临，连夜评卷，突然血崩。心慌心悸加重，更增自汗脘闷不思食，脉细，苔薄白。前医作血寒治，用胶艾四物汤加肉桂，无效。此责之心脾两虚，脾不统血，予归脾汤化裁。

党参30g　黄芪30g　白术12g　当归9g　茯神12g　酸枣仁12g　远志炙，6g　龙眼肉12g　香附醋炒，12g　仙鹤草30g　浮小麦24g　甘草炙，6g

1剂而血减，服至5剂，血止汗收，诸症亦减，惟凤有带下未愈，前方去香附、仙鹤草，加茜草根9g，乌贼骨15g，山药30g，数剂而带亦除。嘱将山药煮粥，加少许炒芝麻，日日服之，双调脾肾，月余后复健。从此月经准时，体重亦增。

权衡补与清

补是滋补，清是清热。补与清，是针对崩漏常见的阴虚血热和阴虚火旺证候而立的治疗法则。鉴于阴虚是本，火热为标，在补与清的关系上，必然是以滋阴为主，清热为辅。

这类病人一般的临床表现是：经血暴下如注，或淋漓不断，色泽鲜红，阴道有热感，头晕目眩，心烦口干，手足心热，或目涩多眵，两颧色赤，舌红少苔，脉象细数，即阴虚与火热兼见。治疗则宜滋阴与清热并用，二者相辅相成，标本兼顾，并行不悖。但阴虚有轻重之分，火热有微盛之异，故在具体方剂的应用和药物的选择上，也就有所不同。常用的处方有奇效四物汤（熟地、白芍、当归、川芎、阿胶、黄芩、艾叶）、知柏四物汤和芩连四物汤。这些方药都是以四物汤为基础，滋养阴血以固其本，补阴以配阳。方中熟地宜改用生地，以增强养阴凉血止血之力。生地、白芍是阴药，量宜重；当归、川芎是阳药，量宜轻。不可阴阳不分，反致温燥耗血动血，助其炎热之势，变生他病。上述三方的区别：奇效四物汤有阿胶助四物补阴血，黄芩清肝热，又辅以辛温的艾叶反佐之，适于血虚较甚，火势不著，肝家有热者；知柏四物汤中的知母、黄柏，长于清虚热、泻相火，阴虚相火亢盛者宜之；芩连四物汤因有用凉血四物汤（生地、白芍、当归、川芎、丹皮、地骨皮），此方丹皮凉血，地骨皮清气分虚热，有气血两清之功，若加胭脂花（注）、仙鹤草等凉血止血之品，效果更好。

应该强调的是，崩漏所见的热象，多系虚火，与实热截然有别，只宜在滋补阴血为主的前提下，酌加清热之品，绝不能本末倒置，过用寒凉药物。否则，脾胃受损，正气难复，或苦寒化燥，阴血更伤，或伤及阳气，成为阴阳俱损之证。即使个别病人热势较著，需用苦寒泻之，仍要以滋养阴血为主，上述芩连四物汤的配伍堪为范例。

田某 30 岁。证属阴虚火旺，血热妄行。

近年来月经超前 7~8 日，有时 1 个月两至，量多色红。此次经血如注，服温经汤、胶艾四物汤及十灰丸等，10 日余不已。其两颧色赤，目眵多，舌红，脉细而数。平素手心灼热，目涩口干，心烦盗汗，小便黄热。系阴虚热扰血分之候，血得热而妄行也。宜养阴清热，凉血止血。拟凉血四物汤加减。

生地 24g　胭脂花 30g　美人蕉根 30g

服 2 剂血止，心烦盗汗、口干、手心热等如旧，舌边瘀点隐约可见。阴液未充，阳无以制，瘀热夹杂其间。上方去胭脂花、美人蕉根，加茜草根 9g，乌贼骨 15g，炒五灵脂 6g，养阴兼理瘀滞。2 剂后，少腹隐痛，随下血块少许，脉转缓和，诸症亦减，终以六神汤（四君子汤加山药、扁豆）加生地、首乌、枸杞等健脾滋肾收功。

临床上，也有血分虚寒，阳不能固而发生崩漏的。患者或为血虚有寒之体，或经期不慎生冷，或病中过服苦寒。平素手足厥冷，纳差喜热，月经错后，量少色淡质清，少腹冷痛，喜温喜按。每因郁怒伤肝，劳倦过度，房劳受损等而诱发崩漏。脉见沉细而迟，舌质淡。清滋绝非所宜，当温经养血摄血。用胶艾四物汤，寒盛加吴萸、炮干姜；气亦虚者加党参、黄芪；兼气滞者加小茴香、台乌。兼有热象，口燥咽干，手足心热者，宜温经汤。

廖某 25 岁，农民。证属血分虚寒，不能摄血。

平日经期错后，经量时多时少，色淡清稀，少腹痛，有冷感。已婚 5 年，未孕育。日前夫妻口角，月经超前而至，暴下如注。诊见面色无华，神疲体倦，舌淡苔白，脉弦无力。伴口干不饮，少腹胀痛，腰痛绵绵。证属血分虚寒而兼气滞，法宜温经养血，佐以调气。胶艾四物汤加味。

阿胶 12g　艾叶炒, 12g　熟地 15g　白芍 12g　当归 9g　川芎 6g　香附醋制, 12g　台乌 9g　小茴香 6g

服药 2 剂，得矢气后少腹胀痛止，血量减少过半，气滞已除。因仍觉精神疲惫，前方去台乌、小茴香、香附，加党参 24g，养血益气，温补下元，3 剂后经净，精神好转。

复以八珍汤加补骨脂、巴戟、鱼鳔胶，补气血，益肝肾，以竟全功。嗣后，月经正常。年余后生一男婴。

斟酌通与涩

通，是指崩漏因瘀血阻络，血不能循经，宜通因通用，以活血祛瘀法治之，瘀去而血自归经，崩漏可愈。涩，是收涩，崩漏正虚较甚，或病久不愈，已成滑脱不禁之势，须配伍收涩之品，增强固护正气、摄纳阴血之力。二者都是治疗崩漏的特殊方法，或称变法。

崩漏产生瘀血的原因，或因于寒，寒则血凝而不行；或因于热，热则煎熬血液成块；或因气滞，气滞则血亦滞；或因收涩不当，血不得行。偏于寒者较多，气滞常为兼见。临床以少腹疼痛为突出表现，疼痛的特点是：痛处固定不移，其痛如针如锥，痛必拒按。血色紫红，间夹血块，血出不畅，时多时少，疼痛常随血块的流出而暂时缓解。伴见目眶黧黑，面色青暗晦滞，舌色不鲜，或见瘀点，脉沉涩或弦紧。治宜活血祛瘀，用桃红四物汤加五灵脂、延胡索。若胁肋胀为肝气滞，加青皮、香附；胸部满闷为肺气滞，加陈皮；少腹胀为血中气滞，常用川芎、延胡索。偏于寒者，加艾叶、棉籽，温经散寒，寒甚加吴萸、肉桂；偏于热者，宜重用生地，加丹皮、栀子、茜草根，清泄热邪。

左某 38岁。搬运工人。证属寒凝血瘀，血不循经。

平素月经愆期，40~50日一行，经行腹痛，常有冷感，经血量少。时值隆冬严寒，劳动淋雨，入夜困倦难支。翌日月经来潮，血量甚多，色泽紫红，间夹血块。少腹疼痛不移，如针刺样，喜热而拒按。就医诊治，予补中益气汤加生地、槐花，出血如故，腹痛有增无减，并觉头昏乏力，手足厥冷，纳少喜热饮。面色晦暗，脉沉弦，舌淡有瘀斑，苔薄白。此寒凝血瘀，阳虚血弱，本虚标实之候，当先祛瘀，温而通之，稍佐养血固本。取胶艾四物汤化裁。

白芍10g　当归10g　川芎10g　阿胶10g　艾叶炒，10g　干姜炮，6g　官桂6g　五灵脂炒，12g　小茴香9g

服药2剂，出血渐少，腹痛已不著。改为胶艾四物汤加吴萸、炮干姜、棉籽，另拟当归生姜羊肉汤加附子炖服，药食并进，养血温经扶阳，加黄芪、当归、砂仁等，健脾益气温阳养血以善其后。

活血祛瘀法还用于防止瘀血停蓄为患。崩漏常有离经之血留着，亦属瘀血范围。瘀血不祛，新血不生，久则瘀化为毒，变证丛生。前人有瘀生百病之说，足以为戒。在治疗崩漏时，对防治瘀血停蓄为患，常须寓治于防。因瘀血发生崩漏者，自当以逐瘀为急务；不因瘀血者，在止血的同时，着重防患于未然。在处方用药上，避免过凉过燥，力求药味平和，切合病情，注意中病即止，勿使过量。在药物选择配伍上，少佐以活血之品，如用四物汤不去当归、川芎，但用量较轻，并适当选用兼有消瘀功用的止血药，如三七、茜草根、血余炭等，有时也于方中加调气药物，如香附之属，气行则血行，调气即所以消瘀。当然，血止而瘀尚未尽者，则可在调理的处方中，酌加行气活血之药。

收涩一法，常用于冲任虚损的治疗。据临证观察，此种患者，或素体精血两亏，或因房劳过度，或生育过多，崩漏前每见腰酸膝软、带下如注等肝肾虚亏、冲任受损征兆。

崩漏一旦发生，经血如注，或淋漓缠绵不尽，色泽淡红，少腹空痛喜按，腰痛如折，膝软无力，耳鸣目干，五心烦热，脉沉细尺弱，或浮大无力，重按则空，舌质淡瘦。治宜滋补肝肾，固冲涩血，方用补肾固冲汤（自拟方：鹿角霜、龟甲、枸杞、熟地、阿胶、鱼鳔胶、龙骨、牡蛎）。若虚甚脉浮大无力，反发热者，宜用龟鹿二仙丹（龟甲胶、鹿角胶、人参、枸杞）加龙骨、牡蛎，峻补督脉，摄纳元气。

病久气虚不摄，渐有滑脱之势，经血绵绵不尽者，当固上摄下，用加味赤石脂禹余粮汤（自拟方：赤石脂、禹余粮、龙骨、牡蛎、党参、黄芪），补气摄血。收涩药物中首推龙骨、牡蛎，可安五脏，益心神，有涩血补益之功，无留邪伤正之弊。还有乌贼骨一药，收涩、活血兼备，涩血而不致瘀，故在临床上亦常选用。

宋某 39 岁。证属肾督俱损，冲任不固。

生育 6 胎，小产 4 次。平日带下缠绵不绝。数月前，血崩暴下，继而淋漓不断，终无干净之日。更医多人，服药罔效。渐至卧床不起，起则血量增多，腰痛难支，眩晕欲倒，心慌汗出。诊见形体瘦削，面色淡白无华，两颧潮红，两目无神，耳轮干瘪，唇淡无泽，舌瘦津干，脉浮大无力。索阅既往药方，不外温补升举，养阴清热，止血涩血之剂。此精血大亏，肾督俱损，乃冲任不固之重症，时有脱厥之虞，非大滋大补大封大固不能奏效，然亦只能取效于万一。姑拟龟鹿二仙丹加味。

龟甲胶 9g 鹿角胶 9g 鱼鳔胶 12g 枸杞 12g 熟地 24g 山茱萸 9g 五味子 6g 山药 30g 龙骨 24g 牡蛎 30g 砂仁 6g

嘱将药浓煎，少量频服，恐胶黏之药，难于运化吸收。另用人参 9g，煎汤，不时口呷少许，以防虚脱。不意 2 剂后，精神稍好，6 剂后血量减少，半月后血止。继以上方随症增损，并参以健脾开胃之品，同时用藕粉、怀山药粉煮之代粥，2 个月余后得康复。

有时血崩暴下，出血特多，瞬息之间，气随血散，每可出现虚脱征象，宜急用独参汤益气固脱。四肢厥逆，阳气亦亡者，急用参附汤益气回阳固脱。盖有形之血难以骤生，补血涩血，缓不济急，而无形之气，亡在顷刻，急当固之，用独参汤、参附汤，方专力宏，挽性命于垂危，不伍收涩药，脱亦得固，为涩法之特殊者。

要之，通因瘀血而用，涩为虚甚而施。无瘀而祛瘀，正气更伤；有瘀而涩血，闭门留寇。通与涩，判然两途，临诊时，要仔细辨识，不要犯虚虚实实之戒。其鉴别要点：少腹疼痛，痛处不移，如针如锥，按之痛剧，舌泽不鲜，有瘀点，脉沉涩，弦紧，为有瘀；少腹不痛，或痛而喜按，脉虚无力，为无瘀。

兼顾标与本

这里所说的标本，是指治疗崩漏时，治标的止血药与治本药物配合应用的关系问题。如果治标的止血药选择配伍合适，也有助于治本。因此，正确选择应用止血药，也是崩漏治疗不可忽视的一个重要方面。

中医强调治病必求其本。而于崩漏一证，在辨证治本的同时，习惯上还配伍止血药治标，如是标本兼顾，可较快止血。

止血药的选用，主要根据药物的寒热属性，在疗热病以寒药、疗寒病以热药的原则指导下运用。有时，也有作为反佐，或只取其止血作用而应用的。常用止血药物中，属寒（凉）性的有：地榆、侧柏叶、茜草根、牛耳大黄、荠菜、胭脂花、美人蕉根；属热（温）性的有：

艾叶、炮干姜、三七、乌贼骨、棉籽；属平性的有：阿胶、鱼鳔胶，有滋养阴血的作用，阴血虚者尤宜；三七、茜草根、血余炭等，兼有活血祛瘀之效，有止血之力，而少留邪之弊，有瘀者亦可用；乌梅、赤石脂、禹余粮等，有收涩作用，病久、无瘀者较宜。

不难看出，止血药虽属治标，但在使用时仍没有脱离辨证施治的原则。因此，在某种意义上来说，在崩漏治疗中配伍止血药，是有助于治本的措施之一。

重视源与流

需要注意的是，止血只是"塞流"，而非崩漏治疗的全部。"流塞"以后，还须"澄源""复旧"，源清而后流洁，方可达到恢复健康、防止崩漏再发的目的。

澄源是对崩漏的善后处理，也是治疗崩漏的一个十分重要的环节。

怎样澄源？陈氏在临床上侧重调补脾胃。出血虽止，崩漏得治，而正气未复。一方面，已失之血需后天脾胃化生补充，另一方面，病后阴阳失调尚未完全恢复平衡，须用药物继续调整，而药物作用的发挥，又必须靠中土运化。故在善后阶段，调理脾胃至关重要。李东垣强调"下血症须用四君子补气药收功"，就是这个道理。四君子汤是补脾的主方，重在补脾气。若脾阴亦虚者，可用六神汤。

通过调整脾胃之后，肝肾阴血仍然不复，或肝肾亏损较著，而脾胃运化又较好者，则以滋养肝肾为主，方如归芍地黄汤、左归饮之类。若不重视肝肾阴阳的调整，崩漏常可再发。调补脾胃与调补肝肾何者为先，何者为后，何者为主，何者为次，或相辅并用，应视具体病情相机而行。

此外，注意饮食，增强营养，保持心情舒畅，防止情绪波动，以及节制房事等，对早日复原亦属必要。

注：胭脂花系紫茉莉之别名，陈氏善用其花，若无花，用根亦可。

（郭铭信　整理）

何少山

温阳止崩固摄冲任

何少山（1922~2003），杭州市中医院妇科主任医师

纵观女科专著，言崩遵循《内经》旨意，从火热论治居多。如《素问·阴阳别论》说："阴虚阳搏谓之崩。"《沈氏女科辑要笺正》阐述："阴气既虚，自主无权，而孤阳乘之搏击肆扰，所以失其常规，暴崩直注。且肝气善于疏泄，阴虚者水不涵木，肝阳不藏，疏泄太过，此崩中一证，所以是虚阳妄动也。"《素问·六元正纪大论》又说："因大温而病血崩。"把血热妄行作为崩证的主要病机，因而明·方广主张"治法初用止血以塞其流，中用清热凉血以澄其源，末用补血以复其旧"（《丹溪心法附余》），亦以热为致崩之因。

余在长期的临床实践中体会到，崩漏之作，因虚寒所致者并非少数，用温经壮阳、固摄冲任以止崩疗效显著。

阳气衰微，冲任失摄

就病机而论，因阳虚致崩的机会较多。

青春少女，若天癸不充，肾气不足，冲经不固，经泛无常，或逢考试，曲运神机，劳脑萦心，耗损心阳，或劳倦伤脾，脾阳不振，心肾阳虚，冲任失摄，胞中之血遂走而崩。

育龄期妇女有素体阳虚者，或因房劳太过，产育不节，损伤肾气，加之人事环境，操劳谋虑，肝气虚馁，冲任虚寒，封藏失司，失血内崩。

更年期老妇机体衰退，喜怒哀乐，七情内伤，天癸将绝，肾气已虚，命门火衰，脾阳失煦，冲任虚寒，固摄无权，故易暴崩失血。

对于平素经血泛多，或崩与漏交替更作，日久不愈，精气难复者，因血去阴伤，气阴两亏，而虚能生寒，戕残肾阳，冲任失煦，则摄纳无权，易成崩证。

有些患者在阴道出血期间，贪食冰水冷饮，冰伏阳气，或过服寒药，损伤脾阳，致使阳虚气弱，冲任虚寒，不能制约经血而血崩。

如果说虚寒血崩仅是崩证的一种类型，那么其他如阴虚阳搏，肝阳亢扰，冲任气虚，瘀血阻经等类型的崩证，一旦发生了大出血，它们的病理机制已不同程度地转归为阳虚型，或阴阳两虚型了。如《女科经纶》引李东垣"血崩日久化寒主升举论"说："前虽属热，下焦久脱，已化为寒，久沉久降，寒湿大胜，当急救之。"就提示了这种转归。因为暴崩失血后，阴血骤虚，气随血耗，热跟血去，阳气阴血均现不足，而呈现一派虚寒征象。即使有热象，亦多真寒假热，乃浮越之虚阳，尤当甘温培本，引火归原。由于血为气母，血亏阳失依附，气血相离，不守本位，阳不统阴，更使血崩不止。

更有甚者，崩中之血，阳气暴脱，卒仆厥逆，生机垂危，张景岳称此为"血厥"。急当回阳救逆，命犹可保；若"用寒凉以止血者，必致败绝阳气，适足以速其死耳"。(《景岳全书》)

温煦冲阳，固摄任阴

温阳止崩，主要通过温肾壮阳，散寒祛瘀，增强天癸、肾气、冲任、胞宫的调节功能，使阳回气固，阴血不致奔脱，起到塞流止血的作用。

1. 温中益气摄血

血脱益气，乃古人之法。《景岳全书》载："血脱等症，必当用甘药先补脾胃，以益生发之气。盖甘能生血，甘能养营，使脾胃气强，则阳生阴长，而血自归经矣。"况且气有余便是火，气不足便是寒，补气有助阳之功效。常用高丽参、红参、党参、黄芪、白术、茯苓、怀山药、甘草、升麻、饴糖等，温中益气，补气摄血，振奋脾阳，生血补血。

2. 温阳补火摄血

阳化气，阴成形。对于崩证阳气大虚，命门火衰者，当求其脏而培之固之，壮阳固气，摄纳阴血。对于阳气欲脱者，回阳救逆，引火归原。常用药有制附子、炮姜、肉桂、淡吴茱萸、高良姜、艾叶、鹿角胶、淫羊藿、巴戟天、补骨脂、甜苁蓉、菟丝子、覆盆子、仙茅等。

3. 温行祛瘀摄血

崩中下血，必然"经脉中已动之血有不能复还故逼者"，而瘀滞冲任，"凡有所瘀，莫不壅塞气道，阻滞气机"。且"旧血不走，则新血断然不生。新血日生，瘀血无处可留"（《血证论》）。同时血者喜温而恶寒，寒则涩而不流，温则消而去之。故选择温性活血化瘀止血的药物是恰当的。常用药有炒当归、泽兰、失笑散、血竭、焦山楂、莲房、参三七、云南白药、熟军炭等。

4. 甘温救阴摄血

崩中失血既多，阴血无有不虚者。阴者阳之守，阴亏则阳无所附，阴精衰竭，阳随而亡。特别是对于阴阳两虚者，更应温煦冲阳，静摄任阴，滋阴不离益阳。常用甘温填精救阴药物，如大熟地、制首乌、阿胶、鹿角胶、龟甲、龙眼肉、枸杞子、山茱萸、大枣等，既滋阴养液，又不克伐阳气。

5. 温敛固涩摄血

久崩滑脱之证，应佐以温敛之品，固涩血海。常用药有赤石脂、禹余粮、龙骨、牡蛎、海螵蛸、牛角鳃、五味子、松花炭、肉果仁炭、石榴皮等，据情酌加使用。

在组合方剂时，应以温中益气和补火壮阳为主。因为失血伤气，阳气虚衰，更使冲经大开，摄纳无权，血崩不止，形成恶性循环。有形之血不能速生，无形之气所当急固，温阳化气则是截断恶性循环之关键，同时针对症情，筛选温通祛瘀、甘温救阳及温敛固涩之品摄取力强，止崩效著。

清·傅山所创的固本止崩汤可谓温阳止崩之典范。方中人参、黄芪、白术甘温益气，振奋脾阳，生血摄血；以味苦辛热的黑姜补火生阳，阳回则气固；以甘微温的熟地纯静救阴；以甘温之当归行血补血。因为单补气则血不易生，单补血而不补火，则血又必凝滞，而不能随气速生（《傅青主女科》）。故药虽6味，却融益气、补火、救阴、化瘀诸法于一方，共奏甘温助阳、固本止崩之功。由于证药贴切，历验不衰，故流传至今，广为应用。

不同年龄，轻重缓急，灵活施治

血崩本身亦有轻重缓急之分，应密切观察症情，根据出血的量、色、质变化，参合兼症舌脉，不失时机地灵活运用温阳止崩之法。

阳虚型崩证患者表现为出血量多，动则大下，卧则势减，色淡质清稀，或如黑豆汁，或夹瘀血片，面色㿠白，面目虚浮，脐腹冷痛，喜暖喜按，形寒肢冷，腰腿酸软，纳呆便溏，昏愦时作，舌淡胖边有齿痕，苔薄白，脉沉细且迟。治当温经壮阳，固摄冲任。

不同的年龄阶段是辨证的重要依据。青春期患者重在温振心脾，固肾止血。育龄期患者重在温养肝肾，固冲止崩。同时，对崩漏日久，气血两亏者，宜阴阳两补，气血双疗。过服寒凉者宜温中祛寒，健脾养胃。风冷客乘胞中者，宜祛风散寒，温胞摄血。

若血崩不止，气失血涵，血无气护时，表现为血量多，动则大下，卧不减势，古人形容如泉流不止无关闭。四肢湿冷，神志昏沉，头仰则晕，心泛作呕，食入则吐，脉芤或沉细小。此乃阴损及阳，阳气欲脱。此时可以血压未降，但厥逆将作。处置过晚，即见阴竭阳亡之势。厥逆危象时，出血虽已减少，但四肢厥冷，汗出淋漓，呼吸低微，脉微欲绝，再做抢救亦难期速效。故在厥逆之前阳气欲脱阶段，就当争分夺秒，以求事半功倍。鉴于中药剂型尚待改革，处方、配药、煎汤、灌服至产生药效时间长，无法适应中医处理急症之需要，加上患者仰首起坐即眩晕，灌服亦常泛恶吐尽，作为权宜之计，常须抢在此前即给予扶阳救逆之剂，可有效地控制病情。

常用方剂

（1）《景岳全书》六味回阳饮：人参、制附子、炮姜、甘草、熟地、当归。

（2）《景岳全书》右归饮：熟地、山萸肉、枸杞、山药、鹿角胶、菟丝子、杜仲、当归、肉桂、制附子。

（3）《医部全录》附子理中汤：制附子、人参、炮姜、白术、甘草。

（4）《傅青主女科》固本止崩汤：黄芪、党参、白术、黑姜、熟地、当归。

（5）《济阴纲目》鹿茸丸：鹿茸、赤石脂、禹余粮、当归、熟地、续断、附子、艾叶、柏叶。"治经候过多，其色瘀黑，甚者崩下，呼吸少气，脐腹冷痛，汗出如雨，尺脉微小，由冲任虚衰，为风冷客乘胞中，气不能固"。

以基本方剂为主，根据病情的轻重缓急，不同阶段，加减化裁。

选药有法，机杼自出

此外，注意对温热性药物的选择、配伍、剂量都应恰到好处。血家忌刚燥，当以柔药和之。故临床多选用性温柔润之品填精养阳，在使用附子、肉桂、炮姜等辛热燥烈之药时，恐其伤阴，须佐以人参、熟地、甘草、山萸肉、鹿角胶、菟丝子、甜苁蓉、枸杞子、山药等，补益血气，救阴兴阳。可以右归饮为例。

对崩后出现潮热见症者，忌用寒凉止血。薛立斋认为："若潮热、咳嗽、脉数，乃元气虚弱，假热之脉，尤当用人参温补。此等症候，无不由脾胃先损，故脉洪大，察其有胃气能受，补则可救。苟用寒凉止血之药，复伤脾胃，反不能摄血归源，是速其危也。"（《济阴纲目》）对阴寒过盛或寒热夹杂之证，也可择些味甘平或性凉的药物，如熟军炭、藕节、侧柏炭、陈棕炭、血余炭、仙鹤草、墨旱莲等，温凉并用，或作为引阳入阴的引经使药。

有些药物炒炭后，可助温阳止崩。如干姜、艾叶、荆芥炒炭后，可制约其辛散之弊；侧柏叶、生地、丹皮、贯众等炒炭后，可消除其寒凉之性；大黄炒炭又可缓解其泄热峻下之猛。然而对于敛涩炭剂当慎用或少用，因炭类药物涩血凝血，不利消除瘀滞。

当经过温阳塞流，阳返气复，崩势减杀，出血停缓之时，则当谨守病机，辨证论治，以澄其源、复其旧，不可一温到底。

陈某 40岁，1982年3月15日初诊。

患者大产 1 胎，人工流产 2 次，平素行经量多。2 月 28 日经水来潮，淋漓不净，迄今旬余，血量反增，昨始出血如注，卧不能动，动辄大下，色质清稀，厂医予凉血止血药加止血针未效，今晨由家属搀扶来院。诊查所见：按脉沉微小，舌淡苔白，脸色无华，面浮睑肿，心悸气短，腰酸倦怠，纳呆便溏。证系崩漏。"人年四十，阴气自半"。失血妄行，经久不愈，真阴日亏，阳气不化，复用寒凉，重伤脾阳，脉证合参，脾肾阳虚，冲任不摄，拟投温补之品急塞其流。

红参 10g　熟附炭 6g　炮姜炭 5g　甘草 5g　清芪炭 20g　白术炒，10g　鹿角胶 12g　补骨脂炒，10g　赤石脂炒，10g　肉果仁炭 6g　血余炭 10g

1 剂。次诊由家属续方，诉药后崩势已减，精神稍振，亦能进食，原方不更，复进 2 剂而方安。

胡某　29 岁，1980 年 1 月 15 日初诊。

患者初潮 17 岁，1971 年始月经过多，当时诊断为"青春期功血"。1977 年 9 月和 12 月曾大出血 2 次，送浙江某医院住院治疗，刮宫示"子宫内膜腺体增生过长"。本月初起经漏不止，血色暗红，近来小腹疼痛阵作，痛则血下，成片成块，块下则快，昨晚骤然崩冲，一度晕厥，今来诊血红蛋白 95g/L。诊查所见：形体肥胖，面色㿠白，四肢湿冷，眩晕耳鸣，脘腹不适，舌淡红边暗瘀点，脉细滑而芤。证属痰湿阻络，清阳不升，瘀滞胞络，血不归经，血去阴伤，阴损及阳。急当扶阳摄阴，祛瘀止血，塞流澄源并举。

别直参 6g　熟附片 5g　炖服。

清炙芪 30g　党参 30g　炮姜炭 5g　炙甘草 5g　血竭 5g　失笑散包，10g　参三七 3g　熟军炭 6g　血余炭 10g　血见愁 12g

次诊：出血量少，崩势停缓，以有腹痛腰酸，原法再进，服后排出肉膜状物，腹痛消失，淋漓减少，精神转振，至第 5 天血净。

何子淮

遏塞畅流，治崩三法

何子淮（1917~1997），杭州市中医院主任医师

病分三证，治以三法

　　临证所见，崩中漏下可为同一病的不同阶段，病情或急或缓，临床表现或崩或漏，两者常互相转化，且又可互为因果，甚至造成病理上恶性循环。本病的发生，是由于冲任损伤，不能固摄所致。《素问·阴阳别论》曰："阴虚阳搏谓之崩。"阳盛之体，邪热灼伤冲任，损及肝肾，迫血妄行，为崩漏的病机之一；巢氏《诸病源候论》有"劳伤冲任"之说，素体不足或劳思伤脾耗气，脾虚不摄，冲虚不固，血不循经，为崩漏的病机之二；另有瘀血阻滞，新血不守，以致离经之血淋漓不断，又为崩漏的病机之三。总之，正如《济生方》指出："六气不伤，七情不郁，荣卫调平，则无壅决之虞；节宣失宜，迎致壅闭，遂不循经流注，失其常度，故有妄行之患焉。"何氏在长期临床实践中，不断认识，不断实践，认为血热、气虚、血瘀三者是崩漏最基本的发病机制。

　　崩漏可概括为血热、气虚、血瘀三证。根据临床观察其规律为：一般青春期的崩漏，多属于虚证（中虚气陷或肾气不充）；壮年体实

妇女的崩漏以瘀证、热证居多；更年期妇女的崩漏又以虚证、热证兼有。

分三型论治的大法是清、补、攻。具体治则，可归纳为遏流、塞流和畅流。血热堤决，救治之法，只能是"热者清之"，抑其沸腾之势，方能遏止外溢之流；中虚气陷，气不摄血，血不循经，采用"虚者补之"之法；胞络瘀阻，取"通因通用"之法，方为治本之术，决不能因淋漓不止而畏惧攻逐，延误病机。遏流、塞流、畅流，各因其用，不可混为一谈。

依法选方遣药是中医临床辨证施治的基本原则之一。对崩漏下血者，欲速止血是医患的共同意愿，但应注意，切勿盲目滥用止血药。血热堤决，治以凉血止血法，抑沸遏流是根本，止血药是起辅助作用。中虚气陷，益气塞流是关键，在升阳益气的基础上，重用止血药是主要手段。而胞络瘀阻，则又是以祛瘀畅流为急务。虽攻逐之后，血下一时更多、更急，但瘀祛胞宫才能清净，则新血得守。临证体验，治血不可专用止血，专事固涩，尤其是炭类药物的应用不能过早，以免离经之血不能畅下，瘀滞之血不能尽去，反生弊端。因此仅对中虚气陷之崩漏，在摄血塞流剂中，多用重用炒炭止血药，以使漏下之血速止。

一、血热堤决

主症：月经先期量多，或大下如注，色鲜质稠，兼有烦躁易怒，或面红、便结，舌红，苔薄微黄，脉来弦数而大。

多由肝气不舒，气郁血结，郁久化火生热，或素体阳盛，喜食辛辣，性情急躁，冲动肝阳，或肾水失藏，阴亏火炎，激动血络，均致冲任伤损，血热妄行。

治疗：平时常凉血清肝，养阴抑沸。药用生地、生白芍、槐米、地骨皮、丹皮、川连、黄芩等。经来崩下宜宁静血海，清流遏流。药用桑叶、炒白芍、荷叶、紫草根、旱莲草、生地炭、元参炭、仙鹤草等。经量减或净后还需养阴敛肝，固守堤防。药用生地、生白芍、玉竹、杞子、阿胶、合欢皮、麦冬、炙甘草等。

二、中虚气陷

主症：外形憔悴，面色不华，食少便溏，或见浮肿，头眩目花，倦怠乏力，二阴重坠，经行量多，色淡，淋漓难尽。

多因素体虚弱，或劳思伤脾，致中气虚衰，气陷血溢。另有禀赋不足、肾气不充之人，尤当注意佐顾。

治疗：平素多服健脾柔肝之剂，使机体统藏有职。药用党参、白术、茯苓、炙甘草、炒白芍、肉豆蔻炭、石莲肉、诃子炭等。经漏不止宜益气举陷，摄血塞流。临证每重用白术、白芍，并加黄芪、升麻炭、松花炭、禹余粮等。下血量少可扶持中阳，引血归经。方选补中益气之属加远志。对禀赋虚弱，肾气不足者，则加用熟地、菟丝子、淫羊藿、覆盆子、补骨脂等益肾补气。

三、胞络瘀滞

主症：下血时多时少，色紫夹块，块下痛缓，常有低热，舌边瘀紫，脉象弦涩或弦数。

多属体虚受邪，寒郁热瘀，或流产（人工流产）后败瘀未净，或产后、经期行房，胞络冲任损伤。

治疗：月经时多时少，淋漓不尽，宜活血化瘀，疏通气血。药用当归、赤芍、白芍、大蓟、小蓟、艾炭、元胡、丹参、川芎等。下血甚多，夹块腹痛，宜荡涤胞络，散瘀畅流。药用血竭、制大黄、马齿苋、血余炭、椿木花、川芎等。净后又当正本清源，养血调经。药用当归、炒白芍、艾炭、藕节、仙鹤草、制大黄等。

对于子宫内膜异位症引起的崩漏，按癥瘕论治，在近 3 年的临床实践中，取得较为满意的疗效。拟方暂名"内异崩漏解郁生新方"，以冀解郁清泄腑热，荡涤实邪，使胞宫平复，血流正常。方药：

生芪 20g　制军 10g　龙胆草 9g　丹皮 15g　半枝莲 10g　川连炭 5g 川柏炭 5g　荠菜花 12g　马齿苋 12g　蒲公英 15g　鱼腥草 20g　生甘草 6g 瓜蒌仁 12g　血见愁 15g　莲房炭 10g

有块加血余炭 10g，痛加红藤 20g。

本方适用于子宫内膜异位症的出血阶段，使郁热得散，胞宫清净，内外通达，无瘀可积，血自归经。曾用于重型子宫内膜异位症血崩 20 例余，均免于手术之苦，疗效满意。

冯某　女，40 岁，1978 年 5 月 25 日初诊。

因宫颈糜烂，于 1976 年用电灼治疗，嗣后经来量多，淋漓不尽，或多或少，时下时止，已历 2 年，久治无效。气血日耗，面色憔悴，精神萎靡，头昏懒言，四肢乏力，纳少寐差，苔薄，脉细。证属脾虚气弱，血不循经，先拟益气摄血法治之。处方：

黄芪炙，15g　焦白术 15g　鹿衔草 15g　小蓟炭 15g　白芍炒，30g 淮小麦 30g　牡蛎煅，30g　丹皮炭 9g　升麻炭 9g　乌梅炭 9g　狗脊炭 12g　甘草炙，4.5g

复诊（5 月 29 日）：经行 6 日，量仍甚多，血未归经，血海难固，再拟益气固涩，摄血塞流。处方：

黄芪炙，9g　松花炭 9g　小蓟炭 9g　升麻炭 9g　肉豆蔻炭 9g　鹿衔草 15g　旱莲草 15g　血见愁 15g　白芍炒，15g　焦白术 15g　藕节炭 30g

三诊（6 月 1 日）：二进益气摄血塞流之剂，精神振作，经水似有循经之势，仍以原意扩充。处方：

党参炒，15g　怀山药 12g　黄芪炙，9g　肉豆蔻炭 9g　小蓟炭 9g 焦白术 18g　红枣 15g　仙鹤草 30g　淮小麦 30g

四诊（6月5日）：经量日渐减少，今日已净。虽血海已守，但因气随血耗，仍宜益气固守。处方：

黄芪炙，9g　升麻炭 9g　松花炭 9g　乌梅炭 9g　禹余粮 9g　怀山药 12g　旱莲草 12g　白芍炒，15g　红枣 15g

患者素体脾虚气弱，运化失司，统摄无权，淋漓日久，气血益耗。初诊用益气固涩之剂，漏势未减，后摄血塞流继之，经血得以循经而漏止。鹿衔草醋炒为散，乃一乡间老草药医治崩漏的验方。临证体会，不经醋炒，疗效依然。松花粉为一位已故老中医治疗崩漏的常用药，临证应用，每炮制成炭，健脾固涩之功尤佳。本例崩漏，虽三诊之后，漏下得止，但终因久病根深，暂效易得，巩固困难，故调理善后不可疏忽，四诊之治，即其意也。

金某　女，16 岁，1978 年 10 月 19 日初诊。

患者初潮 14 岁，每次经来量多，色淡质稀，一般均需十天半月方净。妇科检查未见异常。血红蛋白长期低下，仅 65~85g/L。面色不华，头昏力乏，并兼腰酸脚软，经后带多质清，精神萎靡不振。今适经来，舌淡，苔薄，脉来细弱，肾气不足，冲任不固，治宜补肾益气摄血。处方：

熟地炭 12g　黄芪炙，12g　党参炒，12g　焦白术 12g　枸杞子 12g 怀山药 12g　川断 12g　藕节炭 15g　玉竹炒，30g　甘草炙，5g

复诊（10 月 26 日）：上方初建功效，经来 5 天即净，精神略为振作，经后带下仍多，继续益气补肾治之。处方：

党参炒，12g　黄芪炙，12g　熟地 12g　狗脊 12g　川断 12g　焦白术 9g　怀山药 15g　玉竹炒，15g　甘草炙，5g

患者禀赋不足，肾气未充，命门火衰。治以熟地、枸杞子、怀山药、川断补肾填精。脾为后天之源，先天肾精必赖后天水谷之精微不断补充，故以参、芪、术、草以益气健中，俾脾气旺盛，生化有源。本例患者初诊应手，复诊仍以原法巩固。对于素体亏虚之人，短期药治难取长远效果，故以后每于经行之际，嘱以调补之品服用。1979年月随访，患者月经情况尚好。

姚某 女，37岁，1974年8月25日初诊。

生育第二胎，又行人工流产术2次（末次于1972年12月），以后渐见经来量多，夹块，作痛。曾用中西药物治疗可取一时效果，停药后仍复原样。行经拖延十余日，有时净后带来夹红。妇科检查：诊为子宫内膜增生症（不规则成熟）。本次经行第2天，量多，小腹按之痛，血块大，色紫褐，舌边紫暗，脉来弦涩。此属瘀热蕴滞下元，治宜活血化瘀，荡涤胞络。方用自拟血竭祛瘀生新汤。处方：

血竭4.5g 大黄炭9g 元胡9g 楤木花9g 血余炭9g 赤白芍各9g 失笑散9g 丹参15g 当归炭24g 藕节30g

复诊（8月27日）：药后块下更多，腹痛时或减缓，仍以祛瘀生新继进。处方：

血竭9g 大黄炭9g 小蓟9g 地榆9g 当归炭15g 白芍炒，15g 仙鹤草30g 藕节30g 甘草炙，6g

三诊（8月31日）：服药块下仍多，血量减少似有净状，按之腹不痛，精神也转佳。块下痛除，瘀阻已去，继以养血调冲。处方：

当归炒，15g 焦白术15g 补骨脂15g 白芍炒，12g 狗脊12g 党参12g 黄芪炙，9g 怀山药24g 川断24g 甘草炙，6g

四诊（9月19日）：经期已有来潮之感，慎防量多崩下，再以养血调冲观察。上方去党参、黄芪、白术、山药、补骨脂，加丹参、仙鹤草各15g，艾炭2.4g。

五诊（9月22日）：服药2天，经来量不甚多，未见块下，色鲜红，无腹痛，仍以益气养血调经巩固。处方：

党参 15g　黄芪炙，15g　焦白术 15g　旱莲草 15g　白芍炒，24g　侧柏叶 24g　丹皮炒，9g　甘草炙，6g

依据经来量多夹块，少腹作痛，舌紫脉涩，中医辨证为瘀热下滞，胞络瘀阻。采用荡涤胞络之剂，着意攻瘀通络，俾宫净道平，流畅新生。针对瘀滞，临证多用血竭、制大黄、丹参、赤芍、樕木花、失笑散等功专力猛之品。以血竭伍制大黄，一攻一下，直捣病所，为众药之主帅。大黄取炭，又取其逐瘀下血，而攻中有守，不致一泻千里，不堪收拾。初诊后块下痛未止，则示瘀行尚未尽，复诊依法继进，待瘀去痛除，三诊转为养血调冲，及时扶正。四诊、五诊均作巩固性治疗，为谋求长远疗效而已。

崩漏后常见诸症的治疗

一、心悸

失血过多，耗伤阴血，血不养心，以致心悸、怔忡、惊怯、恍惚、失眠梦扰等。另有面色不华，指甲苍白，肢倦无力，舌质淡白，脉细等，也是心血不足之状，治宜补养气血，宁心安神。

钱某　女，17岁，学生。初诊1978年11月17日。

14岁初潮，一直量多，净后带下。消瘦，纳谷不香。近2个月参加劳动，适值经转，量多如崩，10天未减，经调补固摄后，血已见止，心悸恍惚，面色苍白。舌淡脉细沉。治宜调补气血，佐以安神宁心。

党参 12g　黄芪炙，12g　白芍炒，12g　桂圆肉 12g　莲子肉 12g　焦白术 12g　淮小麦 15g　丹参 15g　龙齿 15g　当归 9g　橘络 6g　远志 6g

甘草炙，6g　红枣 10 枚

二诊：5 剂后心悸恍惚好转，睡眠宁，精神复。续服 7 剂，舌质转华。再以补肾益气。

党参 15g　黄芪炙，15g　焦白术 15g　黄精 15g　熟地炭 15g　枣仁炒，12g　茯神木 12g　甘草炙，5g　陈皮 3g　红枣 10 枚

三诊：服药 10 剂后，月经又复来潮，量已减少，再拟益气固摄。

黄芪炙，24g　党参 12g　焦白术 12g　熟地炭 12g　仙鹤草 30g　鹿衔草 15g　藕节 15g　远志 5g　甘草炙，5g

服药 5 剂，月经 7 天净，精神已振，纳眠皆佳，用归脾丸以善其后。

二、腰酸浮肿

崩漏后，腰酸痛，头面浮肿，皆因出血过多，肾阴肾阳俱虚，而偏于肾阴虚者为多，治以滋补肾阴为主，酌加补肾阳之品，使肾之阴阳保持相对平衡。

贾某　女，38 岁，1978 年 9 月 14 日初诊。

生育 2 胎，人工流产 2 次，后操劳过甚，月经逐月增多。近因睡眠不宁，临卧时黄酒砂糖冲服，经来如崩，服参三七等血止，但腰坠作痛，面色㿠白而浮肿，舌胖脉细。此气血双虚，治宜益气补肾。

党参 30g　菟丝子 30g　黄芪炙，24g　焦白术 15g　怀山药 15g　鹿衔草 15g　川断 12g　阿胶珠烊冲，12g　白芍炒，12g　狗脊 12g　生熟地炭各 12g　甘草炙，5g

二诊：服 5 剂后，精神渐佳，浮肿已退，腰部酸坠好转，再以原方出入。

党参 15g　黄芪炙，15g　焦白术 15g　狗脊 12g　生熟地炭各 12g　杜仲炒，12g　川断 12g　桑寄生 12g　枸杞子 12g　升麻 9g　甘草炙，5g

三诊：服 7 剂后，腰部坠痛消失，原方去升麻加炒白芍 12g，续服 7 剂。次月月经量减，净后腰痛未作，原法调理而愈。

三、眩晕

崩漏后，耗伤气血，气虚清阳不展，血虚脑失所养，故有头晕目眩等症，治宜补养生化。

周某 女，30 岁，农民。1979 年 3 月 17 日初诊。

生产过多，气血失和，月经不调，经来如崩，拖延时久，净后带下如水，头晕而旋，手足发冷，神志淡漠，懒言倦怠，唇舌淡，脉沉细。治拟促生化，补气血。

边条参另煎，冲，15g 焦白术 15g 怀山药 15g 桂圆肉 15g 丹参 15g 黄芪炙，24g 扁豆炒，12g 茯苓 12g 枸杞子 12g 甘草炙，6g 红枣 30g

二诊：服 3 剂后，精神转振，诸症悉减，拟调补气血，滋养肝肾。

党参 30g 黄芪炙，24g 枸杞子 12g 玉竹 12g 白芍炒，12g 首乌 12g 狗脊 12g 桑椹子 12g 生白术 12g 远志 6g 甘草炙，5g

三诊：服 7 剂后，眩晕消失，胃纳睡眠均正常，原意加减巩固之（方药略）。

如眩晕，汗出过多，肢冷，有血虚气脱之象，当用参附以固阳救脱。

四、阴中痛

崩漏后阴中痛为胞络受损，治宜温煦胞宫。《竹林寺女科》载："经来吊阴痛不可忍，经来时有筋二条，从阴内吊至乳上，痛不可忍，身发热，宜川楝汤。"此为肝郁气滞之证，与崩漏后之阴中痛有原则区别。

孙某 女，40 岁。初诊 1978 年 11 月 11 日。

近 5 年来经量多，净后阴中坠痛长达 1 周，内检无器质性及炎症病变。证为出血过多，胞络受损，气虚下陷。治当补中益气，温煦胞络。

党参 30g　炙芪 15g　焦白术 15g　狗脊 12g　川断 12g　刺猬皮炙，12g　白芍炒，12g　熟地 12g　升麻 5g　甘草炙，5g

二诊：服 5 剂后，阴痛已愈。原方加当归 30g，嘱每潮经后服 5 剂。

五、自汗

久崩久漏后，心阳虚不能卫外而自汗，肾阴衰不能内营则盗汗。尤其暴崩下血后，血从下脱，阴不敛阳，阳气外越，则大汗淋漓，动或饮膳之时汗自下。补气固表，益气养心。

吴某　女，36 岁，工人。初诊 1979 年 3 月 16 日。

平素体质虚羸，倦怠乏力，入夜盗汗，今春人工流产后，恶露淋漓，时断时续 2 个月余。1 周前血下如崩，2 天后转少，漏下色淡如水，动则自汗淋漓，头晕心悸，夜寐不安，脉细。检查无异物及炎症。治宜养心神，益气固表。

青龙齿 15g　黄芪炙，24g　焦白术 24g　白芍炒，12g　党参 12g　远志 6g　防风 6g　泽泻 6g　五味子 6g　鹿衔草 9g　淮小麦 30g　附子 3g

二诊：服 5 剂后，汗止。原方去防风、泽泻，加炒枣仁 12g，炙草 5g。

三诊：服 7 剂后，偶见心慌。再拟滋阴、宁神、益气。

生熟地炭各 12g　枣仁炒，12g　枸杞子 12g　茯神 12g　黄芪炙，12g　焦白术 12g　远志炭 6g　红枣 10 枚　白芍炒，15g　淮小麦 15g　甘草炙，5g

四诊：服 7 剂后，月经来潮，量如常，诸症瘥。以益气调冲善后

（方药略）。

从以上常见诸证治则来看，血脱者益气是治疗原则。有形者为血，无形者为气，无形之气能摄有形之血，故气能统血。有形之血不能自生，生于无形之气。所以救血脱而致诸症者，乃宜先益气，无形之气增长，始能统摄有形之血，气血和平，诸症臻康。

重视生物节律学说

《妇人良方》用参附汤配合枣水煎服，对于阳虚暴脱，手足厥冷，正气大亏，头晕气短，汗出脉微，甚或精神恍惚，额汗喘急，脉微欲绝，奄奄一息之证，是一个大补大温、补气回阳的方剂。使用在暴崩危在顷刻者，常有明显疗效。历代医家都给予高度评价。上方曾用于74例暴崩患者，获理想效果的45例，占60.1%，尚有29例疗效不理想，占39.9%（近似）。

岳氏认为生物钟的周期性与中医学阴阳学说中关于十二时辰、二分（春分、秋分）、二至（冬至、夏至）的论述比较相似，相互吻合。子午与二至是阴阳交替之时，卯酉与二分是阴阳平衡之际。

如果注意到这些时令变化，就能测度阴阳的消长与平衡。临证宗岳氏之论，在处理暴崩时，问诊追溯出血时间（即暴崩之时），把深夜至清晨出血者，定为阳气虚，无力摄持阴血，采用参附治疗（红参15g，附子炭9g），煎成浓汁服。临床31例暴崩，仅有2例效果不理想，其余29例均在2~3小时内出血减缓，出血量显著减少，直至出血暂止。在白天出血的，经常用参枳汤（红参15g，枳壳30~50g）治疗，因重用枳壳对子宫脱垂有一定疗效，故采用之。王好古论述枳壳时说："枳壳主高，高者主气，合参补中益气升阳，使血益气固而引血归经。"临床应用11例，10例获理想效果，不理想的仅1例。

马　志

清肝补肾治崩漏

马志（1911~1992），长春中医药大学教授

崩漏的病机与心包络、命门、冲任、肝肾等的关系较为密切。如《素问·痿论》说："悲哀太甚则胞络绝，胞络绝则阳气内动，发则心下崩，数溲血也。"《难经·三十九难》说："命门者，精神之所舍也，男子以藏精，女子以系胞，其气与肾通。"又如冲为血海，任主胞胎，肾开窍于二阴等等。在这些脏腑之中，"胞络"和"命门"与崩漏关系尤为密切。包络是心的外卫，代心表达喜乐；命门附着于肾，连系女子胞宫，关系着经带胎产。当人的情志一旦悲哀太甚，不得愉悦抒发，则包络阳气抑郁内动，久之，则包络之阳循任督二脉下移命门，携同命门之火，促使相火妄动，波及胞宫，导致崩中漏下。

对崩漏病机，一般来说，患者先有将息失宜，起居失节，或悲哀太甚，抑郁不伸，引动包络阳气内动，阳动则耗损心营肾水，以致心肾阴虚，不能镇守包络命门之火，导致肝、胆、三焦、包络之相火妄动，造成机体内发生"风动、木摇、火燃、水沸"之势，风火相煽，疏泄于下，热迫血海，损伤阴络，乃为崩漏。如果把崩漏的病机概括为一句话，那就是"阴虚阳搏谓之崩"。因此选用酸苦凉涩和炭药来治疗。

常用药物，主要有酸味收敛的白芍、乌梅；苦味寒凉的黄芩、黄

柏、生地、椿皮、地榆；疏风升发的荆芥穗；固涩的赤石脂、破故纸、白果等。生地、地榆、椿皮、乌梅、芥穗等味炒炭存性，以加强吸着止血作用。以上述诸药组成酸苦涌泄为阴、止涩固脱的方剂。

从崩漏的发生发展和形成过程来看，大体有前后两个阶段：在将息失宜，悲哀抑郁，包络阳气内动，还没有达到引起流血的时候，是崩漏病的前期阶段；发展到热迫血海，疏泄于下，封藏不固，出现崩漏的时候，是崩漏病的后期阶段。这两个阶段中，后一个阶段的相火妄动，疏泄于下，心肾阴亏，封藏不足，是崩漏病的主要矛盾。在主要矛盾里面，相火妄动，疏泄于下是矛盾的主要方面；心肾阴亏，封藏失职，是矛盾的非主要方面。

解决主要矛盾的方法，用荆芥穗顺肝之性，升发下疏的肝阳之气，用白芍、乌梅、椿皮、白果、赤石脂、地榆等酸苦凉涩逆肝之性，清泄肝火收敛肝阳。针对矛盾主要方面的相火偏盛，疏泄太过，所以采取少用升发，重用涩敛，着重解决矛盾的主要方面。这些药物同属于酸苦涌泄为阴之类，不仅能清泄肝火，涩敛肝阳，同时利用酸苦涌泄为阴的功用，对滋阴补肾凉血，解决非主要矛盾的女贞子、山药、侧柏叶、生地等还能起到加强补阴的作用。若病人上焦有气虚倾向者，可于上方中酌加黄芪；若下焦有阳虚倾向者，可酌加鹿胶、炮姜。

对"塞流""澄源""复旧"治崩三法，应当同时并用，不应分而用之，特别是初、中期两法绝不能分用。用塞流止血以治其标，澄源清热以治其本，必须标本兼施才能达到止血的目的。在补血以还其旧的时候，要因证选药，慎用温药，以免引动肝火。

崩漏出血过多而兼有腹痛者，是否可以塞流？据临证体会，崩漏出血多腹痛，常常是以养血而止痛，故不必拘泥腹痛是"瘀血未尽"之说。

郭某 38岁，保管员。1973年4月19日初诊。

自述半年来经水不调，周期不定，每次行经十余天，血色红或深红，量多夹有较大血块，腰痛，小腹痛，下血块后腹痛稍减，手足心烦热，纳呆体倦。经西医妇科诊断为功能性子宫出血。本月8日经净，17日又开始流血，至今不断。心悸气短，夜寐多梦，口干不喜饮，二便正常。舌质淡红，苔黄白薄腻略干，脉沉取弦细有力。证属肝郁化热，疏泄于下，肾阴不足，封藏失职。拟用清肝补肾，凉血固涩法。以二至丸、四生丸、惜红煎等方加减。

当归15g　白芍25g　旱莲草15g　女贞子15g　首乌25g　生地25g　赤石脂15g　补骨脂15g　荆芥炭15g　地榆炭20g　侧柏炭50g　乌梅炭25g

以当归、白芍、生地养血清肝；首乌、女贞子、旱莲草滋阴补肾；赤石脂、补骨脂、乌梅炭固涩下元；荆芥炭、地榆炭、侧柏炭祛风凉血。

二诊：服药3剂后，血量大减，仅有少许粉红色分泌物，余症同前。投原方减补骨脂3剂，因补骨脂虽有固涩作用，但嫌其性稍温故去之。

三诊：服药后血已干净，腰腹痛已消失，纳增神爽。但有时仍多梦，白带较多。舌质红，苔薄白微黄，脉沉弦滑，较前有力。处方：

当归15g　白芍25g　生地15g　首乌25g　女贞子15g　旱莲草15g　乌梅炭20g　赤石脂20g　柏子仁15g　夏枯草25g　茵陈10g　盐黄柏7.5g

3剂，水煎服。

风平血止，故减升发之荆芥炭，加入茵陈、盐黄柏以加强清热坚阴，以夏枯草解郁，柏子仁安神。

裘笑梅

崩漏的辨治说要

裘笑梅（1911~2001），女，浙江省中医院主任医师

崩漏是妇科常见病之一，历代记述颇多，但古代由于社会的限制，不能做阴道检查，以至于不能辨别是否属器质性病变，如宫体癌、宫颈癌、子宫息肉、子宫黏膜下肌瘤等。下面所述的崩漏是指月经过多、淋漓、流产及产后出血诸证。

崩者脏腑损伤，漏者劳伤气血，均为冲任二脉受损之故。常见原因有肾阳虚衰，血海失固；心气下陷，气不摄血；肾阴亏损，血热偏亢；肝不藏血；郁怒伤肝，气滞血瘀；脾阳不振，脾湿不化，湿热下注；脾不统血等。诸种因素均可导致心、肝、脾、肾脏腑功能失调，冲任受损，发生崩漏。

崩漏的辨证，除询问有无腹部胀痛外，还须观察血量之多少，血色之紫淡，血质之稠稀，再参以全身症状及脉舌的变化，以辨其虚实寒热。不可拘一家一派学说，而应随病因主证处方。临床虽有气虚、血热、阴虚、瘀积诸证之分，治疗时均以止血为目的，惟立方用药各有侧重而已。掌握病变的不同阶段，分别施以不同的方法，如塞流、澄源、复旧三个步骤，或效法唐容川提出的止血、消瘀、宁血、补虚四法。

治疗崩漏，调理脾胃是首要环节。盖脾胃居中，为气机升降之

枢纽。若脾胃不健，则气机升降失其常度，气不顺，血不安，则循环失常。再则，脾胃为气血生化之源，崩漏止后，更需调理脾胃以资化源，巩固疗效，以防复发。

补养肝肾是治疗崩漏的重要措施之一。因冲任二脉隶于肝肾，肝肾亏损则冲任失养，气机失调，因此，补养肝肾，即是调养冲任。

气为血帅，血随气行，气调则血循常道，气乱则妄行无度，气充则摄血有权，血液自无下溢之变，气畅则血液流通，瘀血自消，故调气一法，不应忽视。

消瘀法在崩漏治疗中占有重要的地位。临床常遇到因瘀血而引起出血者，应以消瘀为主，或止血消瘀并用，求其"经脉以通，血气以从"，所谓"通因通用"之意也。

气 不 摄 血

骤然下血甚多，或淋漓不绝，经色由红而转淡红如血水，面色苍白或萎黄，少气懒言，音低不扬，心悸，头晕，耳鸣，微热盗汗，似有浮肿，神倦形瘦，腹部喜按，脉象细弱或虚数而大，重按无力，苔薄白，舌质淡红，或舌质胖而嫩胀，口唇淡红。重则虚脱不省人事，脉微欲绝。治法扶气摄血。方用参芪胶艾汤。本方主用黄芪，量倍党参，大补元气，气旺则血有所依，合阿胶之养血，使气血协调，佐少量艾炭，引血归经。是方补中有敛，使血循常道，则无漏泄崩中之虞。或用独参汤以壮元阳，酌加止血之地榆炭、陈棕炭。肾虚腰酸者，加狗脊炭、川断炭。固摄无力者，加牡蛎、龙骨。

脾不统血

精神不振，面色萎黄，四肢无力不暖，嗜卧，食欲不振，大便溏薄，面浮肢胀，经行不规则，间隔时间太短，经量或多或少延日不清，脉象濡缓无力，舌苔薄白。治法：健脾摄血，清热利湿。方用归脾汤。以参、术、芪、苓、草之甘温，助气补脾，远志、枣仁之苦酸补心，当归养血，木香行气疏肝，俾脾健能统，血自归经。或用二藤汤。以忍冬藤、蜀红藤为主药，配大青叶、紫草根、丹皮、赤芍清热凉血，化湿祛瘀，使脾湿得化，湿热无机下注。

肝不藏血

精神抑郁，头痛耳鸣目眩，失眠多梦，胸闷或烦躁，少腹有胀痛感，不喜按，经行淋漓不畅，经色紫，质稠夹小块，脉象弦涩或弦滑，舌苔薄微白腻，舌质微紫。治法：疏肝理气清热。方用逍遥散加味。盖女子善怀忧郁，以逍遥散加香附，旨在清热疏肝理气，使肝得条达而能藏血。

气滞血瘀

少腹胀而隐痛，拒按，牵及两腰部，肢软头晕，胸闷气逆，经量时多时少，如崩如漏，或有间歇，或长期不止，血色褐紫有血块，脉细涩，舌质泛紫，或有黄腻苔。治法：行气祛瘀。方用失笑散。以蒲黄性滑而行血，五灵脂气燥而散血。全方活血止痛，祛瘀生新。或用南岳魏夫人方震灵丹，以五灵脂、制乳香、制没药、紫石英、禹余粮、赤石脂、代赭石诸药，消瘀理气止痛，疗效卓著。

血热妄行

1. 虚热

日哺潮热，两颧潮红，五心烦热，口干无液，皮肤干燥，经血涓涓不止，色紫暗夹块，或紫红，脉弦细而小数，舌质红绛，舌中苔剥。治法：养阴清热固经。方用保阴煎。生熟地、山药、白芍、黄芩、黄柏、甘草，加冬桑叶，为养阴清热补肾之方。倍用冬桑叶30g，仿《傅青主女科》清海丸之意，补阴而无浮动之虞，缩血而无寒凉之苦，俾血海清凉而得固摄。

2. 实热

面赤气粗，心情烦躁，口渴喜饮，便秘溲赤，经量多而夹紫块，脉数有力，舌赤苔黄。治法：清热凉血固经。方用三黄忍冬藤汤。以黄连、黄芩、黄柏、忍冬藤、贯众等药物组成，为清热凉血止血之剂。主用三黄清泄三焦之火，俾阳热得泻，血不受迫，自不妄行矣。

韩百灵

验方四首愈崩漏

韩百灵（1909~2010），黑龙江中医药大学教授

在长期的临床实践中，余总结了4个经验方，用来颇有佳效，兹介绍如下。

育阴止崩汤

熟地 15g　山药 15g　川断 15g　桑寄生 15g　海螵蛸 20g　龟甲 20g 牡蛎 20g　白芍 20g　地榆炒，50g

主治崩漏肝肾阴虚证。症见阴道流血淋漓不断，或突然大下紫黑血块，血色鲜红，小腹无胀无痛，或微痛而不拒按，伴有颜面潮红，颧红，唇舌干红，头眩耳鸣，健忘目涩，口干不欲饮，潮热盗汗，手足心热，腰痛，足跟痛，舌红无苔，脉弦细，或弦细数。

本病的发生，多因青春女子先天尚未完实，肾气未充，肝失濡养；或早婚贪房而耗损阴精；或中年时期因经、孕、产、乳而过伤阴血，致肾失收藏，肝失条达。张寿颐说："不知血之所以妄行，大多是龙雷相火，疏泄无度；惟介类有情之品，能吸纳肝肾泛滥之虚阳，安其窟宅，正本清源，不治血而血自止。"因此阴虚相火妄动，灼伤胞脉，迫血妄行而致崩漏者，非育阴不能澄源，非潜阳不能塞流，标本同治，阴阳平调，才能收源清流畅之效。方中熟地、山药、白芍、龟甲，滋补肝肾之阴；加川断、寄生，俾阳生阴长；牡蛎、海螵蛸，吸

纳肝肾泛滥虚阳；仿地榆苦酒煎之意，加炒地榆助海螵蛸收涩止血之力。如血多者，倍炒地榆，加棕炭、蒲黄炭各 20g；虚热甚者，加盐柏 10g，地骨皮 10g，知母 15g；气陷者，加升麻 10g。

补阳益气汤

熟地 20g　山药 15g　白术 15g　巴戟 15g　菟丝子 15g　川断 15g　寄生 15g　黄芪 40g　海螵蛸 25g　地榆炒，50g

主治崩漏脾肾阳虚证。症见月经初则淋漓不断，久之大下，经色稀懈，臭腥，腹中冷痛，喜温喜按，头眩健忘，腰酸腿软，尿频，白带下注，大便溏薄，面浮肢肿，面色晦暗，口不干不渴，舌质淡润，脉象沉弱。

本病或因素禀阳虚，或偏嗜生冷，或久居阴湿之处，或房事过度，命火虚衰，冲任不固而致崩漏。阳虚命火不足、冲任不固之崩漏，贵在调补脾肾之阳，缓中图治，不可操之过急，过急则适得其反，遗祸无穷。因而必以熟地、菟丝子、川断、寄生等，缓补肾中之生气；山药、白术健脾益肾；巴戟温养命门；黄芪斡旋大气；海蛸、炒地榆塞流止血。全方补阳益气，脾肾兼治。脾虚甚者，重用白术，酌加参、苓；肾虚甚者，加鹿胶、艾炭各 15g；血多者，倍炒地榆。无不收效。

益气养血汤

人参 15g　黄芪 15g　熟地 20g　白芍 25g　当归 15g　茯苓 15g　五味子 15g　远志 15g　甘草 10g

主治崩漏气血两虚证。症见月经淋漓不断，或突然大下，血色浅淡清稀，腹无胀痛，头眩心悸，汗出气短，倦怠懒言，失眠健忘，目花，眼角干涩，皮肤不润，四肢不温，面唇指甲浅淡或淡白，舌质干淡，脉微弱或虚涩。

本证多由思虑过度，饥饱劳役，或产多乳众，损伤脏腑气血而致。古人治疗此证，有合四物与四君而为八珍者，有径用归脾者。临证体会八珍、归脾中，有川芎燥而行血，白术燥而生热，气血两虚者多不宜久用。故仿八珍、归脾之急，去芎、术，加五味、黄芪，可收气血双补、助肾纳气之效。单纯补中气，不如同时补宗气、纳肾气效果稳定，即肺、脾、肾三气兼顾之谓。

调气活血汤

当归 15g　白芍 15g　丹皮 15g　川楝子 15g　枳实 15g　柴胡 10g　川牛膝 15g　生地 15g　青皮 15g　甘草 10g

主治崩漏气滞血瘀证。症见月经淋漓不断，涩滞难下，量少，色紫黑，或突然大下，夹有血块，小腹胀坠疼痛，面色青暗，两颧深红，唇舌紫暗而有瘀斑，无故多怒，头眩，善太息，心烦多梦，皮肤干燥无泽，大便秘结，小便短赤，舌苔微黄，脉象弦涩有力。

本证多由情志不遂，积思郁怒，或经期产后，余血未尽，感寒涉水，过食生冷，不禁房事，余血停滞，瘀阻冲任，新血不得归经，而致崩中漏下。临证时尚须审因论治，若气病及血者，以调气为主，活血为辅；血病及气者，以活血为主，调气为辅。如小腹刺痛者，可酌加元胡以行瘀止痛；小腹胀痛者，加乌药以行气除胀；血瘀难下，大便秘者，加少量大黄行瘀血，荡郁垢；突然大下血块，血色由深变浅者，加炒地榆、蒲黄炭以塞其流。

（韩峰　整理）

马龙伯

病分虚实，辨瘀须参脉证
重视胃气，常以平补肝肾

马龙伯（1904~1983），北京中医药大学教授

病机复杂，多虚多热

本病可分为虚实两大类，常见以属虚属热者为多，属寒属瘀者较少。

一、虚证

1. 气虚证

兼见气短自汗或易汗，少腹空坠。治宜补气摄血，方用补中益气汤加阿胶、蕲艾、炒白芍、熟地。佐止血药时用五味子、乌梅炭、茜草炭。

2. 血虚证

兼见睑白唇淡，头晕眼黑，寐少心悸。治宜养血止血，方以胶艾四物为主。佐止血药时用血余炭、棕炭、棉籽炭。兼有气虚可加黄芪，若暴崩血脱，急用独参汤救治之。

3. 阴虚证

兼见颧红消瘦，手足心热，潮热烦热，腰痛耳鸣。治宜滋阴敛血，方用三甲汤，如需补养肝肾则合六味地黄汤。佐以止血药时用乌贼骨、藕节炭、莲房炭。

4. 阳虚证

兼见手足凉，少腹冷，腰背酸痛。治宜温阳固血，方用胶艾四物汤加附子（血不止者不加附子）、炮姜、鹿角胶。佐止血药时用赤石脂、禹余粮、诃黎勒、补骨脂。

5. 脾虚证

治宜扶脾统血，方用归脾汤加生阿胶、柏子仁、炮姜炭主之。佐止血药时用仙鹤草、棉籽炭、荆芥炭、艾炭。

二、实证

1. 血热证

治宜清热安血。以清热为主，方用芩连四物；以安血为主，方用清热固经汤。佐止血药时用蒲黄炭、茜草炭、侧柏炭、鲜茅根。

2. 湿热证

湿偏重者，治宜除湿清热，方以调经升阳除湿汤为主；热偏重者，治宜清热化湿，方以黄连解毒汤为主。如需佐止血药时，湿重者用椿根皮、地榆炭；热重者用侧柏炭、旱莲草、仙鹤草。

3. 血瘀证

治宜行瘀止血，方用失笑散、加味桃红四物汤，或胶红饮主之。佐止血药时用花蕊石、三七粉、麒麟竭、代赭石等。

4. 气郁证

治宜理气解郁止血，方以开郁四物汤为主。佐止血药时用山楂炭、灵脂炭、醋柴胡。

善用当归，亦可治崩

有认为治崩漏出血不宜用当归者，对此观点颇有异议。根据余 60 年来治疗崩漏之经验，不论是需要四物化裁者，或适于补中加减者，或应投归脾以及当归补血者，其中当归一向是照用，而并不影响疗效。尤其是傅青主治老年妇女血崩之方，用生黄芪、当归各 50g，桑叶 14 片（约 4.5g），三七粉 10g（分 2 次冲），热象明显者加生地 50g。历用甚效。

是瘀非瘀，须参脉证

崩漏证治，辨瘀血至关重要。倘犯虚虚之戒，则后患不堪设想。血一离经，即为死血，瘀聚成块。如果瘀血占据经隧，则新血不得归经。由于血瘀导致之崩漏，必有血瘀的临床表现，如形气充实，小腹胀痛拒按，痛过于胀，所下之血块多而且大，血块下后则觉痛减，口燥唇干，舌质暗红发紫，或有瘀点瘀斑，脉息沉涩而实，或沉弦而涩。见此脉证，方属血瘀。倘不见血瘀脉证，只是下血块多，乃为出血过多，一时未能流出体外。而死血瘀聚，非属气虚则为血热，若认为血瘀而施以攻逐，则无异落井下石。是瘀非瘀必须参合脉证，绝不可一见血块，即认为是瘀。

诊治预后，胃气为本

治疗崩漏，特别需要注重胃气。因为胃气是指胃的生理功能在日常的表现，亦即正常人之知饥能食，消化正常。

另一方面是指在脉象上的反映，无论何脉，总必冲和，否则即为"真脏脉"，真脏脉是无胃气的反映。以血崩暴下阳虚血脱之重证为例，其脉以细小为顺，洪大为逆。若胃气尚存，病虽严重，每能有效。盖药物入胃所以能生效胜邪者，必赖胃气之施化也。因此，在治疗当中，必须随时注重胃气，照顾胃气，不使有伤；注意滋而不腻，补而不呆。

证虽有热，万不可纯用寒凉之药以止血；证属血瘀，亦不可专用峻厉攻伐之剂以破瘀，避免损伤脾胃的冲和之气。不然，恐病未尽除而人先殆矣。

平补肝肾，兼事扶脾

马氏体会脾肾虚、肝气郁所造成之崩漏，临床屡见不鲜，并无偏阴虚或偏阳虚之表现，直需平补肝肾，兼事扶脾。常用自拟固经汤。

桑寄生 30g　川断 12g　乌贼骨 12g　生龙牡各 20g　绵黄芪 20g　焦白术 20g　干生地 20g　白芍炒，10g　柴胡醋，6g　茜草炒，6g

有时酌配地榆炭、仙鹤草、炒槐花、侧柏炭等，效果相当满意。

又有阴血虚、热偏盛导致之崩漏，下血量虽不多，但长期淋漓不止，滋阴则血更难生，补血则阴虚益匮（因有形之血不能自生，必生于无形之气），寒凉直折，又恐阴血耗伤。常用自拟龟甲清阴三草汤。

龟甲炙，30g　生地 20g　旱莲草 15g　鹿衔草 20g　生阿胶 12g　仙鹤草 30g　生龙牡各 20g　乌贼骨 12g　焦白术 20g　白芍炭 12g　茜草炒，10g　黄芩炒，10g　柴胡 6g　三七粉分冲，3g

有的经年累月淋漓不断，1 剂之后，其血即止。

更有青春期少女崩漏，有的疗效不易巩固，好好犯犯，反复无常，用自拟三草牡蛎枣楂汤。

仙鹤草 30g　旱莲草 30g　益母草 15g　生牡蛎 30g　大枣 30g　山楂炭 30g

巩固疗效，药膳可餐

巩固疗效，以免前功尽弃。每用八珍汤、四君子汤、河车大造丸等，均为有效之方。并常用鸡冠花 60g（红白均可），生黄芪 60g，二药入纱布袋装讫，多加水与老母鸡 1 只同炖，每餐佐汤 1 小碗，对巩固疗效作用良好。

恢复周期，丸药缓图

崩漏血止，往往月经周期尚不能恢复正常，多出现后愆不以时下。如不治疗，恐一旦来潮仍大下不止。尤其对于青春期少女，育龄妇女，促其恢复月经周期更为必要。一般在血止疗效巩固之后，如出现月经逾时不来，可用以下方药。

鸡血藤 60g　益母草 60g　熟地 30g　当归 30g　川芎 10g　制香附 15g

蜜丸连续服用，每有卓效。

如食欲不好，可用以下方药。

鸡血藤 60g　益母草 45g　茺蔚子 30g　当归 30g　川芎 10g　制香附 15g

蜜丸 9g 重，朱衣，持续服用，效果良好。

钱伯煊

辨阴阳气血诸虚之别
详血热郁热血瘀之殊

钱伯煊（1896~1986），中国中医科学院研究员，著名中医学家

崩漏的辨证规律

对于崩漏的辨证，首当分清气虚与阳虚、血虚与阴虚、血热与郁热，以及血瘀之不同，只有辨证准确，施治方不致误。故掌握崩漏各种证候的特点，具有重要意义。

1. 气虚

在崩漏的范围内，气虚是指中气虚弱。脾胃居中，所以脾胃之气，都属中气。气虚的原因，大部由于饮食不节或思虑过度，或努力伤气，均能损伤脾气。望诊每见面白微浮，舌质淡，苔薄白腻，边有齿痕；切诊每见细软之脉；症见气短，畏寒，自汗，四肢肿胀，纳减，便溏，月经量多如冲，经血稀薄等。若气虚下陷，必兼少腹胀坠。

气虚无以生血，不能荣之于面，故面白微浮。气虚血少，心失所养，心开窍于舌，故舌质淡。脾弱则生湿，故舌苔薄白腻，舌边属脾，脾弱则可见舌边有齿痕。气血两虚，故脉见细软。中气不足，故

气短，畏寒，自汗。脾主四肢，脾弱，故四肢浮肿。脾胃不健，故纳减便溏。气虚不能摄血，故月经量多如冲，气虚不能生血，故经血稀薄。脾主升，脾虚不能升阳，则气从下陷。

2. 阳虚

指脾肾阳虚。肾阳虚则命火衰，望诊每见面浮，舌质淡；切诊见脉沉软，右部更甚；症状有畏寒肢冷，大便晨泻，腰背酸痛，月经淋漓，量时多时少，血色稀淡等。

脾气虚则面浮，阳气虚故见舌质淡。阳虚故脉每见沉软，右脉属气主阳，阳气弱，故右部更甚。阳气衰，不能行之于经脉，故畏寒肢冷。命门火衰，故大便晨泻。腰为肾府，背为阳，肾阳虚故腰背酸痛。阳气虚，气不生血，故经血稀淡。

3. 血虚

指肝藏血少。肝为藏血之脏。血虚的原因，大都由于产多乳众，消耗营血，或因平素善怒多郁，郁怒则伤肝，肝伤则血不能藏，火郁则营血被灼。以上情况，都能酿成血虚。切诊每见细濡弦脉；症见头痛头晕，目眩目涩，月经淋漓不断，血色淡红等。

苍为肝之色，白为血不足，故血虚则面色苍白。发为血之余，血少润泽，故发干枯。心开窍于舌，心血虚，故舌质淡红；血有虚热，故舌有刺。脉细为血少，濡脉亦谓之软脉，亦主血虚之病，故血虚每见濡脉；弦脉主肝旺之病，肝阳亢，肝气盛则每见弦脉，故肝旺而血虚每见细濡而弦之脉。血虚则肝旺，故头痛头晕。肝开窍于目，目少血养，故目眩目涩。肝为藏血之脏，血虚肝旺，血不能藏，故月经淋漓不断，血色淡红。

4. 阴虚

指肾脏真阴虚也。肾为封藏之本，精之处焉，精不足则肾阴虚。

阴虚的原因，大都由于频频流产，或用脑过度，皆可使肾阴受损。望诊可见火升面赤，发无光泽，舌苔花剥，质红有刺；切诊脉象虚细，或细软数；症状见头晕耳鸣，内热咽干，手足心灼热，腰部酸痛，小便夜频，月经暴下量多，血色深红等。

阴虚则阳易亢，阳亢则火升面赤，肾者其华在发，肾虚故发无光泽。阴损则舌花剥，阴虚生内热，故舌质红有刺。脉虚迟大而软，按之无力，细脉不独血虚，阴虚亦见，阴血虚损，每见此脉。肾虚不能养肝，水不涵木，阳亢不能潜藏，故头晕耳鸣。阴虚则热自内生，故见内热，少阴之脉循喉咙，足少阴经属肾，肾阴虚故咽干。手足心皆属于阴，阴虚则内热，故手足心灼热。腰为肾之府，肾虚故腰部酸痛。肾司二便，夜属阴，肾阴虚，故小便夜频。阴虚则血少，血少则营热，故月经暴下量多，血色深红。

5. 血热

指营血有热。根据中医理论，营之与血，基本上是一种物质，不过营有化气的功能，而血因营气而生。再从营与血的分布情况来说，营在经脉，血在腑脏，是有区别的。关于血热的原因，大都由于火邪入营，营热如沸，如《内经》所谓天暑地热，则经血沸溢；或平素喜食辛辣，能使胃中积热，胃为足阳明经，冲脉隶属于阳明，冲为血海，阳明热盛，则血海不宁，故血妄行。望诊见面有红点，舌苔深黄，质绛有刺，唇部燥裂；切诊脉象洪数；症状见烦热，鼻衄齿血，渴喜冷饮，大便燥结，小便短赤，月经量多如崩，经色紫黑等。

血热上行，故面发红点，胃气熏蒸，故舌苔深黄。阳明之脉环于唇部，阳明蕴热，故唇燥而裂，脉洪，指下极大，按之有力。胃热上乘于心，故烦热，里热内燔，故渴喜冷饮，热血上冲，故见鼻衄齿血。手阳明属大肠，主津液，肠热则津液少而失润，故大便燥结。阳明移热于膀胱，故小便短赤。营分热甚，迫血妄行，故月经量多如崩，经血色紫。

6. 郁热

指肝经郁热。郁热的原因，大都由于平素多忧善怒，肝气不舒，郁而化热，所谓气有余便是火，火郁于内，扰动血海，血海失守，故血内溢。望诊见面呈忧愁，舌苔黄，质红有刺；切脉，弦数或细涩；症状可见头痛胸闷，腹部胀痛，胀甚于痛，胁胀胁痛，心烦恶热，口苦而渴，月经量少淋漓，色深红而凝块。

7. 血瘀

指经血凝结而为瘀。血瘀的原因不一，有因负重努伤，气与血并而为瘀，或经行感受风寒，血流不畅，或经行饮冷而血凝阻，或经多兜涩太早，均能血滞而为瘀。望诊舌边质紫，或尖有瘀点；切脉沉实；症状可见下腹疼痛拒按，月经淋漓不爽，血色紫黑有块，下多则快等。

瘀积于内，阻于心脾，舌尖属心，舌边属脾，故舌边质紫，或尖有瘀点。沉脉主里，重按乃得实脉长大微弦，按之有力，积滞者为里实，故脉见沉实。瘀血为有形之物，停滞不化，阻塞气道，不通则痛，故下腹疼痛拒按。积瘀在里，血行不利，故月经淋漓不爽，血色紫黑成块。若瘀血下行，通则不痛，则腹痛得减，故下多则快。

治　　法

1. 气虚

以补气健脾为主，使脾气旺盛，则水谷之精微化而为血。

2. 阳虚

阳虚是指脾阳虚和肾阳虚，但主要在肾阳，往往由于肾阳衰而脾阳亦衰，故治当温补脾肾阳气。

3. 血虚

血虚是指肝脏血少。肝为藏血之脏，主疏泄，喜条达而恶抑郁，体阴而用阳。肝伤则血不能藏，而为崩为漏，故治当养血滋肝。

4. 阴虚

阴虚是指精血不足，以致肾阴虚弱。治疗以滋补肾阴为主，使精血得充。但养阴之药，性偏滋腻，如脾胃不健，则中运失常，故用药必须顾及，使中焦运行不致受到阻碍，才能达到补而不滞的目的。

5. 血热

平素喜食辛辣，或感受风邪，侵犯营分，都能使血热妄行。内因治以清化胃热，外因治以泻火凉血。如面发红点，乃血热于上，治宜泻热；舌苔深黄，属胃热熏蒸，治当苦寒清热；鼻血齿血，由于肝胃热甚，治当导热下行；经血紫黑，亦为血热，治当凉血清热。总之，这些都属实证，故用泻火清热凉血诸法，随证施治。

6. 郁热

首先辨别肝气与肝火孰轻孰重，如偏于气盛者，治当侧重于调气以开郁，气调则火亦平；如偏于火盛者，治当侧重于泻火以解郁，火降则气亦调。

7. 血瘀

当究致瘀之不同病因，辨证治疗。如由于经行负重努伤，轻者以化瘀为主，重者以逐瘀为主；如经行感受风寒血流不畅而为瘀，治宜祛风散寒以行瘀；如经行饮冷，血凝而成瘀，治以温中而化瘀；如经行早涩，血滞为瘀，治宜祛瘀生新。如舌边质紫，或尖有瘀点，治当活血化瘀；如腹痛拒按，治当行气破瘀；如经血紫黑成块，治当调气行瘀。这是对一般瘀积的治法，但还必须考虑到瘀积的轻重和体质的强弱，然后分别对待，施予恰当的治疗。

身体强实而积瘀重者，应用逐瘀破瘀之法，药力可以稍峻；如体质虚弱而积瘀重者，宜顾及其本，否则瘀虽祛而正已伤，于身体有损，故应用扶正化瘀之法；如身体弱而瘀积轻，可以采用祛瘀生新之法，这样不至犯虚虚实实之戒。

方 药 选 择

1. 气虚

四君子汤为主，以补益中气。如胃纳呆钝，再加橘皮、半夏，以苏胃气。如大便溏薄，腹中胀气，再加木香、砂仁，以行气和中。如腹胀较甚，再加香附。如有呕吐，再加藿香。用香附取其疏利气滞，用藿香取其祛秽和中。如气虚甚，可加黄芪，以大补元气。如崩漏不止，正气将脱，急用独参汤，以补气固脱。如阳气将亡，急用参附汤。如中气虚而下陷，方用补中益气汤，以补气升阳。如心脾两虚，方用归脾汤，以补益心脾。

2. 阳虚

用右归饮，以温阳滋肾，兼顾其精血。

3. 血虚

用四物汤以养血。如虚甚，可用当归补血汤，以补气生血。如兼有虚寒用胶艾汤，以补血温经。如有热象，用芩连四物汤，于养血之中，佐以清热。

4. 阴虚

用左归饮，以滋阴补肾，或用六味地黄汤合三甲煎，以补益肝肾。如兼有虚阳上亢，再加生龙齿骨，以潜亢阳。如兼阴虚，可加枸杞子、菊花，兼补肝阴。如相火盛，可加黄柏、知母，以泻相火。如津液不足，可加麦冬、五味子，以益气生津。

5. 血热

如胃火盛，用玉女煎泻火以清胃。如营血热炽，病势急迫，用犀角地黄汤泻火以凉营。如三焦热甚，方用黄连解毒汤，苦寒以清热。

6. 郁热

用丹栀逍遥散，以疏肝清热。

7. 血瘀

如负重努伤，用四物汤合失笑散，以养血化瘀。如偏于气滞，用延胡索散，以行气化瘀。如经行感受风寒，而致瘀积，用桂枝汤合芎归汤，以养血祛邪。如经行饮冷而成瘀，用良附丸合芎归汤，以养血行气温中。如兜涩过早而凝瘀，用备金散，以调气化瘀。

8. 药物加减

与此同时，可再加辅助止血药：气血两虚，可加赤石脂、禹余粮；气虚，可加升麻炭、乌梅炭；阳虚，可加姜炭、艾叶炭；阴虚，可加侧柏炭、瓦松；血虚，可加血余炭、棕炭；气郁，可加藕节炭、莲房炭；血热，可加地榆炭、槐花炭；血瘀，可加蒲黄炭、茜草炭；出血过多或淋漓不止，可加三七末或三七根；腹痛，可加云南白药；气血虚甚，可加河车粉或紫河车。

以上诸方，可以斟酌加减。如病势不太严重，方中人参可以改用党参；血量较多，方中当归、川芎酌减或不用；气滞，减去黄芪；舌苔垢腻，消化不良，方中地黄、胶类不用。方中犀角，可用玳瑁片代之；如无鹿角胶，改用鹿角片；如无龟甲胶，改用龟甲。

崩漏一证恒多气血两虚或气阴皆虚之象。再有就是虚中有实，实中有虚，虚实交错，如血虚气滞，或气虚血滞。大都崩证实多虚少，漏证虚多于实，通过详细辨证，然后确立治法，或两方并用，或一方加减，视具体病情，灵活掌握。

蔡小荪

临证首别明阳，塞流勿忘化瘀

蔡小荪（1923~　），上海市第一人民医院主任医师

临证体会，治崩漏虽首当"塞流"，但塞流并非不辨证因而单纯止血，否则愈塞流则崩愈甚，故此妄自固涩，似非良策。对崩漏的诊治，特别是屡治不效的病例，首先区分阴阳，即区分阴崩和阳崩，先别阴阳就能执简驭繁，对症用药。通过察月经的期量色质，辨明阴阳的偏盛偏衰，同时须详察有瘀无瘀。在具体用药方面，强调"求因为主，止血为辅"。尤其对于血瘀崩漏，则当活血化瘀。否则瘀血不去，新血不生，血不归经，致出血不止。此类崩漏，如不辨证因，单纯固涩，往往得不到预期效果，甚至崩愈甚，漏愈久，缠绵不愈。同时对一些非血瘀崩漏，在处方用药时，也可参用少量活血化瘀之剂，以防在使用止血法后，崩漏虽然暂止，而残瘀滞留，造成反复出血。如当归、丹参等为常用之品。有说当归、川芎在出血期间不宜用，否则反使出血更多。张山雷在《沈氏女科辑要笺正》中云："当归一药，富有脂液，气味俱厚……其气最雄，走而不守，苟其阴不涵阳而为失血，则辛温助阳，实为大禁。"临证于养阴止血及凉血止血方中常参用炒当归，以其养血温通，借以避免瘀滞，并可约制寒凉药性。川芎则避用，因其辛温上达巅顶，下通血海，走而不守，不若丹参能祛瘀生新，配合止血之剂，能避免瘀滞之弊，但用量宜少。

阳崩宜养阴凉血

血得热则行，得寒即止，故崩漏功血，以血热所致者较多见，大都出血量多，色鲜红或紫，经来先期，质较浓或稠，属阳崩范畴。治法以清热凉血为主。常用：

当归炒，9g　丹皮炭 9g　侧柏叶 9g　白芍 12g　地榆炒，12g　旱莲草 15g　生地炭 30g

热甚常出现阴虚现象，则可增龟甲 9g，或固经丸吞服，效果较显。此外阴虚伴肝旺时，有乳胀易怒等症状，可加柴胡 4.5g，黑芥穗 9g。崩漏日久，常导致气阴两虚，前方可加用太子参或党参 12g，煅牡蛎 30g，阿胶 9g，疗效更佳。但阿胶的运用，须注意出血的色质，以血色鲜红或稍淡，质较稀薄而无瘀块者为宜，说明并非瘀热实证。如血色紫黑，质稠厚成块而有秽气的则不宜用。一般阴虚的崩漏用龟甲胶尤佳，如无龟甲胶，以龟甲与阿胶同用，效果亦显。

阴崩宜温阳止血

阴崩多久崩久漏，色较淡而稀薄，因失血过多而亡血伤阴，阴血大亏，气亦随耗，崩久不止，以致阳虚。此类崩漏，大多绵延日久，一般止血剂效果不显。在临床上常用：

党参 12g　生黄芪 20g　当归炒，9g　焦白术 9g　牛角腮 9g　陈艾炭 3g　仙鹤草 30g　熟附片 9g　炮姜 30g　阿胶 9g

对久治不效的阴崩，如辨证正确，常可获得显著效果。如患者舌苔淡薄而舌质偏红的，上方可加生地炭、煅牡蛎各 30g，以制约温阳药物的偏性，同时又可增加止血的作用。或用龟鹿二仙胶更佳，也可以龟甲 9g、鹿角霜 9g、阿胶 9g 同用。一般血止以后，即去姜、附，因二药毕竟温燥，崩后失血，多用恐非所宜，故只需益气养血，自然阳生阴长，康复可期。如纯属气虚下陷、固摄无权的崩漏，可宗补中益气法重用黄芪 30g，增生地炭至 30g，炮姜 3g，姜、地同用，可互制偏性，且又阴阳兼顾，止血效果较显。

血瘀宜化瘀止血

血瘀引起的崩漏，用活血化瘀法，可得到止血效果。病因有气滞血瘀、寒凝血瘀及气虚不足无力推动血行而造成血瘀，以致崩漏。一般血瘀崩漏，常伴有腹痛，血色紫黑有块，舌现瘀斑，面色紫暗或暗黄，脉涩，渴不欲饮等见症，特别是多见于子宫内膜异位症。常用：

当归炒，9g　丹参 6g　赤白芍各 9g　生蒲黄 30g　血竭 3g　花蕊石 15g　熟军 9g　益母草 9g　仙鹤草 20g　震灵丹包，12g

崩甚，加三七末 2g，吞；气滞，加香附 9g；腹痛，加醋炒延胡索 12g；寒凝，加艾叶 2.5g；气虚，加党参 12g，生黄芪 12g。

炭剂是治崩漏常用之品，在炮制方面，必须存性，若成焦炭，难免损耗药效。处方时也只需参用几味即可，以助固摄之力，如全部或大部用炭，则药力未必有原药显著。在临床上，对某些崩漏症并不用炭，特别是瘀血导致的崩漏，相反用化瘀调摄之剂，也同样取得预期效果。

胡某　41 岁，女，已婚。1977 年 5 月 29 日初诊。

曾育 2 胎，今春 3 月 7 日人工流产后，恶露淋漓 2 旬始净，继而经行过多（最近经期 4 月 8 日、5 月 3 日），每入晡阵下如注，迄今将月，日来尤甚，色鲜且稠，头晕腰酸，肢软乏力，时有腹痛，屡注多种激素、止血针及内服西药和中药均未效。脉细数，苔薄质红。属阴虚血热，冲任失固，当予清营调固。

当归 9g　　丹参 9g　　生地炭 30g　　侧柏叶 9g　　蒲黄炒, 9g　　川续断 12g　　狗脊 12g　　丹皮炭 9g　　白芍 9g　　地榆炭 9g　　固经丸吞, 9g

3 剂。

患者月经过多，已有 20 天余，屡用催产素、肾上腺色腙等，并用中药，均未效。傍晚则阵下如注，色鲜质稠，舌红脉数，显系阴虚阳迫，血热妄行，证属阳崩。热者清之，虚者补之，治当清热滋阴，养血固经。鉴于有时腹痛，防其尚有残瘀，故予生地、白芍、侧柏、丹皮、固经丸清热养阴止血而外，参当归、丹参以祛瘀生新，蒲黄祛瘀止痛，川断、狗脊益肾健腰。药后经量即减，3 剂而完全净止。崩后不免体虚，二诊则加党参等益气扶正以复其旧。方药着重于养阴清热，养阴即所以抑阳，阴阳平衡，冲任乃固，从而取得了预期效果。

李某　47 岁，已婚。住院号 163836。1979 年 2 月 12 日初诊。

月经淋漓 46 天，量少不多，色鲜红无块，颧红乏力，腰腿酸软，溲黄而少，原有"风湿性心脏病"，胸闷气短，唇赤偏紫，苔厚腻边青紫，脉细促。阴虚内热，心肾不足，拟养阴育肾，调固冲任。

龟甲炙, 9g　　桑寄生 15g　　川续断 12g　　白芍 12g　　牡蛎煅, 30g　　丹参 9g　　党参 12g　　丹皮炭 9g　　地榆炭 9g　　仙鹤草 30g　　生蒲黄 15g

3 剂。

患者 1977 年 1 月起月经过多，且淋漓日久。此次经事于去冬 12 月 28 日来潮，色紫量多，继而漏下不止，西医妇检，诊断为"功血"，且因"风湿性心脏病""房颤"而收住院治疗。屡用"丙睾"疗效不显，本拟刮宫处理，后因故改由中医会诊。鉴于患者漏下鲜红，颧红唇赤，小便色黄，阴虚内热之象昭然若揭。治当养阴调固。以龟甲滋阴潜阳，牡蛎固涩敛阴，丹皮、地榆、仙鹤草清热止血，佐党参以扶正，此所谓"常泄者虑其气脱"。投剂后当天漏即减少，翌日全止，4

天后出院。

黄某 31岁，未婚。1977年2月25日初诊。

经每先期1周而至，兹行过多如注，屡治未效，迄逾2旬，色淡质稀，眩晕腰酸，神疲畏寒，面色萎黄，有肾炎史，妇科肛检无异常，脉细，苔薄质淡红。气血两亏，阴损及阳，拟益气养血，助阳调固。

党参 15g　黄芪炙，9g　当归 9g　白芍 9g　生地炭 9g　姜炭炮，4.5g　熟附片 9g　蒲黄炒，9g　仙鹤草 30g　陈棕炭 9g　阿胶珠 9g

3剂。

经崩2旬余，血红蛋白50g/L，面黄似蜡，神疲畏寒，气血大亏显见一斑。经色淡而质稀，且绵延日久，中气更趋衰陷，阳虚自当难免。若再贻误，虚脱堪虞。鉴于当时症势，有形之血不能速生，无形之气所当急固，故用参、芪，佐姜、附，以益气助阳为主，辅四物去川芎，增阿胶、蒲黄、陈棕、仙鹤草以养血固冲任。一诊即应手取效，复诊从原法去姜、附及蒲黄、陈棕，增二至丸并和中理气以巩固之。三诊血常规亦趋好转。此后届期经转，色量正常。一般崩漏，血热较多，虚寒较少。本病例初起冲任失固，以致气血大亏，损及阳气，而成虚寒之象。若单纯益气止血，而忽视助阳，则疗效不彰。因崩漏后失血，多用温燥之品恐非所宜，故待血止后即去姜、附，只需益气养血，自然阳生阴长，康复可期。

臧某 22岁，未婚。1976年6月25日初诊。

经阻3个月许而崩，屡服激素及中药，并输血，崩势减缓，迄今26天，犹未净止，色淡质稀，接触凉水后，即下血更多，面色萎黄（血红蛋白62g/L，红细胞 24.9×10^{12}/L），脉细，舌淡白，边有齿印。营血亏耗，气虚阳衰。血脱益气，宗斯为治，参助阳温涩。

潞党参 12g　黄芪炙，15g　当归炭 9g　熟附片 9g　牛角鳃 9g　白芍

9g　姜炭炮，3g　生地炭 12g　牡蛎煅，30g　仙鹤草 30g　阿胶蒲黄炒，9g

　　3 剂。

　　患者年事尚轻，始则经闭，继而血崩，谅来肾气欠充，经中西医治疗未效，绵延将月未止，面色无华，经淡质稀，脉细舌淡，均为气血大亏之象。当须着重指出的是，时当炎夏，而患者接触凉水，即下血更多。按常理血得热则行，得寒即止，今一反常态，可见血脱已损及阳气。按时令，温热滋腻之剂，在所避用，但此证机因已明，上述方药势所必用，有病则病当之，是以药后非但无助湿碍胃、热迫血崩之弊，反而漏止病瘥，翌日即净。症状虽显好转，体虚尚难速复。二诊入移山参增益气生血之力，以复其旧。届时经水又转，期尚准，量亦适中。若当时不从阴阳辨证，则难臻此境地。故崩漏之证，特别是"功血"，辨别阴崩及阳崩，尤为重要。辨证明确，庶可得心应手。

　　周某　39 岁，工人，门诊号 1783642。

　　生育 1 胎，15 岁初潮，周期正常，经量偏多，1 周净。1985 年 11 月 21 日妇科检查：阴道（-），宫颈轻糜，宫体正常大小，平位，质地偏硬，活动受限，子宫后壁可触及小结节，有触痛，附件左侧可及 4cm×3cm×1.5cm 弹性包块，触痛。结合病史，诊断为子宫内膜异位症、左侧卵巢囊肿。1986 年 1 月 14 日初诊，患者每经临两少腹掣痛较剧，经量过多如注，有块且大，平时腰酸疲惫，头晕乏力，脉细弦，苔薄白。证属瘀血阻滞，血不循经，治拟化瘀止血。经前予"内异Ⅱ方"加减。

　　当归炒，9g　丹参 6g　赤白芍各 9g　生蒲黄 30g　花蕊石 15g　血竭 3g　三七末吞，15g　怀牛膝 9g　制香附 9g　震灵丹包，12g

　　经净后可略增调养，攻补兼施，于"内异Ⅲ方"中参入扶正之品。

　　当归炒，9g　丹参 12g　血竭 3g　制香附 9g　䗪虫 9g　川牛膝 9g

干漆 4.5g　桂枝 2.5g　甲片炙, 9g　留行子 9g　桃仁 9g　莪术 12g　皂角刺 12g

　　一诊而腹痛显轻，但经量仍多。二诊经量显减，块少。三诊诸症俱瘥。如法逐月调治，情况显著好转。

黄绳武

补阴止崩

黄绳武（1914~1989），湖北中医药大学教授

崩漏一证，病因多端，然总不离冲任损伤，经血失约，非时而下。其本为虚，或为虚中夹实，全实者少。《素问·阴阳别论》谓："阴虚阳搏谓之崩。"是言阴虚而阳盛，始发崩中。盖阴主精血，阳主气火，阴本涵阳，今阴不足则阳独胜，迫血妄行而成崩漏。此为本病发病机制之常。推其脏腑，不外肝、肾二者为主。肝司血海而主疏泄，肾主胞宫而藏精液，肝肾一体，精血同源。肝血亏虚则血海失调，肾精亏虚而胞宫失养，皆可令经血非时而下，或崩或漏，日久必成重疴。治疗本证，尤须重在补阴之中行止崩之法，培补肝肾之精与血，俾阴充血足，配气以涵阳，血无热迫，则自宁静如常矣。基本方：

生地 30g　熟地 30g　旱莲草 20g　山药 15g　白芍 15g　阿胶 15g
枸杞 12g　麦冬 12g

如崩漏日久，气随血耗者加太子参、黄芪益气以固冲；肾亏之甚，腰酸疼痛者加川断、寄生、山萸固肾以摄血；夹肝经之郁者，少加柴胡、荆芥炭各 6g，舒郁以止血。

炭类止血药为崩漏者之常用，但切忌滥用，须究其寒、热、虚、实，择而用之。兼热者用侧柏炭、炒栀炭、贯众炭；有寒者用黑姜

炭、艾叶炭；夹瘀者用山楂炭、蒲黄炭；全虚者乃可用陈棕炭。用量均不宜过多，以防止血留瘀，遗患无穷。若暴发崩中，出血过多而不止，以至昏厥晕倒，不省人事，势甚危急者，其症必见面色苍白，四肢厥冷，气息奄奄，脉象微弱。当此之际，必须重用独参汤或参附汤酌加姜炭、阿胶，使药力雄厚而功专，并可配合针灸，以回阳固脱，候苏复之后再行缓治之法，较为安妥。

崩漏下血者，临床须结合妇科检查及有关诊断方法，排除妊娠出血疾患、生殖器官损伤或肿瘤等，以免致误。如系子宫肌瘤之出血过多者，前方加鳖甲 30g，生牡蛎 30g，浙贝 10g，丹参 15g，三七末 4.5g，徐徐图之，庶几通因通用，瘀血去而血自归经，收效亦甚满意。

崩漏用药，大忌辛温香燥之品。女子血常不足，崩漏亦伤其血，复以辛燥，更虚其虚，鲜有不铸成大错者。学者宜慎之。

潘某　女，14 岁，武汉市 24 中学学生。1985 年 4 月 2 日初诊。

患者自 13 岁初潮后即经期紊乱，量多或持续淋漓不净。本次月经 3 月 6 日来潮，至今近 1 个月未净，用纸 5 包余。血色鲜红，无血块，腰酸头晕，纳少便干，舌尖红，苔白中心稍厚，脉细数。

太子参 15g　生熟地各 30g　旱莲草 20g　山药 15g　阿胶 15g　白芍 15g　山楂炭 10g

二诊（1985 年 4 月 11 日）：服药 5 剂后血即止。方守 5 剂。

三诊（1985 年 5 月 9 日）：月经 5 月 8 日来潮，量多，色鲜红，有少量血块，腰酸腹痛，恶心烦渴，舌红，苔黄，脉细数。守上方加姜夏 10g，荆芥炭 4.5g。

四诊（1985 年 5 月 16 日）：月经 7 天干净，腰腹无苦，仅纳差口干，心慌肢软，舌红，苔薄白，脉细。原方太子参易党参，加炒枣仁 10g，龙眼肉 10g，5 剂。

五诊（1985 年 7 月 24 日）：诉服药后诸症悉减，月经 6 月 24 日来潮，量中等，6 天即净。现除纳差外，别无不适。守方观察，月经恢复正常。

孙宁铨

补肾冲剂治功血

孙宁铨（1923~1991），江苏省中医药研究院主任医师

功血的基本病机在于肾。女子生殖生理活动是以肾为基础。肾为先天之本，主藏精气，精为肾阴，气为肾阳，精为物质基础，气为活动功能，二者相互为用，相辅相成，相互转化。因此，当肾之精气不足，阴阳平衡失调，通过冲任反映在胞宫，出现的病理状态，即可为崩漏。西医学认为功血主要是由于"性轴间的功能失调"而致。二者理论体系不同，用词不一，但基本原理极似。

近年来，临证运用中、西医两种理论体系的观点作指导，应用中医中药组成固定的处方，在汤剂的基础上改制成冲剂治疗本病。于1982年6月~1983年2月组织了江苏省中医研究所、南京军区总医院、南京医科大学附属医院、东南大学医学院附属医院、南京市中医院、南京市妇产医院等六单位协作观察"功血止血方"的疗效，初步总结了178例，止血有效率为95%，显效率为61%。

1. 诊断依据

询问并详细记录病史，全身检查，妇科检查，凝血机制检查（出血时间、凝血时间、血小板计数、纤维蛋白原定量、毛细血管脆性实验），排除出血因素而致的子宫出血，并做基础体温测量，做阴道细胞涂片、子宫内膜活检以明确功血诊断，必要时做子宫输卵管碘油造

影以排除器质性疾病。178 例中无凝血机制障碍及器质性病变所引起之子宫出血。178 例中属无排卵型功血 104 例，占 59%；有排卵型功血 74 例，占 41%。

2. 中医辨证依据及治则用药

肝肾阴虚证：阴道流血量多，或淋漓不净，色鲜红或紫红，质黏稠或有血块，腰酸腿软，五心烦热，肤热掌热，口干不欲饮，头晕耳鸣，便结溲赤，舌质偏红或红，苔薄黄或无，脉细数或细弦。治以滋养肝肾，凉血止血。药用女贞子、墨旱莲、生地榆、制军炭（即 Ⅰ 号冲剂）。

脾肾阳虚证：阴道流血量多或淋漓不止，色淡红，质稀无块，面色㿠白，形寒肢冷，腰膝酸软或腰痛如折，面浮足肿，小溲清长，大便溏薄，舌质淡红而胖，边有齿痕，苔薄白，脉沉细或软。治以温肾健脾，益气止血。药用补骨脂、紫河车、党参、白术（Ⅱ 号冲剂）。

显效：出血在 7 天内停止，经量恢复至原经量。有效：出血在 10 天内停止，经量减少 1/3~1/2。无效：出血在 10 天以上，经量无改变。

178 例中住院治疗者 84 例，占 47%；门诊治疗者 94 例，占 53%。青春期（18 岁以下）56 例，占 31%；育龄期（19~45 岁）89 例，占 50%；更年期（45 岁以上）33 例，占 19%。病程 6 个月以内者 50 例，占 28%；1~2 年者 63 例，占 35%；3~4 年者 38 例，占 22%；5~6 年者 13 例，占 7%；6 年以上者 14 例，占 8%。肝肾阴虚型 102 例，占 58%；脾肾阳虚型 76 例，占 42%。

给药方法：出血少者，1 日 3 次，1 次服 1 包；出血多而病程长者，1 日 3~4 次，每次 1~2 包。如辨证属阴阳两虚者，则 Ⅰ、Ⅱ 号冲剂各服 1 包，1 日各 2 次，轮流服用。

通过 174 例统计，服药后出血天数明显减少，出血 10 天以上者，由原来的 57%，降至 4%；出血 7 天以内者，由 27% 上升至 74%。Ⅰ

号与Ⅱ号冲剂缩短出血时间之作用接近。

据177例统计，服药后阴道流血量显著减少，用卫生纸量由原来10包以上占12%下降至1%，7~8包者由11%下降至2%，原用1~2包者由7%上升到58%。Ⅰ号与Ⅱ号冲剂无显著差异。

据153例统计，显效病例Ⅰ号平均止血天数为5.3天，Ⅱ号为4.9天；有效病例平均止血天数Ⅰ号为8.7天，Ⅱ号为8.6天。

Ⅰ号冲剂中重用女贞子、墨旱莲以补养肝肾，配生地榆、制军炭以凉血止血；Ⅱ号冲剂中重用补骨脂、紫河车以温肾固下，佐党参、白术以扶脾守中而助摄血。经临床验证二方止血效果都比较满意。对崩漏的治疗以往多采用见血止血法，而选多种炭类药物，结果往往效果不显，反而延长了出血时间，增加了出血量，并出现腹胀、腹痛等症状。根据"瘀血不去，新血不生"的理论，在Ⅰ号止血方中选用制军炭的目的是既能凉血止血，又有化瘀之功；Ⅱ方用后均未发现因出血减少而出现腹痛、腹胀现象。按"不痛则通"的理论，可以认为Ⅰ、Ⅱ号冲剂为止血而不留瘀的有效方剂。

路志正

清理上焦湿热以治崩漏

路志正（1921~　），中国中医科学院主任医师，国医大师

肾为封藏之本，肝为藏血之脏，脾主统血，冲为血海，任主胞胎，而冲任二脉隶于肝肾。故一般辨治崩漏多从这三脏入手，对心肺二脏在本病中的作用则易忽视，从而影响疗效。临证体会，疾病既有其常，又有其变，知其常为中医基本功之一，但达其变更为重要，只有知常达变，才能通晓事物的变化机制。崩漏由肝脾肾功能失调所致的冲任不固固然多见，而心肺二脏功能失调，同样可影响冲任二脉的气血运行，从而导致冲任不固发生崩中漏下之症。因此在临床实践中，对此类病例往往从调理心肺入手，尚能收到满意效果。

何某　19岁，1986年10月29日初诊。

崩漏已6年余，不用止血药则从不间断，近2个月来服止血药亦不奏效，经血淋漓不止，多方医治不愈而来求诊。现症：据述月经已来2个月，淋漓不断，量中等，色鲜红。伴见头晕目涩，视物模糊，心悸易惊，心烦易躁，失眠多梦，胸闷气短，善太息，纳呆食少，恶心欲吐，口干苦不欲饮，时觉周身肌肉抽搐。舌淡红尖红，苔厚腻略黄，脉沉细数，重取无力。病起于学习紧张之后，2个月前又因劳心过度而加重。观前所服方药，均为调肝益肾，补脾固摄，凉血止血之品。证属上焦火郁，湿热内蕴。治应清心散火，宣肺除湿。处方：

杏仁 9g　荆芥炒，10g　防风 10g　藿荷梗各 10g　黄连 4g　竹茹 12g　姜夏 12g　枳实 10g　云苓 15g　厚朴 9g　六一散包煎，20g

二诊（1986 年 11 月 3 日）：服上方 3 剂，经量减少，服至 5 剂，月经已净。纳食亦增，胸闷气短、心烦易怒、口干苦、失眠等症均减。现轻微头晕，晨起口干苦，小腹时作隐痛，腰酸痛，脊背酸沉，遇劳尤甚，舌淡红尖红，苔薄腻略黄，脉细滑数，重取无力。湿热见清，血已归经，而余邪未净，上方去黄连、六一散，加炒白芍 15g，炙甘草 6g，4 剂。

三诊（1986 年 11 月 7 日）：药后胸闷气短、心烦口苦、失眠、小腹隐痛等症均除，现觉四肢乏力，偶感轻微头晕，劳作后明显，腰酸背沉，寐、食、二便如常，舌淡红，苔薄白，脉沉细，重取无力。邪热已除，经脉调畅，而正气尚未全复，宜进一步补气血，调五脏，扶正气。遂处二方，嘱其交替服之，以杜其复发。

方一：太子参 12g　生黄芪 15g　白术炒，10g　龙眼肉 9g　熟地炭 12g　白芍 12g　侧柏叶 12g　阿胶珠 6g　生炒蒲黄布包，各 6g　旱莲草 12g　香附醋，9g　枣仁炒，12g

童便 15ml 为引。

方二：丹参 15g　白芍炒，12g　莲心 6g　地骨皮 10g　姜炭炮，6g　旱莲草 12g　制首乌 10g　山药 20g　仙鹤草 30g　枸杞子 12g　怀牛膝 10g

每日 1 剂，交替服之。

本例患者，因劳心过度，致火热内蕴，郁火刑金，肺失宣降，气机壅滞不行，则中焦上输之精微不能敷布周身而积留生湿，湿热合邪扰乱心神则心烦，心悸，失眠多梦，易惊，壅遏气道则胸闷气短，时欲太息。心主一身之血脉，神乱则血无所主；肺主一身之气，气伤则血无所从。故除导致上述心肺失调的症状外，又出现了血行逆乱、血不归经的崩中漏下症。舌尖红，苔厚腻而黄，是上焦火郁、湿热内停之征象。崩漏日久，阴血亏耗，血不上荣则头晕，视物模糊；湿热内蕴，下扰中焦，故恶心欲吐，纳呆食少。诸般病变均由火热内郁、湿热内蕴、肺失宣降、心神被扰所致，故治疗以宣肺气、散郁火、清心热、祛湿浊为治本之道。只有郁火得清，湿热得除，肺气通畅，心神安谧，离经逆乱之血才能归经，崩中漏下之症才能解除。若徒用补肝益肾、凉血止血之品，恐难奏效。

王鏊

益气柔肝，化瘀止崩

王鏊（1911~？），字敏之，天津中医药大学教授

肝郁为因，气虚为果

崩漏前人多谓阴虚或血热所致，往往以滋阴清热或清热凉血为治疗大法。但临床上由肝郁致崩者亦屡见不鲜。多郁是妇女性格特点之一。于门诊常见有含泪诉病者，似乎满腹冤屈不得以平。郁怒最易伤肝。任何原因引起的情志不舒，首先犯肝，肝气不舒，疏泄失常，即可出现月经过多，甚至崩中漏下。足厥阴肝经与督脉交会于巅顶，一旦肝木之气外散太过，鼓动督脉阳盛，即可致崩；肝木生风，内风骚动，引动所藏之血，则可随冲脉之气下注致崩；肝郁克脾，脾气不足，统摄无权，经血妄行，发为崩漏。妇人属气有余而血不足之体，肝气内扰，更耗阴血，虚火妄动，精血不守，血崩而下。故肝气不舒为崩漏最常见的病机之一。

气阳而血阴。血不独生，赖气以生之；气无所附，赖血以附之。故有"气为血帅，血为气母"之说。在崩漏发生早期，以肝郁为主要病机，随着疾病的发展或迁延，气随血脱，临床即表现出一系列气虚证候，如气短心悸，困倦乏力，头晕目眩，甚至肢肿面浮，面色㿠

白或萎黄，舌淡，脉细弱无力等。气虚血不能独生，进一步导致阴血不足，气无所附，血无以生，导致气血俱虚。因此，气虚乃崩漏之枢机。

益气柔肝，化瘀止崩

古人治崩漏，习惯于塞流、澄源、复旧。然此三法如截然分期运用，效果并不理想。若聚三法于一方，则收效甚大。根据发病时间与病情程度，选方用药可分以下三步。

首先，病情较轻，贫血不明显，发病时间短者，选用加减四物汤（《傅青主女科》）加味。方中四物乃补血神品，以平肝风内动；荆芥入厥阴经气分，合白术补中有利；山萸、续断止中有利。诸药各得其所。酌加三七粉、茜草炭、海螵蛸，既能通经活血，又能固涩下焦，止血而不留瘀。此方仅用于轻证，重证则药力薄弱。

其次，病情稍重，出现中度贫血者，可选用寄生胶艾汤（经验方）。方中胶艾柔肝和血，养阴止血，温经暖胞；桑寄生养肝滋肾；棕榈烧炭存性，苦涩止崩；炒杜仲性温化湿，甘能守中，合白术以护脾胃之气；续断苦辛微温，补肝肾调血脉，为崩中漏下之要药。偏于气虚的酌加黄芪，虚热者加生地或炒丹皮。

第三，暴崩如注，气随血脱，出现重度贫血者，可选用升陷汤（《医学衷中参西录》）。阴血暴崩下注，脾气下陷，危在顷刻，若不大升其气则血不能止。升陷汤以黄芪为主药，阴中之阳也，入手足太阴气分，又入手少阳、足少阴命门，善补气升气，惟其气薄而味厚，性温而热，故佐知母凉润以济之；柴胡、桔梗、升麻皆为升提之品，以助黄芪升气向上，使下注之阴血随气上升而止。还可酌加化瘀止血之品，如三七粉、茜草炭、益母草炭、地榆炭、莲房炭等，甚者可加服云南白药。

崩漏的调治，止血相对容易，关键在于调理月经周期，预防再发。在治疗崩漏病证的过程中，须劝慰患者恬淡虚无，无欲无求，起居有常，饮食有节，不妄作劳，则可形与神俱，病无从生。

刘某之妻 47岁，1953年5月7日初诊。

患者曾生4子，末子5岁。平素月经先期，20天一潮，量多色淡，行4天净，带下量多，腰痛。昨日适逢经期，因暴怒血崩大下不止，色鲜红，伴腹痛头晕，心悸气短，手指抽搐，肢倦乏力，神昏谵语，惊恐不宁，面色萎白，唇白，爪甲青瘪，精神颓废，时发惊恐，幻觉被人抬至高空。舌淡苔薄黄，脉右虚大无力，左数而弦。证属肝郁脾弱，冲任失固。治拟疏肝健脾，益气固冲。方选补中益气汤加味。

生黄芪30g　白术炒，30g　陈皮6g　升麻3g　野党参12g　甘草炙，6g　熟地15g　砂仁1.5g　杜仲15g　山萸肉12g　五味子3g　芥穗炭30g　续断9g　红枣5枚

复诊（5月9日）：2剂药后，下血已止，神清，但余症未消。以人参养荣汤合逍遥散服用8剂，诸症若失。又给逍遥丸、归脾丸调理善后。

贾某 12岁，1981年7月24日初诊。

7月9日月经来潮，至今未净，用纸5包余，血量尚有增加趋势，色鲜红，伴肢软神颓，身体消瘦，面色萎黄，眼睑淡白，舌淡，脉细稍数。证属脾肾虚衰，冲任不足。治拟益肾健脾，固摄冲任。方选寄生胶艾汤加莲房炭15g，三七粉（冲服）3g，地榆炭10g，4剂煎服。

复诊（7月29日）：其母来诉，服药3剂血已止，精神体力见增，眠食俱佳。依原方去炭药，共服2个月。

逾3个月后，其母诊病时谈及女孩按前方服后，月经已正常3个月。

魏某 16 岁，1985 年 10 月 8 日初诊。

患者自幼体弱多病，性格孤僻。今年 3 月月经初潮，期、量尚可。末次月经 8 月 25 日，量极多，色鲜红，有血块，继之淋漓不止，至今未净，用纸近百包，自觉头晕心悸，气短，曾用酚磺乙胺等均罔效。诊见面色萎黄，精神萎靡，眼睑苍白，形体消瘦，舌淡，脉弦细弱。证属冲任损伤，脾气下陷。治拟升阳益气，固冲调经。方选升陷汤加味。

桑寄生 30g　红参先煎，6g　杭山萸 15g　棕榈炭 30g　莲房炭 10g　芥穗 9g　杜仲炒，15g　阿胶珠 10g　艾叶 9g

4 剂煎服，云南白药 1/5 瓶冲服。

二诊（10 月 22 日）：服药 3 剂，下血已止，心悸气短好转，余症未消。血常规检验：血红蛋白 56g/L，白细胞 10.2×10^9/L，中性粒细胞 0.70，淋巴细胞 0.27，血小板计数 13×10^9/L。继用上方去炭药加入参须 6g。

按上方加减治疗 1 个月余，至 11 月 26 日来诉，月经于 11 月 19 日来潮，5 天净，用纸 2 包。

1986 年 2 月家长来告，自 11 月服药后，患者按期行经，每次 5 天净，用纸 2 包，无不适。

班秀文

崩 漏 治 肾

班秀文（1920~2014），广西中医药大学教授，国医大师

就病机论崩漏之根本在肾。在"治崩不忘肾"的原则下，常常在辨证的基础上，适当加入治肾之药。如血热致崩，出血量多而色红，常用芩连四物汤去辛窜动火之当归、川芎，加入黄柏、女贞子、旱莲草以清下焦伏火而滋阴止血；气滞化热致崩，既用丹栀逍遥散以疏肝清热，又加入谷精米（谷精草之果实）、藕节、生首乌、玄参之类，增强滋阴止血之功；阳虚崩漏，则用右归丸（汤）加桑螵蛸以温肾固涩；阴虚崩漏则用两地汤或左归丸（汤）以滋阴清热，补肾止血；因瘀而导致崩漏，本"通因通用"之旨，既用化瘀止血之桃红四物汤，又加入破故纸、川杜仲、川续断、骨碎补之类以补肾活络；脾虚不统血的崩漏，既用归脾汤补心健脾以摄血，又加菟丝子、覆盆子、桑螵蛸之类以温肾固涩。临证体会治本或治标，或先本后标，或先标后本，或标本同治，如适当加入治肾之品，则其疗效更佳。

妇女以肝为先天，以血为本，但由于有月经、妊娠、分娩、哺乳等的生理过程，常常处于"有余于气，不足于血"的状态，"气有余便是火"。故在治疗的过程中，当以平和调养之剂为佳，即使症情需要，非用偏寒偏热或刚燥之品不可，也应当刚中有柔，柔中有刚，以求刚柔相济。

对于炭药（包括一切收敛药）的应用，也应该详加审慎，最好不用或少用。因为炭药收敛，如应用不当，则可能贻瘀为患。如病情非用不可时，也应该根据病情的寒热虚实，使用不同性质的炭药。如血热崩漏，应用凉血的炭药，如栀子炭、黄芩炭、槐花炭；血寒崩漏，宜用温涩之炭药，如附子炭、金樱子炭；血虚崩漏，当用补血之炭药，如血余炭、当归炭；血瘀崩漏，宜用化瘀炭药，如红花炭、蒲黄炭、赤芍炭等。不可不辨寒热虚实，妄用炭收涩。

崩漏疗效的巩固，历来有主脾主肾之分。脾主运化而统血，为气血生化之源泉；肾藏精主蛰而为封藏之本。治脾与治肾，都有理论为依据，在临床上，亦确有疗效。但二者比较，则常偏重于治肾，喜用五子衍宗丸，临证体验对室女崩漏，本方更有特殊的功效。方中之菟丝子性味甘辛平，温而不燥，有补肾生精、养肝明目之功；枸杞子性味甘平，柔而不腻，能养阴益精，补血明目；覆盆子性味酸而微温，能补能敛，有补肾固精、明目缩尿之功；五味子酸而甘温，补肾养心，收敛固涩；车前子甘而微寒，能利水通淋，清热明目，有反佐之功。全方补中有利，柔中有刚，以补为主，是阴阳并补平稳之方。如气虚则加北芪、人参、蛤蚧；血瘀则加鸡血藤、泽兰、苏木之类；阴虚则加女贞子、旱莲草、北沙参、首乌之类；脾虚则加山药、白术、桂圆肉之类。灵活加减，其效显著。

周慕丹

清泄湿热气火，须究内外柔疏

周慕丹（1924~　），江阴市人民医院主任医师

清利湿热分内外

　　湿热是崩漏最常见的病理因素之一，大多因外界邪毒侵入胞宫胞脉所致。妇女在经事、产育、手术时，御邪机制每遭破坏，病邪易于感染。其次，湿热可由体内自生。如劳倦、饮食不节，脾失健运，湿浊下注，蕴而化热；或房劳暗伤肝肾，相火煎熬而成。湿热蕴蒸胞宫，伤及气分为带下，灼损血络为崩漏。

　　湿热崩漏的临床表现，多见血色深红或紫黑，质黏稠或夹带浊，气臭秽，崩漏前后带下绵绵或赤白相兼，并伴有腹部隐痛或少腹牵痛，腰骶酸重，小便热黄，大便秘结或溏而不爽。热甚者可伴见身热易汗，心烦少寐，舌质红，苔黄腻，脉滑而数。本证属热属实，辨证重点，一是血质稠黏而气臭，二是带漏兼见或交互而作。临证时，若但见动血失血，不知带浊秽液随之而下，则辨证实难中肯。治疗主用清利大法，而治别内外。宜专药清胞中之火，利下窍之湿，而不以炭类凝涩为务。常用银花、黄芩、地骨皮、青黛、蒲公英、侧柏叶、萆薢、滑石、茯苓、车前草、生甘草等。方中青黛重用至3~5g入煎。热

盛加白花蛇舌草、土茯苓。夹瘀，见血块多，腹痛甚，加赤芍、丹参、香附炭。若湿热内生，脾运不健，见腹胀便溏，食欲不振，倦怠乏力等，上方加白术、山药、苡仁、陈皮。若相火湿热，灼伤肾阴，见舌红，咽痛，五心烦热，脉细数者，可加入玄参、天冬、桑寄生等清化湿热，并不碍坚阴益阴之用。

廖某 女，28 岁。1978 年 6 月 12 日初诊。

月经异常两载。经事超前或一月二至，量多夹块，质稠黏气臭，经后赤白带下绵绵，腹部隐痛，腰酸，食后作胀，面足微浮，舌质红苔黄，脉象细数。此系湿热久恋，灼伤胞脉，失血过多，耗损气阴。治拟清利湿热，益气护阴。

黄芩 10g　地骨皮 15g　侧柏炭 15g　碧玉散 25g　白术 10g　枳壳 6g　白花蛇舌草 25g　粉萆薢 12g　玄参 10g　天冬 10g　太子参 10g　赤白芍各 10g　土茯苓 25g

上方共服 50 剂余而愈。

从此案可见湿性黏滞，欲速则不达。治宜缓进分利，澄源清本。如但以凉血固摄，虽或能取效一时，每易复发。

清泄气火讲疏柔

气火是许多妇女病的常见原因。若气火冲激不已，肝失藏血职司，冲脉血海不宁，亦可导致崩漏，此证尤以中年妇女为多。气有余便是火，火之源本乎郁。或患者素体脏气偏盛，如肝阴肝血不足，阳用有余，或五志过动，悉从火化，或因他病而致郁生火，更兼偏嗜辛热，烦劳张阳等诱因，即可引动触发。为病始多实火，动血灼阴，来势汹涌急迫，待血去而阴液难复，络伤不静，又多虚火。且火动而郁未必除，故临床上多见本虚标实、气血同病之证。本证气郁阴伤互为因果，其孰轻孰重，当审证的确，以免错谬。

本证临床表现，可见崩漏暴骤，血量较多，血色殷红，头痛，口干苦，舌红脉弦数。并可伴见面红、烦躁、苔黄等症。火动伤阴，每兼见手足心热，目眩干涩，烘热时起，腰酸便结。气火崩漏属于实热者，须与湿热所致者鉴别。后者血量中等，漏多于崩，血稠气臭伴带浊；前者血量多而势急，色红质不黏，无甚臭气。临证治疗气火所致崩漏，以凉肝清热为主，酌选疏肝理气与柔肝涵木之品。常用黄芩、丹皮、夏枯草、山栀、地榆、侧柏叶等为首选。气郁者，实证见脘腹胀痛不适、胸闷乳胀、嗳气泛酸等，可加青皮、川楝子、橘叶、左金丸、竹茹等破气达郁；虚者木横犯土，脾胃不健，用药可参入培土运中之品，如陈皮、白术等，以免疏泄太过。若属阴伤，则分虚阳虚火，药虽多以柔涵，仍宜配入疏肝解郁。虚火可酌选生地、玄参、二至丸、白芍、知母、川黄柏等；夹肝阳上亢，见头晕目涩，耳鸣，加石决明、钩藤、白蒺藜兼以平潜。

赵某 女，51 岁。1980 年 11 月 13 日初诊。

经乱年余，先期量多如崩，继漏 1 个月未止。血色紫红夹块，头昏口干，胸闷叹息，寐则梦多，面黄无华。此属气火冲逆，血去阴伤气耗。治以平肝降火法中参以益气养阴。

丹皮炒，10g　怀山药10g　黄芩10g　玄参10g　太子参10g　熟女贞子15g　墨旱莲10g　茯神10g　侧柏炭10g　橘叶5g　白芍10g　黛灯心3g

其后该病人来院告谢，述药尽崩漏即止，经期渐正，量亦减少。乃嘱服六味地黄丸、白参须善后。本病例虽属肝火，火因崩下，已转虚象，服药 10 剂见效，以虚实兼治建功。

补肾固冲知常变

肾虚崩漏，多见于久崩久漏，为虚证中难治证型，以青春期及更年期患者的比例较高。因青春期天癸始至，冲任始通，奇脉盈虚未臻常度；更年期天癸将竭，奇脉空匮，冲任通摄乏权。若肾气虚衰较甚，则有失提挈、煦丽奇脉之职，以致崩中漏下。原发者每延时失治，继发者多几经反复。故本证特点为虚而失衡。虚者可因血去气伤而兼气阴两亏，失衡不特脏气乖逆，或可伴有湿热、瘀血等邪。因此对肾虚崩漏须知常达变，细加推敲。

一般肾虚崩漏，可见崩漏日久，头晕耳鸣，腰足酸软等症。青春期初潮较晚，更年期体质较弱或产育过频。阴虚者，血色殷红，量少，少寐，烘热时起；阳虚者，血色淡，畏寒自汗。治宜补肾固冲。阴虚用六味地黄丸加龟甲、阿胶、玄参之类以滋涵潜摄；阳虚用右归丸加补骨脂、巴戟肉、党参以温下扶中。

治肾虚变证，须诸法合用，才能切合病机。肾虚崩漏常见变证如下。

其一，肾虚脾弱肝阳上亢。症见头晕少寐多梦，面浮足肿，自汗或盗汗，形寒畏冷或时作寒热，漏下血色不鲜，舌质淡红，苔白，或舌尖口唇殷红。治以补肾敛肝，扶脾调冲。用药选生地、阿胶、制附片、花龙骨齿、乌贼骨、荆芥穗、黄芪、党参、茯苓、天麻、钩藤、知母。

其二，肾虚肝旺浊热阻中。症见崩漏淋漓，头昏心烦，口苦痰多，中脘痞闷，腰酸膝弱，目暗干涩，崩下红白，漏色淡紫。法取益肾运脾，苦辛降浊，兼以平肝。但温燥、滋腻、金石重镇之品，俱当慎用。药用制附片、桑寄生、潼刺蒺藜、川黄连、姜半夏、陈皮、茯苓、天麻、钩藤、蒲黄、荆芥穗、竹茹等。

章某 女，42岁。1983年3月18日初诊。

始漏后崩，崩缓而淋漓不尽，或夹紫块而下，已3个月余。面足浮肿，腰酸较甚，头昏寐差，纳少脘痞。舌淡苔白根腻，脉来细软。此乃肾中阴阳俱亏，肝脾营气郁滞。拟三脏同调，固本止漏。

制附片3g　大生地炭15g　潼刺蒺藜各6g　肥知母6g　川断肉12g　乌贼骨炙，10g　煨天麻5g　赤白茯苓各10g　黑丹参炒，10g　香附炭6g　荆芥炭5g　陈皮炒，6g　焦神曲10g　瓜蒌皮10g

二诊（3月22日）：3剂后诸恙递减，根苔渐化，脉亦稍振。从前法再进。原方去瓜蒌皮、焦神曲，加女贞子15g。续服5剂。

此后漏下量少无块，更进15剂而获痊。

临床上，崩漏病因病理有时扑朔迷离，很难辨别。对脾虚、血热证应持慎重态度。如崩漏失血过多，每呈一派脾虚气弱征象，有面黄无华、神疲食减等症，易误认为脾不统血，而事益气兜涩，以致暂止其血而忽视求本施治。其实，湿热或其他实邪导致崩漏，亦多以上见症，草率投治，恐有实实之虞。又如前人"血热"之说，应从细辨证，区分湿热、相火、气火等不同原因，以免施治惟凉血为务。再如崩漏中血瘀见症甚多，此即前人所谓"奇脉络病"，系胞宫、胞脉血运不畅，而非血积胞中。治法多取通涩兼施，渐消缓图，不宜攻逐而妄投峻猛。

（姚立丹　黄煌　整理）

刘奉五

崩漏辨治挈要

刘奉五（1911~1977），著名中医妇科学家

发生崩漏的原因虽多，但总的来说可以概括为两种：一是"热"，二是"虚"。"热"主要表现为血热、肝旺（肝郁化火）；"虚"主要表现为脾肾虚（脾虚不固摄，肾虚不闭藏）。所以，肝脾肾受损而导致冲任失调，就会引起崩漏。

根据上述病因将崩漏分为热证和虚证。

热　证

1. 血热

骤然量多下血或淋漓日久不愈，血色深红或夹有瘀块，经来前错，烦热口渴，头晕不寐，舌红而干或苔黄腻，脉弦滑而数。多因过食辛辣燥热之品，或心火素旺，血热过盛，迫血妄行而致崩漏下血。治宜清热凉血养阴。方用两地汤（大生地、黑元参、杭白芍、地骨皮、麦冬、阿胶块）。如热重可加四黄汤（黄连、黄芩、黄柏、栀子）；如血热兼有虚象，可重用生山药 30~60g，石莲 10~15g，此二味既能固冲任又能清热；如血热妄行，下血不止，可加莲房、藕节、生地、银花、蒲黄、贯众等炒炭。

2. 肝旺

下血量多，色紫黑或夹有瘀块或有腥味，胸胁胀满，郁闷不舒，心烦急躁，头晕目眩，口干思冷饮，身热尿赤或大便干燥，舌赤苔黄，脉弦数或沉弦。系肝郁不舒，恚怒伤肝，肝阳旺盛，血中热重，郁热随气下迫冲任，肝不藏血，血不循经而致崩漏下血。治宜疏肝解郁，清热止血。方用丹栀逍遥散加生山药、石莲、生地。

虚　　证

1. 脾虚

下血淋漓不断或骤然下血很多，经来前错，气短不续，劳倦无力，纳谷不馨，大便溏薄，舌质淡苔白，脉沉细弱。此属脾虚不能统血，血不归经。治宜补气养血，引血归原。方用归脾汤加阿胶块、熟地养血；煅牡蛎、乌贼骨固冲以治其本。

2. 肾虚

下血量多，色殷红，腰酸痛，腿软无力，头晕耳鸣，五心烦热，口干咽燥，夜寐不安，舌质红少苔，脉细数而弱。此乃肾阴亏损。治宜补肾育阴，佐以固涩。方用益肾固本汤（桑寄生、川续断、杜仲炭、菟丝子、熟地黄、阿胶块、生山药、艾叶炭、生龙牡、生龟甲）加乌贼骨、石莲。

3. 气虚

下血日久不止，色鲜红，精神疲惫，气馁懒言，自汗不止，纳谷不馨，心悸眩晕，面色苍白，舌质淡苔白，脉细缓无力。此属正气虚弱，中气不足。治宜补中益气止血。方用补中益气汤加侧柏炭、地榆炭、阿胶块、三七面（冲服）。若自汗加生龙牡；若见虚脱之危症，急予独参汤大补元气，以无形之气，生有形之血。

关于瘀血证，其实临床并不多见，一般表现在血热证中，可见腹痛，月经不畅，有血块。化瘀可加益母草 6~10g，泽兰 6~10g，可使瘀血化，月经通，不用桃仁、红花、三棱、莪术之类，以防化瘀太过，血流不止。

治疗崩漏当以止血为主，急治其标。如热证崩漏可在相应药的基础上重用苦寒药（如丹皮炭、侧柏炭、地榆炭、棕榈炭、黄芩炭）加凉血止血之剂如生地、阿胶块等。

养阴止血，最好用阿胶块；健脾补肾良药是生山药、石莲；固摄冲任，调经止血用乌贼骨、生龟甲、生龙牡等效佳。因此，治疗月经失调（月经先期、月经频至、崩漏）多首选生山药 30~60g，石莲 10~15g，阿胶块 12~15g，乌贼骨 12~15g，生龟甲 12~15g，白术 10g，生龙牡各 25~30g 等。甚至对于先兆流产阴道流血的治疗也经常选用生山药、阿胶块、石莲、白术等固冲安胎。阿胶凝血安胞最好，石莲清肾热最佳。补虚不要太过，清热不要太寒，化瘀不要太甚，以防补之太过而助其热，清热太寒而阳气受伤导致气虚下陷，化瘀太甚而新血随之而下。既能抓住病机，守法守方，又能药随证转，机动灵活，治法方药稳妥，故能应手奏效。

（温光远　整理）

杨宗孟

清肝必补肾，重奇需益气
血热宜凉营，止崩勿留瘀

杨宗孟（1927~2011），女，长春中医药大学妇科主任医师

在临床中喜用清肝补肾、益气升阳及活血化瘀等法治疗崩漏，多获良效。

清肝必补肾，水足火易清

清肝补肾法主要用于肝郁肾虚型崩漏。此类崩漏多先有将息失宜，起居失节，或情志不遂，抑郁不伸，引动包络阳气内动，耗损心营肾水，以致心肾阴虚，不能镇守包络命门之火，导致肝郁肾虚。肝郁化热，疏泄于下，肾阴不足，封藏失职，热迫血海，损伤冲任，而为崩漏。治当清肝补肾，滋水涵木，方用调经汤。调经汤乃从二至丸、固经丸、惜红煎、四生丸等方加减化裁而来。方中重用女贞子、旱莲草、生地、山药、侧柏叶等滋肾养阴，封藏肾精；白芍、乌梅等酸敛肝阴；黄芩、地榆炭等苦寒清泄肝火。针对肝郁疏泄于下，少佐以芥穗炭或桑叶等以升发肝阳，发散郁火。方中虽不止血而血自止。火清水足则肝自疏、病自瘥。

王某 女，34 岁，长春市玉雕厂工人。1983 年 9 月 22 日初诊。

自诉于 1978 年分娩后因将息失宜、情志抑郁致月经不调，经来超前，约 18~20 天一行，经来第 1~2 天量多，之后量少淋漓，持续 10天或半月始净，血色红有块，块色紫黑，伴少腹胀痛，头晕目眩。末次月经 9 月 10 日来潮，持续至今未净。纳少，夜寐欠佳，形体较瘦，两颧潮红，唇红如朱，舌质红，苔薄黄，舌尖及根部无苔，脉中沉取弦细而数。证属心营肾水不足，木郁不达，郁而化热，疏泄于下，致月经超前，经来淋漓不尽。投以调经汤加味。

女贞子 50g　旱莲草 25g　生地 25g　山药 25g　侧柏炭 20g　白芍 25g　乌梅 15g　黄芩 15g　地榆炭 50g　芥穗炭 15g　甘草 10g　麦冬 25g　五味子 15g

投药 2 剂即血止，继用 3~4 个月而痊愈。

治崩重奇经，止崩须益气

如素本劳倦伤脾，或思虑饥饱伤脾，或肝肾阴虚日久不愈，血下量多，因血脱气陷，阳气郁遏内闭，又可转为脾肾气虚。气虚不摄，则血走如崩，此时又当益气升阳，大补奇经，以大剂参芪益气健脾，固脱止血。以补中益气汤为基本方，用以益气升提，加熟地、山药、白芍配当归以养血滋阴、固护阴精，更增入大剂血肉有情之品，如阿胶、鹿角胶、龟甲胶，以大补奇经，固冲任，或少佐以棕炭、艾炭、龙骨、牡蛎等固涩止血，以达益气固脱、升阳举陷、固涩冲任之效。用之得当，疗效确切。

徐某　女，47 岁，师范大学教师。1972 年 10 月 10 日初诊。

该患者因"文化大革命"中受触，精神抑郁不伸，加之逾期流产后刮宫损伤冲任，致经血不调已年余，或血崩大下，或淋漓不断，血色浅淡，质稀无块，每次经期用纸 30 包左右，必住院输血。此次经来已 20 天未净，初时量多如注，继而量少淋漓，伴小腹胀坠，腰部酸痛，心悸怔忡，气短无力，面浮肢肿，纳少寐差，大便干结，4~5 日始一临圊，小便清长，面色㿠白，形体肥胖，面目微浮，神情倦怠，少食懒言，唇舌淡白，苔白薄润，脉虚软无力。患者年近"七七"，肾气将衰，天癸将竭，诚当补肾脾气，扶后天以资先天。且面浮肢肿，气短懒言，纳少便结，小腹胀坠，舌淡，脉虚等，呈一派脾虚气陷见证，故治以益气健脾，固涩冲任，投以补中益气汤加味。

黄芪 30g　赤参 10g　白术 25g　升麻 7.5g　柴胡 10g　陈皮 15g　芥穗炭 20g　阿胶 15g　鹿角胶 15g　龟甲胶 15g　乌梅炭 15g　桑叶 15g　甘草 10g

2 剂血少，3 剂血止。继用此方随症加减，坚持服用约 10 个月，经量逐渐减少而至正常，诸症悉除而痊愈。

凉营兼祛瘀，止崩当活血

如素有停瘀，或经期、产后余血未尽，又感外邪，余血停滞，结而成瘀，瘀久化热，瘀热互结，阻滞胞络，血不循经，相搏而下，而致崩中漏下者，当本《内经》"通因通用"之法，予活血祛瘀，凉营清热，方用生地大黄汤加味。生地大黄汤首见于《千金翼方》卷十八吐血类四中，载为"吐血百治不差，疗十十差，神验不传方"。药仅地黄汁、生大黄末二味，但药简意深，配伍精当。地黄甘寒育阴，凭凉营以止血；大黄苦寒直折，借涤荡以祛瘀。地黄补其虚，大黄泻其实，地黄守而不走，大黄走而不守，两者配用，则动静结合，开阖相济，且补且泻，亦填亦削。地黄得大黄，则养阴而不腻滞，止血而无留瘀之弊。大黄得地黄，则清泄而不伤阴，逐瘀而少耗血之虑。相反而实相成，乃本方之特色。在此方基础上，增入佛手散、失笑散及四乌贼骨一蘆茹丸等，用治瘀血未净，瘀热互结之血崩证，屡屡获效。尤对产后或流产后，胎物未净，致血崩大下或淋漓不净，血色紫红或鲜红有块，腹痛拒按，烦热或潮热，大便干结，小便短黄，脉数，舌红或绛，舌边尖有瘀斑、瘀点或青紫者更佳。

李某 女，36岁，1986年7月1日初诊。

不全流产刮宫术后10天仍流血不尽，量增多，色鲜有块，伴小腹胀痛灼热拒按，块下后痛稍减，腰部酸痛，烦热自汗，口干苦不欲饮，便秘溲黄，脉滑数较大，浮取明显，舌红隐青，苔黄薄腻。治拟育阴潜阳，祛瘀止痛固冲。方用生地大黄汤加味。

生地黄 20g　大黄炭 10g　蒲黄炒，15g　五灵脂炒，15g　当归 15g　川芎 10g　茜草 10g　乌贼骨 40g　女贞子 50g　旱莲草 50g　牡蛎 25g　龙骨 25g　甘草 10g

服2剂后，随血排出肉团样物2块，外观似绒毛，送检病理回报为"妊娠绒毛组织，其中部分绒毛已变性坏死"。块下后腹痛渐减，血渐止。继以八珍益母丸善后调理而愈。

庞泮池

月经周期疗法治崩漏

庞泮池（1918~1999），女，上海中医药大学
附属曙光医院妇科主任医师

月经周期疗法符合妇女生理规律，故较一般一次性辨证用药疗效显著。与塞流、澄源、复旧原则并不矛盾，是辨证论治之发展。

陶某 19岁，未婚，1987年10月14日初诊。

14岁月经初潮，向来经期提前，行则量多如冲，且淋漓不止，屡用中西药治疗达3年，无显效。此次经行半月，量多如小便状，面色萎黄，口干唇红，头晕神疲，脉细数，舌质红，苔薄黄。证属室女肾元不足，阴虚内热，夹有气火，下迫冲任，血海不固。当分经行、经后阶段治疗。

经行时，养阴清热，凉血止血。

生熟地各9g 黄芩9g 黑荆芥9g 白芍9g 丹皮9g 党参9g 山栀炒，9g 地骨皮9g 旱莲草15g 仙鹤草15g 阿胶9g

经初净，养阴清热，益气补血。

党参9g 生熟地各9g 地骨皮9g 白芍9g 麦冬9g 阿胶9g 当归9g 黄芪12g 女贞子9g

经净5天后，大补肝肾，充实奇经。

党参9g 生熟地各9g 枸杞子9g 苁蓉9g 菟丝子9g 龟甲9g

紫石英 10g　麦冬 9g　白芍 9g　阿胶 9g

上三法调理 3 个月后，月经逐渐正常。

更年期崩漏，乃因肾气渐衰，封藏失守，冲任不固而引起。妇女至更年期肾气渐衰，本系生理现象，脾为后天之本，脾气旺盛，生化有源，可减缓肾气之衰退。故对更年期崩漏，在经行量多如注时，应固本止崩。因此常以附子理中汤加温肾固涩之药以止崩。附、姜为温热之品，但附子能助党参回阳益气，炮姜能温中健脾止血，气复阳回，崩冲自摄。如见脉沉细，舌淡苔白者，用之有显效。经净之后，当补益心脾，益以培肾，并加鼓舞胃气之品，如半夏、陈皮，使食旺眠安，延缓肾气之衰退。故更年期崩漏，亦须月经周期疗法。

宋某　49 岁，1979 年 2 月 13 日初诊。

年已七七，1 年来经事紊乱。此次经行已 27 天未净，初则崩冲，色淡红，继则淋漓不断，近日量又增多，头晕欲呕，形寒肢麻，唇淡面㿠，脉右虚大无力，左沉细，苔白舌质暗淡。曾经诊刮诊断为"功血"。证属肾气渐衰，封藏失守，冲任不固。经行时固本止崩，温补脾肾。

熟附块 6g　党参 9g　白术 9g　白芍 9g　姜炮, 5g　炙草 5g　阿胶 9g　紫石英 10g　花蕊石 9g　煅龙牡各 15g　菟丝子 9g

上药服 5 剂经净，心慌寐艰，纳食不馨。

经净后，补益心脾，益以培肾。

党参 9g　黄芪 12g　白术 9g　白芍 9g　当归 9g　熟附块 6g　木香 6g　制半夏 9g　茯苓 9g　枸杞子 9g　远志 6g　菟丝子 9g　五味子 5g　龙牡煅, 各 15g

调理 3 个月后，第 2 次经行正常。

李衡友

塞流防瘀清肝理脾，复旧补肾重在调周

李衡友（1925~ ），女，江西省妇幼保健院主任医师

重在补肾，兼顾肝脾

临床上常将崩漏归纳为"肝不藏血"和"脾不统血"两大类。而"肝不藏血"又包括"阴虚肝旺"和"肝郁化火"两证；"脾不统血"又包括"心脾两虚"和"气不摄血"两证。必须细致区别，才能取得良好效果。临床观察这两大类型都与肾虚有密切关系。例如肾阴虚则水不涵木，肝阴亦虚而肝阳偏旺，则迫血妄行，出现"阴虚肝旺"证型。肾阳虚则不能温养脾土，脾阳亦虚，不能摄血而崩漏，出现"气不摄血"证型。如赵养葵所说："血崩之疾，当分阴阳而治……凡气虚不能摄血而崩者，其人必面白，尺脉虚大，食饮无味，久病者有之。"何况各种原因所致的崩漏，日久不愈，穷必及肾。故治疗崩漏的重点是补肾，而兼顾肝脾。例如"阴虚肝旺"和"肝郁化火"二证同属"肝不藏血"，但病机有所不同，治疗方法亦异。前者是肾阴不足，"水不涵木"，肝阴亦虚而肝阳偏旺，致血失所藏而崩漏，治宜滋阴平肝，使阴阳平衡而崩漏自愈；后者是由于情志所伤，肝气郁结，郁久化火致肝不藏血而崩漏，治宜疏肝清热，使肝气条达而崩漏可止。

一、白头翁二至合剂清肝止崩

"阴虚肝旺"型崩漏，症见血色殷红，头晕目眩，耳鸣腰酸，手足心热，性急易怒，脉细数或细弦，舌质红或裂纹，苔少或黄。用自拟白头翁二至合剂而屡奏良效。

白头翁 12g　秦皮 6g　女贞子 10g　旱莲草 12g　怀山药 12g　川断 10g　生地 12g　白芍 10g　黄芩 6g　仙鹤草 12g　藕节 7 枚　生甘草 6g

水煎服。如出血多者加阿胶 12g。

本方系从《伤寒论》治厥阴热利下重用白头翁汤及《金匮要略》治妇人产后下利虚极，白头翁加甘草阿胶汤悟出。该方既可治肝热下迫大肠的热利下重，又可借治肝阳过旺，下迫冲任致血热妄行的崩漏而收异病同治之功。故以白头翁、秦皮二药为主，二者都能清肝热，而秦皮性味苦寒而涩，又能坚阴止血，合并二至滋养肝肾之阴而止血；山药、川断健脾固肾；白芍、生地平肝凉血；黄芩、仙鹤草、蒲黄清热止血；甘草调和诸药（如出血多者，加阿胶养阴止血）。诸药共奏养阴平肝，凉血止血之效。

二、参乌合剂并补气阴两虚

由于崩漏日久，阴虚而导致气虚，症见头晕心悸，气短乏力，口干寐可，或手足心热，面色㿠白或有颧红，脉细弱，舌质淡红或有裂纹，属气阴两虚。治宜益气养阴，用自拟参乌合剂。

党参 20g　制首乌 12g　山药 15g　白及 10g　川断 10g　女贞子 10g　旱莲草 12g　仙鹤草 12g　蒲黄炭 10g　生甘草 6g

如出血过多者，加阿胶 12g，田七末 3g；如气虚较重者加黄芪 15~20g；如肝火过重者加白头翁 10g，秦皮 6g。

本方重用党参以益气，制首乌、二至养阴，再益以山药、川断健脾固肾，仙鹤草、白及、蒲黄炭止血化瘀，甘草调和诸药，共奏益气养阴、固肾止血之效。本方多用于青春期崩漏及崩漏病久者。因少女肾气未充，冲任不固，易出现气阴两虚证；崩漏病久患者，失血过多，阴虚而导致气虚，亦易出现此证。均宜应用本方。如大出血者，则急用独参汤以益气固脱。

塞流防瘀，复旧侧重补肾调周

治疗崩漏，有分为塞流、澄源、复旧三个阶段者，本人体会为塞流和澄源相结合较为适宜。一般须根据病因、病机的不同，在澄源的基础上适当加以塞流之品。这里须要提出的是在养血、止血之际，应不忘化瘀生新。在加强止血作用时，往往阿胶与田七同用，使血止而不留瘀。又蒲黄炭、茜草炭、乌贼骨等均有化瘀止血之效。如遇崩漏血色紫黑有块，兼见腹痛拒按，血下痛减，舌质暗或有瘀点者，尤须活血化瘀，如失笑散加味、化瘀止崩汤等，瘀血去则新血安，才能达到止血目的。

复旧即调理善后的方法，以恢复正常的月经周期，也称巩固治疗。崩漏经辨证施治止血后，如不作巩固治疗易于复发。复旧有着重补脾、补肾之不同，本人则侧重于补肾。用补肾为主的法则，模仿妇女月经周期的生理改变而于不同阶段选用不同的方药，以调整"肾－天癸－冲任－胞宫"之间功能的平衡而调经，称为中药人工周期疗法。临证每用以补肾为主的中药人工周期疗法（即中周Ⅰ号）以促进排卵，调整月经周期而巩固疗效。

中周Ⅰ号，是将月经周期分为以下三个阶段用药。

（1）经后期（即月经干净5~7天以内）以补冲任为主，为排卵创造条件。

主方：乌鸡调经丸 2 盒，每次 1 粒，每日 2 次。胎盘片 100 片，每次 5 片，每日 2 次。

（2）排卵前期及排卵期（周期的第 11~16 天）以补肾为主，促使卵泡成熟而排卵。

主方：菟蓉合剂（自拟方）

菟丝子 12g　肉苁蓉 6~9g　熟地或制首乌 12g　川断 10g　怀山药 12g　枸杞 10g　香附 6g　当归 10g　仙灵脾 6~10g

5 剂。

如偏阴虚者，加女贞子 10g，旱莲草 12g；如偏阳虚者，加鹿角霜 6g，艾叶 6g。

（3）经前期及经期（相当于经前 3~4 天及经期）以活血调经为主，促使月经来潮。

主方：调经活血合剂。

当归 12g　川芎 6g　生白芍 10g　香附 6g　菟丝子 12g　泽兰 10g　茯苓 10g

3 剂。

对崩漏巩固疗效，可不用此方。但出血停止后，月经逾期不行者则须应用。

龚某　40 岁。1980 年 6 月 19 日初诊。

因近 3 个月来，经水淋漓 10~20 天，有时阴部灼感，胀痛，经前失眠，性急易怒，或头晕头痛，脉细弦，舌苔淡黄。诊断：经漏（阴虚肝旺）。治则：养阴平肝。主方：白头翁二至合剂加减。

7 月 3 日二诊：前天行经，量中，小腹略胀痛，经前有头晕痛感，脉弦细稍滑，舌质稍暗红，苔薄白。先予逍遥散加丹参 10g，3 剂。继服白头翁二至合剂去生地加制首乌 12g，药后经行，7 天干净。再以滋养肝肾之杞菊地黄汤巩固疗效。7 月 28 日行经 5 天净，腹不痛，阴部亦无灼感。随访数月，月经正常。

樊某 28 岁，已婚，工人。1981 年 4 月 29 日初诊。

因阴道流血 40 天来不净，经量或多或少，症见头晕乏力，间或胸胁闷胀，脉细弦，舌苔薄黄。4 月 6 日曾在他院诊刮，病理报告为"宫内膜增殖期改变，少部分为分泌早期图像"。诊刮后 20 余天血仍未止。诊断：崩漏（气阴两虚兼肝郁化火）。治则：益气养阴兼疏肝清热。主方：参乌合剂加白头翁 10g，秦皮 6g，5 剂。再予逍遥散加川断 10g，阿胶 10g，田七末 3g，仙鹤草 12g，白及 10g，出血停止。后于 6 月 2 日行经，经量稍减，5 天净。乃予中周 I 号调治 3 个周期，达到 3 个月月经周期均正常，量中，4 天净。

陈某 20 岁，未婚，干部。1976 年 12 月 27 日来院初诊。

阴道流血 50 天来不净，经量初多后少，色红或紫，稍有血块，腹无胀痛，间有乳胀，脉略弦，舌质红有裂纹，苔黄。西医诊断：青春期功能性子宫出血，子宫发育不全。中医诊断：经漏（肝肾阴虚、肝郁化火证）。治则：先疏肝清热，后滋养肝肾。主方：丹栀逍遥散加蒲黄炭 10g，仙鹤草 12g，藕节 7 枚。服 4 剂后血止，乃予二至加山药、川断、生地、白芍等滋养肝肾之品 4 剂，但血止 5 天后又复来潮，量中，再予逍遥散加减 5 剂而经净。

王大增

崩漏治从虚热瘀

王大增（1924～　），上海中医药大学教授

崩漏辨证重点有三：一曰气虚，一曰血热，一曰血瘀。

气　　虚

崩漏为血证，血关乎气，气为血帅，气虚不摄，气虚下陷而为崩漏，因之治疗崩漏，毋忘治气。

诊气虚，重在望面色、看舌质、视经血。气虚者面色常呈虚浮黄白无华，舌质淡胖有齿痕，经血色淡质薄，更重要的是了解患者对经血之约束能力如何，例如经血之来虽猛，其止亦速，其气未虚，如经来不止，崩漏交替，其人中气必虚。

治气虚有益气摄血和益气升提二法。益气重用参、芪、术，尤其是黄芪要重用，可用15~30g，甚或60g，或加升麻以益气升提，特别对有腰酸、小腹坠胀感者适用。出血总属血下溢，升麻升提且兼清热。如有肛门坠胀感者则可同时加用木香，调畅气机以除后重。气虚兼阳不足者，炮姜甚佳，而对久漏不止者，则需同时配以白芍，以其酸寒制约炮姜辛热之性。

血　热

血得温则行，得热则妄行，因之治疗崩漏毋忘治热。

诊血热，重在视经色，色鲜红或深红者为血中有热，再看舌质，舌红起刺属有热。

治血热有清热凉血、养阴清热二法。清热用芩、连、知、柏等，黄芩为常用药，用量为 9g；黄连清心火，苦寒坚阴，但用量不宜过大，一般用 3g。养阴兼凉血常用药物有生地、旱莲草、阿胶等，生地可用 30~60g，或生熟地同用。

血　瘀

崩漏血证，血易成瘀，瘀血不去，新血不得归经。不全流产、子宫内膜息肉、功血、炎症等引起的崩漏，要考虑瘀血为病。

诊血瘀，以有无小腹胀痛为主要依据，其次看经血，质浓色深有块，或有肉样组织为有瘀，不要以舌有瘀点而定。经漏日久不止，亦要想到血瘀，有时用通法而血止。

治血瘀有活血化瘀、祛瘀生新。常用化瘀祛瘀药物有失笑散、花蕊石、血竭、桃仁、红花、益母草等。花蕊石 15~30g，血竭 3g，研末冲服。此外，震灵丹有祛瘀固经作用，参三七、丹参等有祛瘀兼补益作用。经血内有肉样组织即内膜成片脱落者，可在经前 10 日开始服下方：失笑散，参三七 6g，肉桂粉 6g，共研末和匀，每日服 4.5g 至经转。此方有化瘀之功用。

上述治气虚、治血热、治血瘀方药，根据出血量，可日服 2 帖，分 4 次服。

此外，初病属实者多，以凉血祛瘀为主，佐以益气。久病属虚者多，以益气为主，佐以凉血祛瘀。

出血日久常出现气阴两虚、阳衰之证。病人面色㿠白，浮肿，脉数大无力或细数，舌淡胖，心悸等，宜用参附龙牡回阳固气潜降，加黄芪、炮姜以益气扶阳，温经止血。

崩漏主要见之于无排卵型功血。治疗关键在于促排卵。常用补肾法、温通法，亦可用泻肝法，总以辨证为要。温肾除用仙灵脾、五子衍宗丸之类外，可加肉桂、紫石英以暖宫，增加生发之机。温通用桃红四物汤加益母草 15g，月月红 3g。

王某 15 岁。

1 年来月经周期缩短，经期延长，量多无块，面浮，头晕，无力，便溏。舌淡质胖，脉数。证属脾虚不统。治以益气健脾，升提固经。

党参 9g　白术 9g　茯苓 9g　升麻 6g　黄芪 15g　山药 12g　阿胶 9g　炮姜炭 4.5g

平时服黄芪片、归脾丸。

经 3 个周期治疗后，月经周期转准，经期缩短，为 5~6 天，经量较前减少一半。

王某 31 岁。

3 年前分娩后开始周期缩短，经量增多，经色鲜红，有块，经前乳胀，大便秘结。舌红苔黄，脉弦细。辨证为肝旺血热。拟下方经来时服：

生地 15~30g　黄芩 9g　丹皮 9g　黄柏 9g　阿胶 9g　侧柏叶 9g　藕节 15g

平时服固经丸。

经 4 个周期治疗后，月经周期延长至 27~28 天，经量减少一半多。

刘敏如

撷取各家良方，塞流澄源固本

刘敏如（1934~   ），女，成都中医药大学教授，国医大师

崩漏属妇科疑难病症，亦是急重病症。崩漏止血并非易事，调整恢复月经周期更为困难，尤需探索。

暴失阴血是崩漏的主症，若以"标"对待，试图止血，是难期获效的。所以崩漏论治当根据病机，求治本之法。肾虚是导致崩漏之本，病变在冲任失于约制，故治本当治肾调固冲任。治本之法当贯穿治疗之始终。论治中按塞流、澄源、复旧大法，在暴崩之际，当塞流固本；漏下不止，当理血固本；血势稍缓宜澄源固本，复旧调经。同时又须结合临床现证，热者清而止之，寒者温而止之，瘀者行而止之，郁者舒而止之，用方遣药宜相对稳定，组方宜平正，以防动血，并便于灵活化裁。

塞流固本、理血固本的组方，习用生脉散（《内外伤辨惑论》）合寿胎丸（《医学衷中参西录》）为基础方。澄源固本，习用上下相资汤（《石室秘录》）为基础方。复旧调经必须根据素体情况及不同年龄阶段选用通脉大生丸（《中医妇科治疗学》）、大造丸（《扶寿精方》）、滋水清肝饮（高鼓峰方）、归脾丸（《济生方》）等。

生脉散中人参大补元气，摄血固脱，生津安神宁血，麦冬养阴清心润燥，五味子益气生津，补肾养心，收敛固涩。全方有气阴双补、

固气敛血之功，较之单用一味人参（独参汤）补气摄血救急功效更佳。寿胎丸中桑寄生益肾养血，续断固肾止血，菟丝子补益肾气，阿胶养血止血，具有固肾奠下之功。两方合用益气填阴，固肾奠下，其性平正，再根据现证，选择相应的止血药（附后）以辅佐。如暴崩之际，属热者加贯众、焦柏，兼湿者加蚕沙，属寒者加焦艾、炮姜，兼瘀者加蒲黄、益母草，兼郁者加炒川楝、炒香附，气虚甚者加黄芪、白术、大枣，失血而见气血衰败之兆加附子、浮小麦、乌贼骨。出血期一般不用当归，有瘀者一般不用炭类药。久漏不止者加活血化瘀药，2~3剂后再用澄源复旧方。

上下相资汤中人参、沙参补气养阴，元参、麦冬、玉竹滋水养阴，熟地、山萸肉滋养肾精益冲任，五味子养心敛血，车前子引诸阴药使滋而不腻，牛膝行血宜去之。此方以补肾为君，佐以补肺之药，子母相资，上下兼润，精生而液亦生，血生而津亦生矣，故定名上下相资汤，谓之"古今之奇方"，用于治疗崩漏以其能资血之源，安血之室，故用以澄源固本。兼肝郁者加柴胡、枳壳，虚寒者加菟丝、艾叶、仙茅，肾阳虚者加巴戟、仙茅，心气虚者加酸枣仁、夜交藤，兼瘀者可用活血化瘀法，继用此方固本。

大造丸中人参补气摄血，生地、麦冬、天冬滋水养阴，黄柏清热止血，龟甲育阴敛血，紫河车养精气调冲任，杜仲益肾（牛膝可不用）。全方补肾滋阴，调固冲任，可作为阴虚血热崩漏的善后用方。

滋水清肝饮方中寓以六味地黄丸滋水降火，当归、白芍养血柔肝，山栀清热止血，大枣补脾固气，柴胡疏肝解郁。全方肾肝同治，可为肾虚兼肝郁之崩漏证的善后用方。

通脉大生丸重在补肾兼顾肝脾，使肾气得充，精血得养，冲任得固，经水自调，作为肾虚（肾阴阳俱虚）崩漏之澄源固本、善后调经用方。在善后调经方中又常配以养精血之品，如紫河车、龟甲胶、鹿角霜、鹿角胶、首乌等以调固冲任。

对不同年龄阶段的崩漏患者在治法上又各有侧重。如青春期，肾气初盛，天癸始熟，冲任始通，精气未裕，当着眼于先天禀赋不足，因而在治法上宜补肾气调冲任。育龄期易耗损精血，气血易失调和，肝肾易失濡养，因而对此时期的患者又宜侧重调肝理血，调固冲任。更年期，肾气渐衰，精血不足，治法上又当滋肝肾、固冲任，或调补脾胃以强先天，同时配合针灸、气功和调摄生活营养及声光疗法等综合方法，可望提高疗效。

何炎燊

加减清海丸治疗室女崩漏

何炎燊（1922~　），东莞市中医院主任医师

相火易亢，乃室女崩漏之主因

妇人崩漏，病因不止一端，内损外伤，气虚血瘀，胎产失调，房事不节，皆能致之。惟室女崩漏，则以阴虚阳搏为多。盖室女既无房室胎产之因，更少外伤内损，故胞宫积冷、冲任凝瘀者百不一见。女子二七肾气盛，天癸至，月事以时下，是阴血之来潮，乃禀于真阳之萌动。此时情智已升，相火易亢，若加课诵伤神，过劳失节，则肾阴暗耗，水亏不能镇守相火，血海必受其扰，热迫阴络，血遂妄行不止矣。

动者静之，填补归下而收功

《傅青主女科》有清海丸，原治"妇人交感后，君相火动，血海泛滥有不能遏止之势者"，"必须滋阴降火以清血海而和子宫"。药用熟地、山药、萸肉、丹皮、麦冬、五味、白术、白芍、地骨、龙骨、玄参、桑叶、沙参、石斛等味。傅氏谓此方"补阴而无浮动之虑，缩血

而无寒凉之苦"。乃取其义，借治室女崩漏。经多年实践，认为方中既有萸肉、白芍之酸敛，则五味子可删，易以阿胶滋阴止血更切合病情；元参、地骨虽能壮水清肝，尚嫌其性偏寒，不如易以二至；丸药力缓，改作汤剂。加减后之方药组成如下。

熟地 24g　怀山药 12g　萸肉 12g　丹皮 9g　阿胶 12g　麦冬 12g　北沙参 15g　白术 9g　桑叶 9g　白芍 15g　石斛 12g　龙骨 24g　女贞子 12g　旱莲草 12g

此方大旨在养肝肾之阴，肾水足、肝阴充则相火安宅。且方中多凉血养血之品，既可止其泛滥之势，又可补其漏泄之亏。又用沙参、麦冬、石斛养胃阴，以冲脉隶属阳明也；用白术、山药补脾气，以脾为统血之脏也。且脾胃为后天之本，生化之源。此方既治下焦，又兼顾中焦，立法周密。

又此病之因，由于相火妄动，追动阴血而外泄，关键在于一"动"字。按《内经》"逆者正治"即"寒者热之，热者寒之"之原则，可推广为"动者静之"一法，故此病当以"静"药收功。《临证指南》治血证之由于"肝肾精血不主内守，阳气翔动而为血溢者，药味宜取质静填补，重着归下"，故上方用 5~7 剂后，崩决之势得遏，即去桑叶、丹皮，加龟甲、鳖甲、牡蛎质静归下之药，即吴鞠通三甲复脉育阴潜阳之法也。方中有脾胃药参与其间，静药虽钝滞，亦无碍于中焦受纳输布。愈后每月经前服 4~5 剂，坚持数月，病根可除。所治者甚多，迄今无复发者。

何某　19 岁。

1974 年春，始则经期延长，至七八天，继而拖至半月，渐至整月淋漓不绝。妇科检查未发现器质性病变。诊断为功能性子宫出血。用三盒激素及止血药，血暂止，数日后复来，续用则效果不佳。中药广服炭类药，初亦见效，久则失灵。用祛瘀药则经量多而色鲜，用归脾汤、胶艾汤等则淋漓不畅，色紫暗。缠绵半载，萎悴不堪，以致整日卧床，不敢走动。8月12日，诊其脉细弱而数，左部沉取有弦象，舌质暗红不华而干，面白萎悴，皮肤干涩，一望即知其虚。且自诉眩晕，眼花，耳鸣，心悸，短气，腰膝酸软，皆一派虚象。然细询之，眩晕夹有午后头痛，颈筋拘急，眼花似有金星飞舞，耳鸣甚于黄昏，心悸兼见虚烦，短气每伴胸闷，腰膝酸软而有筋脉挛痛，加之大便干结，寐少梦多，口干易怒，可知虚乃失血过多所致，非病之主因，而是其"末"。相火亢盛，迫血妄行，方是其"本"。"舍本求末"，故久治不效。乃以本方去术加藕节治之，初服3剂病无增减，服至第5剂虚火浮亢之证略缓，出血始减，10剂血全止。乃去桑叶、丹皮、龙骨、藕节，加龟甲、鳖甲、牡蛎，服20剂以善其后。嗣后每月经前服5~6剂，连用4月，月经正常。至今几载，早已结婚生子，健康状况良好。

丁光迪

升阳举陷，固奇摄血

丁光迪（1918~2003），南京中医药大学教授

辨别升降，掌握病机

崩漏之病，症状典型，容易辨识，而病理变化，却很复杂，值得研究。

李东垣认为此病"皆由脾胃有亏，下陷于肾，与相火相合，湿热下迫，经漏不止"（《兰室秘藏·妇人门》）。简言之，即内伤，中气下陷，气不摄血，所以崩漏。并且果断地说："宜大补脾胃，而升举血气，可一服而愈"（同上）。李氏此说，确非虚语，临床实验，信而有征。其论其治，归结是"升降"两个字。

临证体会李氏是从平病两者比较立论的。认为元气之充足，皆由脾胃之气无所伤，饮食入胃，阳气上行，津液与气，入于心，贯于肺，充实皮毛，散于百脉，脾禀气于胃，而浇灌四旁，荣养气血。这是正常人阴阳气血的升降。

若内伤脾胃之气，元气亦不能充，谷气下流，下泄而久不能升，是有秋冬而无春夏，乃生长之用，陷于殒杀之气，而百病皆起。最是阳气下陷，有降而无升，崩漏病就是其中之一。此种崩漏有如下两个

特点。

其一，就月经正常生理而言，是一种蓄泄、潮汐、升降的自然状态。有阳气为之主，阳旺能生阴血，阳气统摄经血，则经候如期。若阳气下陷，有降无升则为崩为漏，淋漓不止。

其二，别虚于实，辨其非热。阳陷崩漏，一般并无腹痛，痛者为实，不痛多虚。大部腰脊酸坠，头昏疲乏，这是冲任脉虚，督带受损，正是李东垣所谓脾胃病久不愈者，与冲任督三脉之病有关。同时阳陷崩漏，尽管下血多，阴已伤，而无口渴心烦、便坚溺涩、舌赤脉数，漏血亦无臭气，即没有热盛迫血之症。偶有躁热，亦属于"阴火"，非实热之比。

升阳举陷，调理肝脾

东垣对中焦不足，阳气下陷之病，有一个总的治疗法则：先补其阳，后泻其阴。即先令阳气上升，而后再及其余。宗此，治疗阳陷崩漏先定了一个治崩原则：升阳举陷，治崩止漏。这是针对主要病机而设的。同时，考虑到治崩与调经的密切关系，分别病情之缓急。急者治标，即先止其崩，而后调经，缓则顾本，治崩与调经同时进行。又须斟酌年龄的差别、妇科检查的情况。青年妇女崩漏，其病较易治，调经亦见效，中老年妇人患此，治崩较难，调经更非易。妇科检查无明显器质性病变者，可以专任此法，反之，治疗中应严密观察。

常用自拟举经汤，治漏兼以调经，并据临床所见，加减用药。病急治标，用自拟"急挽崩漏汤"，可以预制，以备急需。其方如下。

一、举经汤

适应证：月经不调，或先或后，经血量多，经期延长，有逾10

日或半月漏下不止者。甚至经信错乱，前期刚净，后期又至，漏无宁日。一般无腹痛，无显著病灶，但有腰酸下坠感。妇科检查或有病变，如重度宫颈糜烂、子宫息肉、子宫肌瘤等，均可相机应用。药物组成如下。

防风炒，10g　荆芥炭 10g　白芷 10g　藁本 10g　柴胡 5g　白芍炒，10g　黑甘草炙，5g　当归炒，10g　白术 10g　茯苓 10g　木香 5g　鲜藕打，250g

方中荆、防、芷、藁升举阳气，调治奇经，治崩漏而止血为主药，即陷下者举上之义。辅佐逍遥、归脾，和肝脾，调经期。使以茯苓，取其引药入于下焦，从而升举陷下之气。前贤尝谓，"将欲升之，必先降之"，即此意也。鲜藕养血活血涩血为引，合而用之，扶脾调肝，举经止漏。

用法制法：先用煎剂，一般 5 帖左右见效，连服 10 帖收功；如见效而不全止者，服至经净为期。下一次经潮 5 日后，不问经血如何，再服 5~10 帖。第 3 个月一般即可恢复正常周期。

在第 2 个月，经行调正以后，将上药 10 剂，研成粗末，分成 20 包，分别在第 3、第 4 个月经前半月连续煎服 10 日。或用煎剂亦可，5 帖分成 10 日服，以资巩固。

随症加减：如兼腰酸坠痛，为督带虚损，加羌活、独活各 5g，续断 10g。

如经崩血多，为气虚下陷，不能摄血，加白芷、防风各 5g，黄芪 10g。如血色鲜红，去黄芪，加蒲黄炭 10g。

初时血多紫块，为气虚血瘀，加红花、炮姜各 5g。如见腹痛者，加芍药 5g，茴香 5g。

兼白带多，经色淡者，为气虚湿胜，加白芷、藁本各 5g；带多如水者，再加白龙骨、赤石脂各 10g，亦可加苍术（有伏龙肝最佳，用

250g，煎汤代水）。

如大便薄泄者，加苍术 10g。

注意事项：月经不调，经血量多，漏下不止，阳陷为患者，属热者少，属虚者多。因为热证变化，大都急速，延经不愈，多为虚证。气虚下陷，气不摄血，所以出现这些证候，升举较寒凉止血为佳。

月经不调，是脾失其信，脾病又由于清阳之气不升，因此调理肝脾，升阳较守脾更为重要。

此病一般忌寒药及寒凉饮食，"血得寒则凝"的法则，在此不能援以止血，虚实异治也。亦不可过用敛涩，治标而不顾本，未为上策。

中年以后患此病者，比较棘手，因为病情复杂多变，愈后又易反复，需要平病兼顾，尤须注意愈后的调理巩固。

二、急挽崩漏汤

适应证：血崩突发，或反复发作，或漏下与崩中交替出现。腹不痛，腰脊酸坠，头额昏沉，四肢无力，面色萎黄，肤凉畏寒，或时躁热。脉细，按之微弦，甚时空大。舌淡微胖，苔薄。药物组成如下。

防风炒, 10g 荆芥炭 10g 白芷 15g 藁本 15g 羌活 10g 独活 10g 白术 10g 升麻 5g 柴胡 5g 黄芪炙, 15g 黑甘草炙, 5g 当归 10g

红参（或用炒党参100g代）20g，另煎浓汤频饮。干莲蓬 2 个，炙炭存性，参汤调服。

方意：升阳固奇，益气摄血。血脱益气，是治崩的基本法则，而陷者举之，又为当务之急。立方用药，即循此而设。

制法用法：平时先用干莲蓬 10 个，炙炭存性备用。红参或党参亦最好平时准备。一见血崩，随时煎汤调服，而后再根据病情用汤药。

随症加减：如经血鲜红，为气虚血脱，冲任大损，加陈阿胶15g（黄酒烊，调入药汁服），艾叶炭10g；假如时发躁热，脉洪大，为有阴火，改用酒炒黄柏 10g，大生地 15g。

如初时血有紫块，为气虚兼有瘀血，加炒红花、炮姜各 5~10g。

如血色淡质清稀者，为气虚湿胜，加苍术 10g，伏龙肝 50g，煎汤代水。

崩漏病人，往往有恐惧感，出血量多，生怕病危，可加茯神、远志肉各 10g，以交通心肾。

注意事项：血崩是急症，得效与否，往往在一二日之间，服药亦须加紧，1 日夜 2 帖，连服 2 个头煎，而后服二煎，甚时可连服 3 个头煎。温服，缓缓服，服后以美食压之。得血少血止，再从常规用药。血大崩下不止者，可适当配合输液、输血。

以上二方，能否见效，从临床多年观察，效机情况如下：第 1 方，见效在三四日之间，第 2 方在一二日之间，如过时而未效，说明药病不相当，应另想别法。药后病人反应有一种全身舒适感，是为药病相当，进一步自感困倦欲睡，微微有汗，药效已显著，最后身温足暖，上下身均似微汗，其病向愈，这是阴阳相和，气血周流之象。

善后调理，以脾为主

崩漏病人，有的临床症状治愈，其病亦即痊愈，这是多数。但亦有反复发作者，尤其中老年妇人，往往过半年一年又作，甚至一年反复几次。这些反复之变，与善后调理密切相关。调理得好，疗效巩固，反复亦少，不注意善后，反复亦随之而来。有些病人，愈后即怕吃药，忙于事务，懒得求医，及至病作，追悔莫及。复发还有一个特点，中焦气虚，几乎成为反复的一个体质因素，气虚不复，往往轻车熟路，其病再现，而用前次得效之方，重复亦能应手。对于此种崩漏，从开始治至善后，补中升阳，是一个不可忽略的问题。

善后调理，当以补脾为中心，兼顾心肾。常用方是补中益气汤合归脾汤。可据当时病情，略事出入，改成散剂，服之为妙，丸剂虽方便，往往效果较差。

中年妇女，肝脾两病者多，逍遥散是妙方，可与补中益气相合。中老年患者，冲任日衰，往往出现阴虚、阳虚或阴阳气血俱虚的变化，此时补脾与补肾同等重要，可以补中益气与杞菊地黄、知柏地黄相出入。此外最欣赏的是还少丹一方，"大补心肾脾胃"，可以随症加减用之，较地黄丸制剂更为巧妙，屡获功效。

东垣对崩漏之治，在用升阳风药和温肾除寒之时，曾提出"以黄柏之大寒为因用，又为向导"之说，亦有深意。在错综复杂的病情中，从标本多方面兼顾用药，这是一个很大的技巧，值得注意。

卞某 女，35岁，1984年9月1日初诊。

血崩3日。据述月经不调已10个月，或前或后无定期，经水量多，7月份妇科检查，置环不正，已经取出，但月经仍然不调。经潮期1~2日，量少血块多，至3~4日后，出血如崩，甚时连续4~5天，必经药治才缓，但仍淋漓5~7日，甚至10日余才净。这已是第3次崩漏，症见腹不痛，腰酸坠如折，血量多而红，无血块，头昏心悸，面色萎黄，四肢无力，自感下半身凉，口不渴，喜温衣温饮，纳谷无味。脉细，按之弦软，舌稍胖，苔薄。诊断为中气不足，阳陷崩漏。治以升阳举陷，摄血止崩。举经汤出入。

防风炒, 10g　荆芥炭 10g　白芷 15g　藁本 15g　柴胡 5g　白芍炒, 15g　当归 10g　甘草炙, 5g　苍术 10g　独活 10g　川断炒, 10g　茯神 10g　砂仁末后入, 4g

煎汤代水2帖。

二诊（9月3日）：据述药后效佳，自感周身舒适，懒倦思睡，经血量显著减少，惟尚腰酸头重。效议再进，无事更张，原方3帖。

三诊（9月7日）：经血几止，偶有小量淋漓未净，为3个月来最佳的一次行经。眠佳纳可，自感微微有汗，身轻快，腰已不酸，面色转泽，脉来细滑。原议进退，顾其根本。原方去苍术、独活、川续断、茯神、砂仁，减少白芷、藁本各5g，加炙黄芪15g，炒党参15g，白术10g，木香5g，鲜藕25g，入煎。

四诊（9月27日）：疗养半月，服完5帖中药即停。现在一切恢复正常。嘱前方改成煮散，用2~3个月，每月服10日，调理善后。迄未复发。

胡某　女，47岁，中学教师。初诊1986年10月10日。

月经量多，已经年余，来潮如崩，以后又淋漓不净，至10日余才止，甚时几乎前后期连接，漏下无宁日。这次经行6日，仍然血崩不止，经西药治疗无效，病情更见危重，转诊中医。经血量多，阵阵崩下，腹无痛况，腰酸肢凉，气短音低，面色青黄，精神淡漠，额汗微凉，胃不欲纳。脉浮虚，按之欲绝，舌淡苔薄色呆滞。诊断为阳气下陷，气虚血脱，势有阴阳两竭之危（此例曾经妇科检查，有子宫肌瘤，因年龄较大，未做手术）。予急挽崩漏汤全方，去羌活，加陈阿胶15g，炮姜炭7g。

参汤、莲蓬灰照服，3帖作2天服。

二诊（10月12日）：血崩大缓，血少而色转淡，精神稍振，问病能自应对。可喜者，手足温，脉浮已敛，按之略见弦象，有神，乃阳气已回，气能摄血之佳象。原方再进2帖，分2天服。

三诊（10月14日）：经血全止，欲得饮食，并能起床活动，上半身微微有汗。脉转细滑，舌色亦润。阳升阴固，气血已得宣流，病情转入坦途，调理巩固之。

参汤停服，汤药改方如下。

黄芪炙,20g　党参炒,20g　甘草炙,5g　白术10g　陈皮5g　柴

胡 5g　升麻炙, 5g　防风炒, 10g　藁本 10g　当归 10g　川芎 5g　木香 5g　桂圆肉 10g

5 帖。

四诊（10 月 20 日）：诸症平复，惟肢体尚感疲软。夜寐安，微似有汗，偶有惊惕（据述平时即如此，较此还甚）。原方继进，去川芎，加茯神、远志各 10g。5 帖。

郑长松

塞流求于澄源，澄源不尽清凉

郑长松（1927~　），山东惠民县中医院主任医师

"塞流""澄源""复旧"三大法则，数百年来，一直被医界视为治疗崩漏之规矩，郑氏在数十年临床实践中，既遵昔贤之旨，又不为其论所泥，颇多心得。

寓塞流于澄源之中

崩漏下血，理直止血塞流为先。临证见血止血，妄用扇肩之品，仅是权宜之计，势必导致朝止夕发，或反而不能止。必须把握病机，溯本穷源，以辨证为立方遣药之先导，寓塞流于澄源之中。崩漏下血，非澄源则流无以塞，源本既得澄清，其流自能遏止。如因瘀血滞留经脉，血不循其正轨，离经之血妄行者，妄投止血肩塞之品，是闭门留寇，已瘀再瘀，若用活血化瘀剂，待瘀血一去，血循常道，其血自止。

杨某　33岁。1975年10月29日初诊。

患者行人工流产术后31天，仍阴道流血不止，小腹阵阵作痛。于术后17天与28天两次出血量最多，小腹胀痛。刻下出血又多，伴见头晕眼花，腰酸腿软，手足心热。此因瘀血蓄留不去，新血不能归经，

致离经而妄行。宜药宏力专之活血化瘀大剂，直捣病所，方克有济。

益母草 30g　当归 30g　赤白芍各 20g　生地黄 30g　川芎 20g　桃仁炒，15g　蒲黄布包，10g　五灵脂布包，10g　炮姜 6g　广木香 6g　肉桂后下，3g　生甘草 3g

连服 2 剂，血止痛除。增以滋补肝肾之品，继 2 剂遂瘥。

澄源不尽清热凉血

崩漏以血分有热者居多，故方约之强调"中用清热凉血以澄其源"。肇致下血之因，非皆血分有热使然。脾虚统摄无权，肾虚冲任不固，瘀血停留脉隧等因，亦均属常见。若皆宗而施之，证属血分有热者为之有幸，证系命门火衰，温煦无能而致崩漏者，譬犹冰沍之地，复遭寒霜，非但无益，反受其害。虚者补之，寒者温之，瘀者化之，皆可谓之澄源，何止"清热凉血"一法？临证应遵循"治病必求其本"之总则，有是证，则用是药。

李某　淋漓下血已历 4 个月，发烧 20 多天，伴见头晕心烦。投以丹栀逍遥散加地骨皮、黄芩治之。药后不但热势未退，反而出血益多，头晕加重。始悟其热乃下血日久，营阴大亏，血虚至极而发热，药证迥异，故诸症反而愈甚。速予更张，改当归补血汤。

黄芪 60g　当归炒，15g

服 2 剂即热退血止。后用人参养荣汤加减调理而愈。俾数月沉疴，应手奏效。

复旧首重健脾养胃

源本澄清，下血得止以后，虽病势已趋向愈，但有形血去，营阴亏虚，倘若不予还旧，恐有祸不旋踵之虞，故调理善后尤为重要。"补血以还其旧"，有时反会阻碍气机，滞腻脾胃，致使化源匮乏，阴血益虚。调理善后之法，首重健脾养胃，以裕生化之源。盖脾胃为资生之本，饮食乃气血之源，俾脾胃得健，化源丰盛，则阴血自能充盈。因此，欲补其阴血，必先益脾胃。凡血亏诸证，以健脾养胃为主，有不补其血而血自能充之妙。

（郑其国　整理）

卓雨农

治疗崩漏的体会

卓雨农（1909~1963），成都中医药大学教授

卓氏认为治疗崩漏，临床必须根据症状，分别寒热虚实，才能得出处方用药的可靠依据。鉴别病情时，古人有漏轻崩重的看法，这是不够全面的。因为证型的虚实，病程的新久，是辨证论治的重要环节。属实属热的新病，正气未伤，虽来势汹涌，但易治疗，应列为轻证；属虚而病久的，元气亏损，虽然病情缓和，但治疗比较困难，预后多不佳，这就应该列为重证。临床时，能注意具体分析，才不至轻重倒置，贻误病情。根据卓老几十年临床经验证明，在出血较多的时候，最好不用当归、川芎等辛温之品行血，如病情需要，亦应考虑其用量。

1. 血热证

其症状为经血骤然下崩，或淋漓不断，色深红，烦热口渴，精神不衰，头眩，睡眠不安，舌红而干，苔黄，脉滑数有力。治疗当以清热凉血止血。拟选自制方清经止崩汤主之。方药：生地18g，丹皮60g，黄芩9g，黄柏12g，白茅根15g，地榆9g，炒蒲黄9g，益母草12g，棕榈炭6g。水煎，温服。若气短心累者，加泡参15g，麦冬9g。若体实血热，上证亦可用十灰散（《十药神书》）。方药：大蓟、小蓟、侧柏叶、荷叶、茜草根、白茅根、山栀、大黄、牡丹皮、棕榈皮

各等份。制法：烧灰存性，纸裹，置地上一宿，研为细末。服法：每服 9~15g，空腹用藕叶或莱菔汁半盅调下。若血热阴虚，经行暴下，色鲜红，两颧发赤，头目眩晕，口干心烦，手心热，舌红无苔，脉细数，则治宜养阴清热，拟选用小品地黄汤或独地汤主之。小品地黄汤（《小品方》）：生地 30g，侧柏 15g，黄芩 9g，阿胶 15g，甘草 9g。水煎服。独地汤（卓老自制方）：生地黄 60g，煎浓汁服。

2. 虚寒证

其症状为暴崩不止，或漏下不绝，其色黑多红少，状如屋漏水，脐下寒冷，时作疼痛，得热则减，舌淡苔白，脉迟无力。治疗温经补虚，佐以止血。选用自制方加减断下汤主之。方药：党参 30g，熟地 30g，艾叶 30g，乌贼骨 60g，炮姜 15g，阿胶 12g，附子 9g。共研粗末，每次 15g，水煎服。若脾阳虚弱的，暴崩或漏下，色淡，质清稀如水，少腹胀痛，有冷感，喜热熨，食少便溏，舌淡苔白，脉虚迟。治宜补脾摄血温经。拟用自制方温经摄血汤主之。方药：泡参 30g，党参 15g，白术 18g，炙甘草 9g，吴茱萸 4.5g，姜炭 9g，焦艾 15g。水煎，温服。若腰痛者，加杜仲 12g，补骨脂 9g；血多者，加乌贼骨 60g；漏下者，加延胡炭 6g。若偏血虚者，崩漏日久不止，面色苍白，少腹疼痛，大便干燥，舌淡无苔，脉细迟。治宜补血滋液，方选《金匮要略》中的胶艾汤去川芎主之。干地黄 12g，阿胶 12g，当归 3g，芍药 9g，艾叶 3g，甘草 3g。水煎服。

3. 劳伤证

其症状为劳倦过度，骤然下血不止，继则淋漓不断，颜色鲜明，肢软神疲，心悸气短，面色苍白，食少便溏，舌淡红，苔薄，脉大无力。治法当以补中固气摄血。方用自制方益气补元汤主之。方药：党参 15g，白术 12g，茯神 12g，熟地 12g，酒白芍 9g，黄芪 9g，肉桂 1.5g，炙甘草 6g。若口干咽燥者，去肉桂，加阿胶 9g，艾叶血久不止者，加广三七粉 1.5g。水煎服（三七粉冲服）。若劳伤冲任者，骤然下血，先红后淡，面色苍白，气短神疲，舌淡苔薄，脉大而虚。治宜补气固冲，选用自制方龟鹿补冲汤主之。方药：党参 30g，黄芪 18g，龟甲 12g，鹿角胶 9g，乌贼骨 30g。若腹痛者，加广三七粉 1.5g~3g。水煎，温服（三七粉冲服）。

4. 气虚证

其症状为骤然下血甚多，或淋漓不断，色淡红，精神疲倦，气短下陷，饮食不思，畏风怕冷，发热自汗，舌淡苔薄而润，脉虚大。治法补中益气，佐以摄血。拟用自制方加味补中益气汤主之。方药：黄芪 18g，白术 18g，广皮 6g，升麻 6g，柴胡 6g，党参 60g，秦归 6g，乌贼骨 60g，茜草根（炒炭）12g。水煎服。若虚甚如脱者，暴下不止，两目昏暗，甚或跌仆，不省人事，舌淡，脉大而芤。治宜补气血以固脱，选用《傅青主女科》固本止崩汤主之。方药：党参 30g，黄芪 18g，大熟地 30g，土白术 18g，秦归 6g，黑姜炭 3g。水煎，温服。若兼有汗出肢冷，脉微细欲绝，乃气随血脱之象。急宜补气固脱，独参汤（《景岳全书》）主之。方药：潞党参 60g（如用人参或西洋参、高丽参效果尤佳，用量减少至 15g）。服法：煎浓汁，顿服。若呈厥脱者，宜回阳救逆，拟选自制方参芪救逆汤主之。方药：党参 24g，黄芪 24g，龙骨 24g，黑附片（先煎 1 小时）24g，炙甘草 9g，浮小麦 24g，炮姜 9g。水煎，温服。

5. 血瘀证

其症状为阴道出血，淋漓不止，或忽然大量下血，色乌红，时夹血块，少腹疼痛拒按。苔正常，或舌质略紫，脉弦涩。治疗活血通经，佐以调气之法。方选自制方泽兰丹参饮主之。方药：泡参 24g，酒丹参 12g，泽兰 9g，香附 6g，延胡索 6g，焦艾 9g，赤芍 6g，楂炭 6g，炒黑豆 15g。水煎，温服。若兼有少腹胀痛，如有物刺者，宜行血逐瘀，选《和剂局方》中的失笑散主之。方药：蒲黄（筛净，半生半炒熟）6g，五灵脂（净好者，酒研澄去，砂锅干炒）9g。共研为末，每服 6~9g，水调服。

6. 气郁证

其症状为郁怒伤肝，暴崩下血，或淋漓不止，色紫，兼有血块，少腹胀痛，连及胸胁，性急易怒，时欲叹息，舌质正常，苔黄，脉弦。治法宜平肝解郁，佐以止血。方选自制方加减丹栀逍遥散主之。方药：白芍 9g，柴胡 6g，茯苓 9g，白术 9g，丹皮 6g，山栀仁 6g，甘草 3g，艾叶 9g，益母草 12g。若血色深红，量多如泉涌者，加泡参 30g，乌贼骨 30g；若自觉出血有热感，烦躁者，加生地 15g；若兼脾虚，兼见神疲气短，食少，消化不良，宜培土抑木，佐以止血之法。选自制方扶脾疏肝汤主之。方药：党参 15g，白术 9g，茯苓 9g，柴胡 6g，土炒白芍 9g，炒蒲黄 9g，血余炭 6g，焦艾 9g。水煎服。

（据丛春雨《近现代二十五位中医名家妇科经验》改写）

肖承悰

补肾固冲治崩漏

肖承悰（1940~　　），女，北京中医药大学教授

对于崩漏的发病机制说法很多，见解不同，尚不统一。任何因素影响了肾气－天癸－冲任－胞宫－月经这个生理轴的正常活动，即可导致崩漏。常见的致病因素为气虚、血热及血瘀，尤以气虚为多。冲脉不固乃是崩漏病机的最后转归，但是诸多先贤及当今各家，却千篇一律地言及"冲任不固"，这种冲、任对等的提法是不够确切的。虽说冲任二脉相互资生，密切相关，但是从生理功能及发病角度上看，任脉司阴液，主胞胎，它与妊娠病及带下病的关系最为密切，而月经病则与冲脉的关系更为直接。因崩漏乃为月经病之一，且最为多见，故崩漏发病机制的最后环节，应当责之"冲脉不固"，这种提法才较客观。

崩漏的治疗应当分两步。第一步当先止血，第二步则调理善后。临床上一经诊断为崩漏，就意味着出血量多或出血时间长，阴血丢失严重，故气阴两伤者居多，因此在治疗上一定要抓住这个关键。在止血阶段常用生脉散（《内外伤辨惑论》）合四草龙牡汤（自拟方）。方药组成：

太子参 30g　麦冬 15g　五味子 12g　龙牡煅,先煎,各 30g　仙鹤草 15g　益母草 15g　鹿衔草 15g　旱莲草 15g

方中太子参性平而不燥，益气而不动血，止血而不化热，但用量要大，可达补气摄血之目的。麦冬滋养阴液，五味子敛阴止血，二药均有生津作用，配合太子参而奏增补气阴之效。仙鹤草、益母草均有收缩子宫的作用，止血而不留瘀。鹿衔草及旱莲草，均能益肾止血。煅龙牡收敛益阴，固涩止血。全方守而不走，旨在益气敛阴，使冲脉恢复摄血功能。为了加强止血的效力，可在此方的基础上随证投用1味炭类药，如凉血选用贯众炭12g，补脾选用莲房炭12g，益肾选用杜仲炭12g，祛瘀可选用蒲黄炭12g。一定要根据辨证和药物归经来选用炭类药，切不可多用，以防留瘀。若所遇崩漏患者出血时间较长，可于主方中加银花15g。因为银花走血分，可用之清热解毒以预防感染。一旦临证所见出血甚多且有欲脱之势者，可急服西洋参10g，以益气养阴，救急固脱。由于西洋参价昂货少，服法要注意，不能同于一般的中药煎法，可用水蒸法。先把西洋参切成片，放在搪瓷小碗内，加水适量，放在锅内蒸开半小时，然后取出，令病人顿服碗内蒸好的西洋参水，再把碎渣咀嚼服下。

血止以后要进行调理善后。其目的有二，一是要扶正，即恢复人体的正气，增加机体的免疫力。只有全身情况好转，脏腑功能得以恢复，月经生理轴才能正常地运转，冲脉才可发挥其固摄、调理经血的作用，以使崩漏向愈。二是调整月经周期，使月经按时而下。对于更年期功血患者，因肾气渐衰，天癸亏竭，卵巢功能衰退，就不要人为地恢复正常的月经周期，要随其自然，顺其趋势，以补脾恢复正气为主，以后天养先天。

青春期功血，应调整月经周期，以使肾气、天癸充盛，卵巢内分泌功能正常。治疗应从先天肝肾及后天脾胃着眼，以补肾为主，兼以调肝、健脾。补肾又当以补肾阴为主，特别是不宜用大量的助阳药物。自拟调固方疗效尚佳。

山萸肉 15g　枸杞子 15g　女贞子 15g　肉苁蓉 15g　山药 15g　白术炒，15g　杭白芍 15g　制香附 10g

其中山萸肉、枸杞子、女贞子补肾阴，方中仅一味肉苁蓉为补肾阳之品，但其性温而柔润，既补阳又益阴。用山药、白术健脾补后天为本，白芍、香附调肝。全方补而不燥，直接或间接地调补冲脉的功能，使血海安宁，经血按期而潮。

毛美蓉

治 崩 三 法

毛美蓉（1937~ ），女，湖北中医药大学教授

治崩三法在具体运用上不能截然分开，应塞流、澄源同时并用，或澄源、复旧并而施之。

三法中，澄源是关键，它贯穿崩漏治疗的始终，其意在澄清本源，治病求本。塞流意在救急，在暴崩大出血的情况下用之。世人多以炭类药止血，诸如"十灰丸"之类，虽可取效于一时，但有留瘀之弊，以致瘀血作祟，或留瘀作痛，或瘀血内阻，新血不生，崩漏之证复作。切忌见血止血。欲达"急则治标"之目的，当以固气摄血为崇本之治。因暴崩出血，常可气随血脱而有亡阳之变，临床常以参附姜炭汤或生脉散加减，每可获效。待病情稍有缓解，再议澄源、复旧，切不可专事止涩而图快于一时。

崩漏之治，主要抓虚、热、瘀三个方面，尤重在虚。肾虚是致病之本。因肾主藏精，精能化血，为经血生成之源。妇人经、孕、产、乳皆以血用事，最易导致"阴血不足、气偏有余"的生理常态，若稍有感触，或为五志化火，或为生活所伤，皆可诱发本病。故病机特点是"阴不足，阳搏之，血煎熬"，简言之，是虚、热、瘀三者致病。

临床以阴虚血热为多，症见阴道流血量多，或淋漓不净，色鲜红，质黏稠，伴头晕耳鸣，五心烦热，口干喜饮，尿黄便结，舌质

红，苔少或光剥，脉细数。治以育阴清热，凉血止血。临证常以傅氏两地汤或清经散化裁，收效满意。常用药物有：生熟地、白芍、女贞子、旱莲草、阿胶、麦冬、玄参之类，宁静血海，遏其沸腾之势。若虚而夹热者，其症必兼少腹疼痛，血色暗红有块，则于上方去旱莲、阿胶，加丹皮、赤芍、益母草、炒蒲黄以凉血化瘀，使瘀去血止。其方虽不止血实寓止崩之义，是通因通用之法也。若崩中漏下，出血既久，气随血耗而兼气阴两虚者，则加太子参、白芍、山药以益气健脾养阴。血止之后，则滋肾填精，养血敛阴，以善其后。

李广文

辨崩漏功血之异，析肾虚气虚因果

李广文（1937~　　），山东中医药大学教授

崩漏包括了许多西医病在内，而且这些病的治法又可能截然不同，故在诊治崩漏时，应该做到辨证与辨病相结合，以期取得良好的治疗效果。

肾虚是根本，气虚是结果

本病的发生，主要是冲任损伤，不能统摄经血所致。但分析具体病因病机，说法不一。以脏腑而论，多数学者强调肝、脾、肾三脏功能失调，因肝不藏血，脾不统血，肾失封藏，而致崩漏。就气血而论，不外气虚下陷，血失统摄，血热妄行，或瘀血阻滞，血失故道等等。就脏腑论，肾虚是引起崩漏的根本原因。因经本于肾，胞脉系于肾，而经血正是出自胞宫，三脏中应以肾为主。本病的病机是冲任损伤，而肝肾为冲任之本。肝为肾之子，肾阴不足，则水不涵木，导致肝阴不足，肝阳偏旺，而致肝不藏血，或不得疏泄而致肝郁血凝。肾阴不足则水不济火，引起心火上炎而致血热妄行。脾阳根于肾阳，若肾阳虚衰不能温脾，则又可因脾虚失其统摄之职，而致崩漏。肾有阴阳，为水火之脏。肾阴对人体各脏腑起着濡润和滋养的作用，为人体

阴气之根，即各脏腑之阴均取之于肾阴。肾阳对人体各脏腑起着温煦和化生的作用，为人体阳气之根，即各脏腑之阳均赖肾阳以温养。肾之阴阳平衡则五脏安和，肾之阴阳失调，其他脏腑则必受累。再者，根据肾的实验研究，中医的"肾"包括了西医的生殖系统、泌尿系统、神经系统、内分泌系统和免疫系统的功能。而月经恰恰与这些系统有着十分密切的关系。根据以上所述，肾虚乃引起崩漏的根本原因是确凿无疑的。

不少书籍中强调气虚为崩漏的病因。从病机解释，因气为血帅，气虚则统摄无权，冲任不固，血随气陷，可致崩漏，看来似乎不无道理。根据十余年的临床观察，崩漏属气虚型者并不少见，但气虚并不是引起崩漏的原因，而是因崩漏失血导致的结果。其理由有二：其一，经对数百例临床属气虚型崩漏病人的询问，在发病前并无气虚表现；其二，发病后的气虚表现是由于失血过多而引起，因血为气之母，伤血必及于气，血亏则气亦虚。

关于血瘀者，临床辨证主要根据漏下不止，有血块或腹痛，舌质有瘀点等，但真正小腹疼痛拒按者极为少见。

塞流止血，补肾收功

一、塞流止血

根据急则治其标、缓则治其本的原则，对崩漏的治疗，在出血期间不管出血量多少，止血均属当务之急，应首先塞其流，断其血。临床常见证型，有肾虚、脾虚、气虚、血瘀、血热等。在举元煎的基础上，加用活血祛瘀药、固涩药、益肾药等组成"崩漏止血通用方"，即不论哪一型崩漏，均可用本方加减止血。其方药组成如下。

黄芪 30g　党参 30g　益母草 30g　马齿苋 30g　仙鹤草 30g　生地炭 30g　旱莲草 30g　龙牡煅, 各 30g　升麻 9g　白术炒, 9g　生蒲黄 9g　小蓟 9g　川断 15g　黑芥穗 6g　甘草炙, 6g

一般 3~6 剂即可止血。方中升麻、黄芪、党参、白术，益气健脾以摄血；生地炭、马齿苋、旱莲草，滋阴清热，凉血止血；仙鹤草、小蓟功专止血；煅龙牡固涩止血；川断益肾，双补阴阳，亦有止血作用；黑芥穗入血分，既可去血中之风热，又可去血中之风寒，为止血之妙药；炙甘草调和诸药。阴虚血热者，去炒白术，参、芪量各减半，加女贞子 12~15g；有肝郁征象者，上方去升麻，参、芪量减半，另加柴胡 9g；胃呆纳少者，加山楂炭 15~30g；失眠多梦者，加炒枣仁 15g。本方既可以治疗崩漏，又可预防月经过多和经期延长。作预防药物使用时，于月经正式来潮（血量增多）时开始，每日服 1 剂，共服 3 剂。服药后血量减少，经期缩短。

金某　女，24 岁。1976 年 4 月 24 日初诊。

月经 16 岁初潮，尚规律。本次停经 40 余天后来潮，至今 40 余天不止，血量多，色淡红，伴有疲乏无力，头晕心悸，舌质淡红，脉沉细弱，血红蛋白 80g/L。诊断：崩漏。服"崩漏止血通用方"3 剂后，血量明显减少，又服 2 剂血止。血止后停汤剂，口服归脾丸，每日服 3 丸。于月经后第 7 天开始服石英毓麟汤，当发现基础体温升高后停药。于月经来潮后再服"崩漏通用止血方"3 剂。连用 3 个周期后停药，月经如期。

二、调补肾之阴阳以治本

根据经本于肾、胞脉系于肾的理论，崩漏的根本病因是肾虚。故血止且贫血纠正后，即可从肾入手以治本，服用"石英毓麟汤"以促使卵集功能正常。

紫石英 15~30g　　川椒 1.5g　　川芎 6g　　川断 12g　　牛膝 12g　　仙灵脾 12g　当归 15g　　菟丝子 9g　　枸杞子 9g　　香附 9g　　赤白芍各 9g　　桂心 9g　　丹皮 9g

每日服 1 剂，连服 3 剂停药 1 天。发现基础体温升高（已排卵）之后停药，经 14 天左右，月经即可来潮。若基础体温不上升，上方可以继续服用，并加用活血祛瘀药如丹参、桃仁、红花之类。方中紫石英为主药，用以温补肝肾；仙灵脾补肾壮阳；川椒专入督脉，温肾补火；菟丝子、川续断补肝肾、调阴阳；枸杞子补肾养肝而生精血；当归、白芍补血养阴；川芎、赤芍养血活血；加香附理气；用桂心补阳温中，通经脉；配丹皮凉血活血祛瘀，并制约温热药之燥性；伍川牛膝活血通经，功专于下。诸药合用，共奏温肾养肝调经之效。有的学者认为，血见热则行，见寒则凝，故治崩漏血止后不敢用温药或活血化瘀药。临证体会补肾药因能调节内分泌功能，使卵巢功能恢复正常，故能使月经周期恢复，而并不会使崩漏复发。

姜某　女，28 岁。1985 年 11 月 28 日初诊。

患崩漏 3 年，中西药治疗且刮宫 2 次，效果不好。经治疗血止，且症状消失后，于 1986 年 1 月 17 日改用"石英毓麟汤"加减，服上方后于 1 月 28 日发现基础体温上升，说明已经排卵，停服上方 14 天月经来潮。

许芝泉

治崩三法的运用心得

许芝泉（1925~2009），徽州卫生学校教授

崩漏的治疗，明代方约之先生在《丹溪心法附余》中提出了"初用止血以塞其流，中用清热凉血以澄其源，末用补血以还其旧"的三大治则。然而，在临床上应如何运用，后世医家阐述较少。许氏通过多年摸索，积累了一些经验，现介绍于后，供同道参考。

塞　　流

治崩的首要任务是控制出血。所谓"塞流"就是止血。如不迅速止血，往往导致虚脱。叶桂说"留得一分自家之血，即减一分上升之火"，可见止血之重要。至于止血药物，临床上根据不同的病因，选用不同之品。许氏常用炭类及收敛性药物。

气陷：用升浮药炒炭，如升麻炭、防风炭、荆芥炭等。

血热：用清热凉血药炒炭，如生地炭、丹皮炭、侧柏炭、槐花炭、莲房炭、藕节炭、贯众炭、地榆炭等。此外尚有仙鹤草、旱莲草等。

血寒：用温热药炒炭，如炮姜炭、艾叶炭、百草霜炭、牛角鰓炭等。

血瘀：用活血化瘀药炒炭，如蒲黄炭、茜草炭等此外，尚有花蕊石、三七、云南白药等。

血脱：除益气外，用固涩止血药炒炭，如棕榈炭、血余炭、乌梅炭等。此外，还有乌贼骨、煅龙骨、煅牡蛎等。

澄　　源

"澄其源而流自清"，所谓"澄源"即治本，也就是针对引起出血的原因，采取相应的治法，这是治疗崩漏最重要的一环。塞流止血时，应用不同的止血药，即含有澄源之意。至于血止之后，崩势已缓，但淋漓未尽，则更应澄源以清其本，只有这样才能防止复发。产生崩漏的原因甚多，临床上每以血热为常见，故前人提出"中用清热凉血以澄其源"的治则。本文仅就这一治则谈一点用药体会。

清虚热：生地、白芍、地骨皮、白薇、知母、黄柏等。

清实热：黄芩、山栀（与血分药合用，可引入血分而清血分实热）、丹皮（凉血清热，微能祛瘀）、龙胆草（清肝热以止血）、制大黄（泄热凉血并能祛瘀）、大蓟、小蓟（清热凉血止血）等。

在使用上述药物时，必须注意适可而止，不要过剂。因血遇寒则凝，即使血出遂止，每有留瘀之弊，而且过用寒凉，有损人体阳气，所以对寒凉药不宜久用，以免贻患于日后。

复旧（补血——补脾肾）

治崩的首要任务为止血，当血止之后，必须及时补血，以帮助机体恢复健康。然而，这种补血不同于一般血虚之证，应含有调整月经周期的作用。这一疗程远较前一疗程为长。如果只注意控制出血，忽视调整周期，则反复崩漏，用方不灵，使患者失去治疗信心，这一点医者必须注意。至于如何调整周期，许氏从临床实践中体会到，应从补益脾肾，特别是益肾着手，只有这样，才能调整周期，巩固疗效。

一、补脾

脾为后天之本，气血生化之源。出血日久，气血必虚，若单纯补血而不补气，则血不能速生。"有形之血不能自生，生于无形之气"，此言补气较补血更为重要。脾主统血，脾气虚弱，统摄失权，必致崩漏反复不愈。由此可见，补脾在治崩漏的后期阶段，甚属重要。脾虚轻证用沙参、莲肉、山药、扁豆、芡实、南枣等轻补；脾虚重证用人参、党参、白术、黄芪等重补；中气下陷者则加升麻、柴胡等。常用方剂为归脾汤、补中益气汤、参苓白术散等。在上述补脾药中，沙参、山药、扁豆、莲肉、芡实、南枣性味和平，气虚有热者可以应用；白术、党参、黄芪性温，可助内热，气虚有热者须慎用。对于虚不受补的病人，可先轻补，或先调理脾胃，俟其脾胃稍健，再行进补。

二、补肾

肾为先天之本，主藏精气，是生长发育和生殖之根本。女子发育成熟后，肾气旺盛则冲脉盈，任脉通，才有行经和孕育的能力。若肾的功能失常，即可直接影响冲任而为崩漏。正如张锡纯所说，"女子血崩，因肾脏气化不固而冲任滑脱也"。所以在崩漏的后期治疗阶段，补肾固本非常重要。

补肾的方法，应根据其偏于肾阴虚或肾阳虚而进行调整。许氏宗景岳"善补阳者，必于阴中求阳，则阳得阴助而生化无穷；善补阴者，必于阳中求阴，则阴得阳升而泉源不竭"之旨，师其法而不泥其方，自拟温肾调经汤（鹿角胶、仙灵脾、巴戟天、肉苁蓉、补骨脂、菟丝子、沙苑子、紫河车、杜仲、桑寄生、续断、枸杞子、熟地）和滋肾调经汤（龟甲胶、阿胶、大生地、白芍、女贞子、旱莲草、桑椹、制首乌、黄精、山药、山萸肉、菟丝子），分别温补肾阳与滋养肾阴，多年应用于临床，疗效满意。具体运用还应掌握以下各点。

1. 血中求阴

即在补阴药中加入养血之品，如当归身（当归适用于血止后调理，出血时应禁用，以免辛温动血）、龙眼肉等。

2. 补中收涩

即在补阴的同时加入五味子、芡实、莲肉等固涩之品。

3. 温润填精

补肾阳宜选用温润填精之品，如巴戟天、菟丝子、补骨脂、仙灵脾、鹿角胶、紫河车等。对于刚燥劫津之药，如附子、肉桂等宜慎用。

4. 气中求阳

即在温补肾阳药中，加入党参、黄芪、白术等健脾补气之品，俾脾机健旺，肾阳易充，寓治后天以益先天之意。

临床上三大治则不能截然分开，必须灵活掌握。如气不摄血引起的崩漏，入手除以止血为主外，应配合益气健脾，血止之后，则以益气健脾为主，以复其元。又如血热妄行引起的崩漏，初期应以止血为主，配合清热凉血，血止之后，依其血热程度，继续清其余热，迨余热清澈，再以补养为主。

崩漏虽以血热为常见，但有时亦有因于瘀血为患者"瘀血不去，新血不得归经"。症见少腹痛而拒按，血中夹有瘀块，瘀块排出后则痛减。当用通瘀止血之法，可在治疗崩漏的药物中，加用蒲黄炭、茜草炭、炒五灵脂、三七等化瘀之品。但是，用活血化瘀药须特别慎重，其用药指征应具有下列情况中两种以上：①经色紫暗或夹有瘀块；②潮时腹痛；③舌质紫暗或有瘀点；④使用过止血固摄药无效者。

若去血过多，真阴亏损，虚火上浮，则症见出血量多，色殷红，形瘦色悴，心烦少寐，头晕耳鸣，口干咽燥，腰膝酸软，掌心灼热，日晡蒸热，两颧潮红，舌干红少苔，脉虚细数等。治宜滋阴潜阳，凉血止血。药用龟甲、生地、知母、黄柏、地骨皮、乌贼骨、龙骨、牡蛎、淡菜、阿胶、藕节、旱莲草、陈棕炭、黄芩（配龟甲滋阴清热作用显著）等。

若崩漏日久，阴损及阳，真阳不足，则症见下血宛如漏卮，久久不断，色暗淡，面无华，形体羸弱，口唇爪甲苍白，四肢不温，倦怠嗜卧，腰脊酸痛，少腹冷痛或喜按，纳减便溏，下肢浮肿，舌淡苔白，脉沉迟或虚细，尺部尤弱。治宜温肾填精，养血止血。药用鹿角、龟甲（龟、鹿均为血肉有情之品，龟甲峻补肾阴，鹿角峻补肾阳，二味合用，秉阴中求阳之急，肾脏精气充盈，则奇经受荫而崩漏自止）、紫河车、肉苁蓉、仙灵脾、巴戟天、山萸肉、补骨脂、菟丝子、杜仲、续断、五味子、乌贼骨、艾叶、黑姜、党参、白术、熟地、归身炭等。

其有血下如注，额汗肢冷，气短蜷卧，心悸不宁，脉微细欲绝或浮大无根者，乃血竭气脱、阴阳离决之危候。此时"有形之血不可速生，无形之气所当急固"，亟宜峻补元气，回阳摄阴。药用别直参、附子、肉桂、黑姜、鹿角胶、龙骨、牡蛎、熟地炭、阿胶、山萸肉、枸杞子等。代表方剂为独参汤、参附汤等。方专力宏，挽性命于垂危。但别直参价昂货缺，党参力薄，难以胜任，常以山萸肉浓煎顿服，每奏奇功。至于桂、附等刚燥之品，只有当额汗、肢冷、脉微欲绝三症齐见时方可使用。三症一除，宜渐减去。因桂附大辛大热，用之不当，反致助热动血，临床须加注意。

（许从真　整理）

柴松岩

崩漏证治体会

柴松岩（1930~   ），女，北京中医医院妇科主任医师

　　崩漏为妇科临床常见病，为严重影响妇女健康的疾病之一。其发病与各年龄阶段的生理状态有关。如青春期肾气尚未成熟，约制经血之力较弱，加之此期阳气偏盛，容易生热，阴阳之气易失平衡，若过食辛辣厚味之品，即可导致热伏冲任，血海不安而发崩漏。故青春期崩漏多为阳盛之热证。育龄期妇女，由于妊娠、哺乳、劳累等因素，使机体处于"阴常不足，阳常有余"的状态，若逢暴怒、忧思郁结等刺激，亦可发生崩漏，并易缠绵不愈。更年期肾的功能已趋衰退，天癸将竭，虽为正常生理现象，但有的妇女由于阴阳二气不平衡，脏腑气血不相协调，肾气已无力约制"阴虚的"血海，加之情怀不畅、劳累过度、饮食失节等因素之影响，则有不规律的子宫出血，而为崩漏。

血　　热

血热为临床常见证型，其中又有实热与虚热之分。

一、实热

多见于青少年，或因素体阳盛，肝火易动，或感受热邪，或过食

276

辛辣及助阳之品，致热伏冲任，扰动血海，迫血妄行。症见经血非时而下，量多如冲，或淋漓不断，或崩漏交替，日久不净，面赤口渴，烦热，大便干燥，尿赤灼热，舌质红绛，舌苔黄白少津，脉象滑数而动。基础体温波动较大。治法应以清热凉血、止血固冲为本。方用清热固经汤加减。

止血方　适用于经期第 3~4 天，血量无减少趋势，脉象滑动者。

生牡蛎 30g　黄芩炭 10g　地骨皮 10g　藕节 30g　生地 12g　柴胡 3g　白芍 12g　侧柏炭 15g　仙鹤草 12g

便秘加全瓜蒌 30g；出血量甚多加三七粉 3g 合冲；经血量少时多，伴有轻度腹痛者加益母草 10g。

清热凉血固肾方　经净后平时用药。

柴胡 5g　地骨皮 10g　女贞子 12g　生甘草 5g　粉丹皮 10g　生地 10g　陈皮 10g　莲子心 10g　莲须 10g

口渴加竹叶 10g；烦躁加百合 12g，黄芩 10g；下次经前 7 天，上方加益母草 10g、制香附 10g，以调和气血。

二、虚热

素体阴虚，或久病伤阴，性情抑郁，虚火内炽，扰动血海，冲任损伤，经血非时而下，量多不定，血色紫红，质黏稠，心中烦热，失眠便秘，脉象细滑数，舌尖红，苔少而干。治法应以滋阴清热、止血固冲为本。方用保阴煎加减。

生熟地各 10g　白芍 12g　黄芩 10g　地骨皮 10g　藕节 20g　荷叶 6g　旱莲草 15g　阿胶烊化, 12g　仙鹤草 12g

气短多汗加沙参 12g；大便秘结加全瓜蒌 20g。

平时宜用益阴固冲方药调理。如患者月经周期少于 25 天，可在经净后服上方加生牡蛎 30g，连服 10 剂；如腰痛下肢软弱无力者，加枸杞子 12g，女贞子 12g。

脾 肾 虚

此二型常同时出现，先天不足或后天失养，或房事不节、习惯性流产、过劳、忧思、饮食不节等均可导致脾伤气陷，肾虚失固而发崩漏。症见月经提前，或过期量多，或淋漓日久，气短乏力，恶寒，浮肿，便溏，不孕，舌淡苔白，脉沉细无力。治宜益气健脾，固冲止血。

太子参 15g　枸杞子 15g　覆盆子 10g　柴胡 5g　生牡蛎 30g　仙鹤草 10g　五味子 6g

浮肿加茯苓 10g，泽泻 6g。

血 瘀

经行产后余血未尽，感受寒湿以致成瘀，邪阻冲任，血不归经，发为崩漏。症见经血非时而下，淋漓不净，血色紫黑有块，小腹胀痛，脉象沉细，或弦涩，舌苔垢腻。治宜化瘀止血。

益母草 12g　茜草炭 12g　柴胡 6g　仙鹤草 12g　阿胶珠 12g　香附 10g　蛇床子 5g

大便干加酒军 4g；如有盆腔炎症加土茯苓 20g，茅根 30g

唐某　18 岁，学生。1982 年 7 月 9 日初诊。

月经 13 岁初潮，2 个月一至，带经 5 天，血量中等。5 月 30 日经期跑步后，经量暴增，已 1 个月余未净。饮食二便正常，脉象滑数，舌苔黄白干。证属冲任受损，血热妄行。治宜清热固冲。

生牡蛎 30g　柴胡 5g　五味子 6g　侧柏炭 10g　藕节 20g　地骨皮 12g

茅根 20g　黄芩 10g　白芍 12g

5 剂后血净。依前方加减服至 9 月初，经量减少近半，基础体温已有双相。

苗某　25 岁，工人。1986 年 3 月 7 日初诊。

1 年来月经过后，体乏无力，不能正常工作，月经无规律，常带经 1~2 个月不净，8 个月基础体温单相。现又带经 20 天未净，眼睑浮肿，面色苍黄，舌淡不泽，苔薄白，脉细滑无力。血红蛋白 60g/L。证属冲任不固，脾肾双亏。治宜健脾益肾，固冲止血。

太子参 20g　何首乌 10g　生牡蛎 30g　仙鹤草 12g　枸杞子 15g　柴胡 5g　阿胶烊化, 12g　莲须 12g　覆盆子 12g

服前药 5 剂血止。仍以前方加减治疗，半年后月经正常，婚后妊娠。

蒋某　47 岁，干部。1984 年 8 月 25 日初诊。

患功能性子宫出血已 4 年。月经无规律，常带经月余，已 5 次刮宫止血。病理诊断：子宫内膜为增殖期，部分腺体扩张。末次月经 8 月 13 日，至今未净。刻下症见头晕耳鸣，失眠多梦，足跟痛，大便秘。脉象沉细滑无力，舌暗红，苔白。此属肝肾亏损、冲任失固之崩漏。治宜补益肝肾，固冲止血。

生牡蛎 30g　旱莲草 12g　白芍 12g　侧柏炭 15g　黄连 3g　百合 20g　沙参 20g　益母草 6g　阿胶珠 12g

依前方加减治疗 4 个月，月经恢复正常，基础体温已近典型双相。

李翰卿

崩 漏 四 证

李翰卿（1892~1972），山西省中医药研究院原院长

崩漏是妇科疾病中的一个常见证候，在治疗时首先应注意辨证。其辨证方法的先后次序与方法是：①脉象：数者为热，沉者为气滞，滑者为热，细数者为阴虚有热，沉细弱者为气血俱虚，虚大者为气血大衰，涩者为瘀血、寒滞；②腹部症状：小腹冷者为寒，小腹坠痛者为瘀血，小腹空虚感者为虚，小腹坠胀者为气滞；③大便：大便稀溏者为脾虚，大便秘结者为胃肠实热兼瘀血；④经色：鲜红者多热，淡红者多寒，大量血块者为瘀血；⑤全身症状：疲乏无力、心悸失眠、食欲不振为心脾俱虚，胸胁痞满、窜痛、心烦心悸、头晕头痛为肝郁气结，身热尿黄赤为热。

崩漏的治疗，一般病因比较简单者容易治愈，复杂者治之则较难，而临床上又以复杂者为多见，因此必须注意兼夹证。如虚证中要特别注意其中的实证，实证中要特别注意其中的虚证，寒证中要特别注意其中的热证，热证中要特别注意其中的寒证。总之要特别注意所谓的独处藏奸，只有这样才能取得较好的疗效。常见的证候有四。

一、心脾两虚

崩漏不止，或来势急而量多，或量少而淋漓不断，面色㿠白无华，

疲乏无力，失眠多梦，心悸，纳呆，时或轻度浮肿，舌质淡，苔薄白，脉沉细缓，或濡缓，或沉细弱。治宜补气养血，健脾安神。方用归脾汤加减。

党参 9g　黄芪 15g　白术 9g　当归 6g　甘草炙, 4g　茯苓 9g　广木香 3g　鸡冠花 30g

若失眠严重加炒枣仁 10g，远志 6g；腹痛严重下紫黑血块加三七 3~9g，甚者加桃仁 9g，红花 9g；面色㿠白，气短者加人参 10g，去党参。

此证的夹杂证以瘀血、气滞、热证、脱证为多，当治之无效时，可根据情况适当加入活血药、理气药、祛寒药、固涩药。

二、血热妄行

崩漏不止，或来势急而量多，或来势缓而淋漓不断，血色鲜红或紫红，身热或无明显身热，舌质红，舌苔薄黄，脉滑数。治宜凉血止血。方用芩连四物汤加减。

川芎 9g　当归 9g　白芍 12g　生地 12g　黄芩炭 12g　黄连炭 12g　地榆炭 12g

若下血量很少可用荆芥四物汤。

若五心烦热，体瘦，经期口干口苦，脉滑数，用固经丸加减。

龟甲 30g　黄芩 9g　黄柏 9g　白芍 9g　椿根皮 9g　香附 6g　海螵蛸 9g

此证的夹杂证有瘀血、气滞、寒证、脱证、气虚，在治疗时可根据情况适当加入活血药、理气药、温里药、补气药、固涩止血药。

三、寒热夹杂

崩漏下血，或来势急而量多，或来势缓而量少，淋漓不断，小腹冷痛，或素有胃脘冷痛，口苦口干，食欲不振，手心热，舌苔薄白或薄黄，脉沉弦细。治宜温经止血。方用温经汤加减。

当归 9g　川芎 9g　白芍 9g　党参 9g　吴茱萸 3g　桂枝 4.5g　阿胶 9g　丹皮 9g　半夏 9g　麦冬 9g　生姜 3 片　甘草 6g

若面色㿠白加人参 9g，去党参；出血量多者加鸡冠花 30g。

若手足厥冷，腹冷痛，口苦口干，舌苔黄厚，脉沉细弦者，宜黄土汤加减。

阿胶 9g　黄芩 9g　生地 12g　白术 9g　附子 9g　甘草 6g　鸡冠花 30g　伏龙肝 50g

对于此证的夹杂证，重点是区别其寒热中的多少，瘀血和血虚的多少，脾虚和肾虚的多少比例。

四、气滞血瘀

崩漏不止，或来势急而量多，或来势缓而量少，淋漓不断，小腹坠胀疼痛，大便秘结，食欲不振，口苦口干，舌苔黄，舌质红，脉沉涩或滑数。治宜理气活血。处方：

木香 9g　香附 9g　乌药 9g　生地 9g　白芍 9g　丹皮 9g　大黄 3g　陈皮 9g

邢维萱

举元归脾疗血崩

邢维萱（1937~ ），女，山西中医药大学教授

崩漏的证候特点有二。一为虚证多而实证少，即使有实证表现，如血中有块、腹痛等，也是虚中夹实，不可单以实证论。二为热证多而寒证少，且热证多为阴虚有热证。

根据以上特点，在治疗出血急症时，多采用补益气血为主，兼用固涩、凉血、活血药物而收效。常用举元煎、归脾汤加减。

举元煎（《景岳全书》）

人参　黄芪　炙甘草　升麻　白术

适应证：因过度劳累，中气虚损，气不摄血而致出血日久，量多质稀，面色苍白，少气无力，脉沉细，舌质淡，舌苔薄。

归脾汤（《济生方》）

人参　白术　茯神　黄芪　龙眼肉　炒枣仁　木香　甘草　当归　远志

适应证：因思虑伤心脾而致出血量多，血色红或质稀而淡，面色萎黄，四肢无力，心悸气短，不寐或多梦，体倦食少，脉沉细，舌苔薄，舌质淡。

以上二方在失血过多，或出血日久不止，采用急则治标的固气摄血法时使用。通过辨证可加用止血药。

活血止血：炒蒲黄、炒灵脂、三七、茜草、云南白药。

凉血止血：仙鹤草、地榆炭、侧柏炭、白茅根。

温经止血：艾叶炭、炮姜炭。

固涩止血：乌梅炭、海螵蛸、龙骨、牡蛎。

任某 45 岁，山西省电力中心试验所干部。

经期出差过劳，阴道出血月余。曾服凉血止血类中药十余剂，血未止而反增，四肢无力，夜寐不安。诊见面色萎黄（血红蛋白 70g/L），语声低微，舌质淡，脉沉细。此为中年体虚，劳累过度，中气下陷，气不摄血之崩漏。治宜益气补血，固涩止崩。

东参打碎，另煎，兑服，5g　升麻 15g　当归 30g　白芍 30g　白术 15g　生龙牡各 20g　海螵蛸 20g

服药 3 剂血即止，继以调理月经周期至病愈。

于鹄忱

崩中漏下，治从湿热

于鹄忱（1919~　），山东省乳山市中医院主任医师

沿海地区之崩漏患者，热者多，寒者少，即是热，亦多属湿热为患。其他虽有因瘀、因虚者，亦多夹湿热为病。在临床中观察到，绝大多数患者，崩漏未作前带下较多，初为白带下，绵绵不断，体倦困重，纳差嗜卧，湿邪为患之象悉俱；继之则出现黄带下多，质多黏稠，味臭秽或腥秽，伴心烦而热，湿热为患已明。此时若及时就诊，经正确施治，多可免除崩漏之苦。若因失治、误治，湿热已久，热甚伤络，动血，则崩证、漏证多继之而作。这是崩、漏发病前及发病的发展过程，即：白带下——黄带下——崩、漏。崩漏之证既作，经过正确之辨证论治，血止以后，热邪由甚转微，则黄带下又现，继续应用清热除湿药，带下可由黄变白，由白变少而愈。此乃崩、漏经正确施治后的转归，即：崩漏——黄带下——白带下——痊愈。验之临床，沿海地区崩漏病的发展及转归，十有八九如同上述。崩、漏责之湿热，由此可明。故认为，湿热为导致崩漏的主要原因，特别是沿海地区。引起湿热的原因有以下几点。

1. 生活习惯原因

随着人们生活水平的不断提高，人们注重膏粱厚味饮食，过食肥甘者多而忽视了饮食有节、注意清淡。过食膏粱厚味，久则阻滞气

机，损伤脾胃，致使脾胃运化水湿、升清降浊之枢纽功能受损，则湿邪停滞，湿热内生。又因地域差异，生活习惯不同，久居沿海地区者，多喜食鱼、虾、蟹等海产品，又有饮食偏咸等习惯，而这一习惯，对人体的生理及病理均有着较大的影响。对此，我们的祖先很早就认识到，鱼、虾等海味可使人热自内生，嗜咸则易伤血。如《素问·异法方宜论》云："东方之域……鱼盐之地，其民食鱼而嗜咸，皆安其处，美其食。鱼者使人热中；盐者，胜血。"所以说，过食膏粱厚味、鱼虾等物，以及生活习惯上的嗜咸，是造成沿海地区崩漏多属湿热的主要原因。

2. 地域原因

处于我国东部的沿海地区，一年四季气候温暖，降雨偏多，又因地处沿海，空气中湿度较高，所以感受外湿侵袭之机会甚多。因此，沿海人除因生活习惯等原因导致内湿之脾胃病较多外，感受外湿所致之风湿痹证之发病率亦颇高。《素问·异法方宜论》云："东方之域，天地所始生也。鱼盐之地，海滨傍……故其民皆黑色疏理。"因人们所处环境之潮湿，且因地域之差异，沿海人腠理疏松，极易感受湿邪。湿邪重浊黏腻，侵袭人体最易伤人阳气，影响人体气血之运行及气机之升降，久而成湿热蕴于体内，湿热甚则下迫，使人体气机升降失序，气血逆乱，伤及血络则成崩成漏。

3. 其他原因

随着人们文化水平的提高，以及计划生育工作的开展，因房劳、多产等原因导致冲任损伤、虚劳者（不包括滑胎者）已不多见，因而由此造成瘀血等的机会较前明显减少，故崩漏单纯属瘀、属虚者少有，而湿热为患则成为崩漏的主要原因。

在辨证上，崩漏从湿热论。在治疗上，清热除湿药要贯穿整个崩漏治疗之始终。特别是崩漏血止以后，要以清热除湿为主。即使患者有瘀、虚之表现，清热除湿药亦应配伍于化瘀、补虚方药之中。湿热祛，则气血运行有序，血不止而自止。对除湿药的选用，应首推白术可用。该药药性平和，一药多功，既可益气摄血，健脾除湿，又能利腰脐气，重用固带脉，效最速捷，并固而不滞，又无留邪之弊。对妇科病伴腰痛者，白术可重用 30~50g。次选翻白草、地锦草、黑栀子、炒黄柏、车前子，以清热除湿止血；血热者，可选用凉血止血药，如石见穿、丹皮、赤芍、贯众、地榆等，其中，石见穿性味微苦、辛，平，除清热解毒外，尚能活血镇痛，软坚散结，辛散而不窜，琢而无滞，又不伤正气；冲任损伤者，选淫羊藿、续断、桑寄生、旱莲草、鹿角霜等；血瘀者，选用五灵脂、炒蒲黄、茜草根等气虚不能摄血或气随血脱者，选人参、黄芪、山药等，固涩及炭类药则选五倍子、金樱子、龙骨、贯众炭、乌梅炭等。余随症加减。

临证时，应注意不同情况下遣方用药的剂量。如下血多、湿热重者，白术、翻白草、地锦草、石见穿等可用至数十克，使药效直达病所，求其速战速决而正不伤，而黑栀子、炒黄柏等苦寒之品，少时可用 2~5g，使热清又无经血凝滞之弊，从而使方剂配伍动静相宜，以达清热而不凝，祛湿而不燥，止血而不留瘀。

姜某 女，24 岁，已婚，1980 年 6 月 21 日初诊。

阴道不规则下血一年半，加重 2 个月。患者自 1978 年 1 月始，白带下多，绵绵不断近 1 个月，于 2 月份始，阴道流黄色质稀之臭秽水样物，量特多 1 周。后突然阴道大量下血，色暗紫夹有血块，伴小腹剧痛，持续 20 日余，干净 10 日余，复又下血淋漓不断，时多时少。在当地医院服中药 30 剂余未能缓解。2 个月前突然下血如崩，伴心悸气短，头晕欲倒，纳呆嗜卧，四肢无力，身微热，口干而不欲饮。血常规：血红蛋白 60g/L，红细胞 2.5×10^{12}/L，白细胞 8.5×10^{9}/L，嗜中性粒细胞 0.76，淋巴细胞 0.24。妇科检查：阴道血迹，子宫前位，略大，较饱满，触痛，附件（－）。诊为功能性子宫出血。诊见：面色苍白，口唇淡，舌淡红，舌苔薄黄微腻，脉芤。乃湿热为患，热甚伤络，致崩中下血，气随血脱，属中医崩漏。拟益气固脱，佐以清热除湿。处方：

人参 10g　黄芪 30g　白术 30g　鹿角胶烊化，15g　翻白草 30g

水煎服，日 1 剂。先后出入：贯众炭、黑栀子、五灵脂等。进 9 剂，阴道下血止，但黄带下多，质黏稠，身体较前有力，纳可，唯手掌起散在紫斑，刺痛，舌质淡红，舌苔薄黄而腻，脉细滑而数。此乃气脱血耗渐复，湿热之象未减。此诊重在清热除湿止带，佐以益气凉血。拟方：白术 30g，黄芪 30g，石见穿 30g，翻白草 15g，黑栀子 6g，车前子（包煎）15g，丹皮 12g，赤芍 12g，白果 12g。服 6 剂，手掌紫斑除，黄带止，带下色白，量不多。改健脾胃，固带脉，佐以清热之法，又进 6 剂。先后共进 21 剂，诸症消失。随访 1 年，月事正常，崩漏之症一直未作。

（徐元山　于然锡　整理）

张志远

三味妙药疗崩漏，地榆贯众白头翁

张志远（1920~　），山东中医药大学教授

　　妇科崩漏，是一种常见的出血性疾患，严重影响身体健康。崩出不止能转化为漏，漏下失治也可大出成崩。临床所见以气虚不摄、血失故道、血热妄行者为多，特别是因于热邪迫血妄行而致的，更属屡见不鲜。数十年来，笔者处理此证，曾将重点放在血热妄行这一类型上，根据病情需要，选用具有针对性药物。遵照先师经验，第一不用炭类止血，防其留瘀，且易复发，而且无调整月经周期之功；第二除炒槐米外，大都遣用未经炮制的原质生药。

　　笔者在实践中，一方面采用历代文献收录之方，同时也注意作用较强、疗效明显的药物，如田三七、蒲黄、小蓟、紫草、旱莲草、阿胶、生地、黄芩、侧柏叶、丹皮、鸡冠花、赤芍、茜草等，而从事医学临床 50 载，最富有心得且效果十分彰著者，则首推地榆、贯众、白头翁。

　　这三味药物皆为苦寒之品，有凉血作用，《神农本草经》《名医别录》《日华子本草》《本草纲目》言其有治崩漏之力，事实证明，的确其效甚伟。它们在止血方面的区别是：地榆味酸偏于收敛；贯众促进宫缩，侧重清热解毒；白头翁祛瘀生新，兼消积聚。三药配伍使用，不仅能清热泻火，尚有"涩以固脱"和"祛瘀生新"相辅相成的特殊

功能。用量视人与病二者具体情况而定，一般用 15~30g，最大量可用至 50g，每日 1 剂，连服 5 剂。出血若停，减去二分之一量，再服 3~5 剂以巩固之。而后则改用四物汤加减为基础，增入养肝益肾、调理冲任之品以恢复月经周期，常选药物为仙灵脾、肉苁蓉、紫石英、枸杞子、首乌、桑寄生、黄精、杜仲、狗脊、胡桃、补骨脂、鹿衔草、龙眼肉、红糖、益智仁等。除紫石英、首乌、桑寄生、黄精、红糖外，均以小量兑入，每味药不能超过 10g。回忆 1958 年笔者在山东中医进修学校执教时，曾见一位 30 余岁妇女，患崩漏 4 年，西医诊为功能性子宫出血，经多法医治，时止时发，终未获痊，此次血出不止，血随腿流，乃给以黄连解毒汤加地榆 30g，贯众、白头翁各 36g。3 剂即止。复诊更方减半，善后用补益冲任药物收功。过了 10 年于泰安相遇，彼云已彻底治愈，月经已正常，周期按时来潮了。

据笔者的经验，地榆、贯众、白头翁对血热妄行之崩漏，不仅治标，也可治本，主要是取其凉血作用，使血行"遇寒则凝"，火去"妄出自息"，从而获得治愈。经多年临床观察，三药的实际效果常超越其他同类药物，且符合验、便、廉的应用标准，值得予以重点研究，向医界推广。笔者曾以之和《证治准绳》弘扬的子芩（生用）丸相配，各等份，水煎浓缩制成片剂，名"崩漏丹"，每次 3~5g，日服 2~3 次，方便患者，甚受欢迎。另外，我的师门传授，必须结合食物疗法，从用药之日起，每天以黑木耳 15g 佐餐，根据复发次数多少，连吃 1~6 个月，最易收到良效。

孟铭三

崩漏效方——菱角莲房炭

孟铭三（1916~？），青岛市北区医院主任医师

数十年来，孟老采用莲房炭、菱角治疗该病，颇有效验。

莲房炭 45g　菱角 45g

先将莲房炭置锅内加水浸泡 2 小时，把菱角打碎，将皮、肉同入锅内煎煮。

莲房炭治疗崩漏，古今医籍多有所载，如《本草纲目》谓此药"入足厥阴血分，止血崩、下血、溺血"。而菱角一药治疗崩漏鲜为医者所知。孟老通过其临床实践体会到该药具有良好的止血作用，特别对崩漏下血疗效尤著。《本草求真》谓菱角"红泻白补"，所言红者系指菱皮，白者乃指菱肉。菱皮具有清热之功，菱肉有益气健脾之效。大凡崩漏为患，病因主要有二：一者血分有热，迫血妄行所致；二者脾气亏虚，统血无力，血溢脉外而发。取菱之皮、肉药用，既可凉血，又可健脾，血热得清，脾气得健，则崩漏可愈。

（周兆山　孟庆平　整理）

刘惠民

陈墨研服治崩漏

刘惠民（1900~1977），山东名中医

关于墨入药的记载，最见早于《本草纲目》。墨有乌金、陈玄、玄香、乌玉块等别名，以安徽歙县产最负盛名，京墨亦良，愈陈愈好。其性辛温，无毒，有止血化瘀生肌肤之功效，主治金疮、产后血晕、胞衣不下、崩中、卒下血等症。余于临证之时，如遇有妇女月经过多或产后血崩之危殆者，每以好墨1块，用炭烧红，放醋中一淬，加开水研匀，以炮姜9g、红糖少许为引，给病人灌下，血即可止。此为急救血崩之良药也。忆40年前，余曾用此法治愈邻村一妇女。其时此女血崩濒死，曾延某医诊治不效，当时家人已备棺木，余应邀急往，诊后以上法急治之，血止得救。以后屡用屡效。

友人王某　1970年1月8日突来余处，述其女王某，年方17岁，月经来潮前不慎饮冷水，致使经血不止已3天，有大血块，棉裤、被褥均被浸透，伴有小腹疼痛，面色苍白，四肢冰冷，已卧床不起。平素月经量少，身体一般。家长不知所措，故突至余处邀余为其女治疗。余据其所述而书一方如下。

当归15g　姜炮,9g　五灵脂12g　蒲黄12g　生地炭12g　地榆炭15g　白术15g　仙鹤草12g　百草霜12g　灶心土24g

水煎2遍，兑一起，一次服下。另将余所珍存之好墨块，交与王

某带回，嘱其用木炭烧红，放醋中淬后取出，将墨用水研匀，加炮姜9g、红糖少许为引，一次服下。3日后王某来诉：先生之法神也，如此之血崩竟服药1剂，及墨汁1次，其下血即止，腹痛也除。后又进1剂痊愈。

至于用墨治病，不止于此，凡遇吐血、衄血、咳血、大便下血不止者均可以此法治之，取效同前。

（戴岐　整理）

痛

经

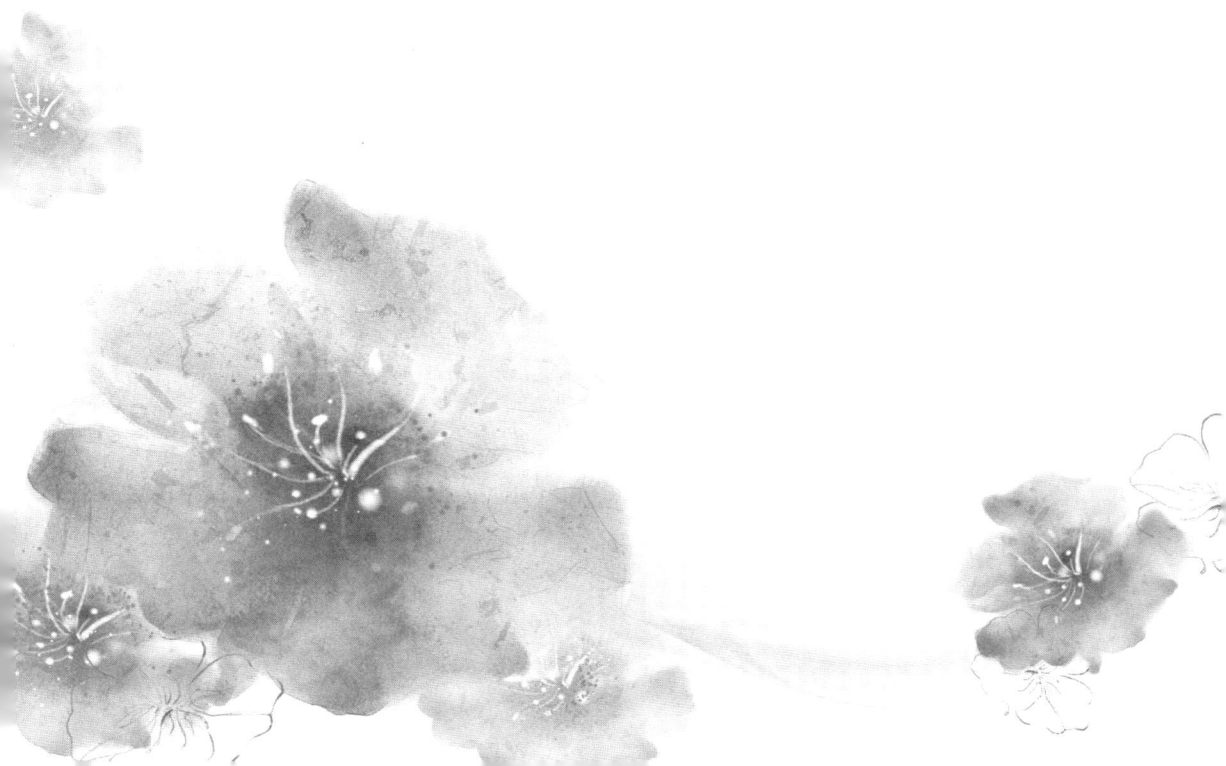

叶天士

痛 经 案 绎

叶天士（1667~1746），名桂，号香岩，清代医家

叶氏治痛经的方法，大致完备。从案中所见，叶氏主张以通为主，其中川棟、山楂、当归、元胡、泽兰用得最多，夹寒加小茴、肉桂，夹热加丹皮、白芍。

《叶氏女科证治》载有：经前腹痛，属血涩不行，宜服通经汤（熟地、当归、川芎、白芍、川棟子、小茴香、槟榔、元胡、木香）；经来腰腹痛，属气滞血实，宜服桃仁汤（归尾、赤芍、生地、香附、丹皮、红花、元胡、桃仁）；经来小腹痛，宜服玄胡散（元胡、头发灰，为末，酒调下）；经后腹痛，属虚中有滞，宜服加味八物汤（人参、白术、茯苓、甘草、熟地、当归、白芍、川芎、木香、香附、青皮、姜、枣）。

在临床所见，痛经以气滞血瘀和寒凝胞中者多见。王清任的膈下逐瘀汤（当归、川芎、赤芍、桃仁、红花、枳壳、元胡、灵脂、丹皮、乌药、香附、甘草）、少腹逐瘀汤（小茴、干姜、元胡、没药、当归、川芎、肉桂、赤芍、蒲黄、五灵脂），有很好疗效，可资借鉴。

应该指出，叶氏治疗痛经，除了以通为主外，还重视奇经治法。他对冲任脉病、阴阳乖违者，提出通阳摄阴法，以生地、天冬、当归、补骨脂、柏子仁等摄阴，以苁蓉、小茴、川椒、鹿角霜、紫石英

等通阳，以山楂、牛膝、茯苓通经。从调补肝肾奇经着手，笔者曾用治因内分泌失调所致久治不愈的痛经，疗效尚好，特提出以供参考。

辨 治 规 律

一、实证

气血阻痹：症见经先腹痛，腹鸣时泄，脉涩，治宜理气和血，用川芎香附方（川芎、当归、香附、木香、山楂、茯苓），可酌加小茴、乌药、泽兰、丹参；或用当归山楂方（当归、山楂炭、乌贼骨、香附、艾炭、元胡）；或用山楂香附方（山楂、香附、元胡、当归、青皮、三棱、莪术、牛膝、川楝、泽兰、肉桂、小茴、葱白汁丸）。如兼有寒热，用生地丹皮方（生地、丹皮、知母、花粉、鳖甲、泽兰）。

肝热厥逆：症见经来筋掣腹痛，常有心痛干呕，治宜宣通气血调经，忌用温燥，用金铃子散加味（川楝、丹皮、山楂、胡连、元胡、泽兰、归须、白芍）。如症见经来气攻触、右肩痛痿，脉数，治宜清气分燥热，用黄芩白芍方（黄芩、白芍、黑山栀、钩藤、茯苓、当归须、香附、茺蔚子、桑枝）。

血络郁热：症见经迟腹痛，风疹络血不宁，治宜通利，用凉膈散去芒硝，加丹皮、赤芍（大黄、黄芩、山栀、连翘、薄荷、甘草、丹皮、赤芍）。

血瘀凝涩：症见经行四日未已，痛自心胸，胀及少腹，治宜辛宣络血，用韭白桃仁方（韭白汁、桃仁、元胡、小茴、当归须、川楝子）。

二、虚证

阴阳乖违：冲任脉病，症见经水紫黑，来时嘈杂，脉络收引而痛，经过带下不断，上部火升，下焦冷彻骨中，形瘦日减，脉右大左弱，治宜通阳摄阴，不宜补血涩剂，用鲍鱼苁蓉方（鲍鱼、生地、苁蓉、天冬、当归、柏子仁、山楂、牛膝、茯苓、红枣，蕲艾汤泛丸）。如症见经来色淡淋漓、少腹攻触绞痛、晨必瘕泄，治宜通阳摄阴，不宜破泄真气，用鹿角霜紫石英方（鹿角霜、补骨脂、当归、小茴、茯苓、川椒、紫石英、肉苁蓉）。

肝血不足：症见经来筋掣腹痛，治宜养肝和血，用柏子仁丸（柏子仁、人参、白术、半夏、五味、牡蛎、麻黄根、麦麸枣肉泛丸）。

方 案 选 析

一、山楂香附方

组成：山楂、香附、元胡、当归、青皮、三棱、莪术、牛膝、川楝子、泽兰、肉桂、炒小茴、葱白汁丸。

主治：气血痹阻，经水不调，先后非一，来期必先腹痛，饮食大减，下焦常冷，腹鸣忽泻忽结。

方义：方中以香附、青皮、三棱、莪术、川楝子理气，元胡、当归、泽兰、牛膝活血祛瘀，肉桂、小茴、葱白温通下焦。全方有温通气血之功，对气血痹阻之痛经、经闭、癥瘕有效。

引证：周，室女经水不调，先后非一，来期必先腹痛，较之平日为重，饮食大减，始于初夏，入秋下焦常冷，腹鸣，忽泻忽结。究脉察色，是居室易于郁怒，肝气偏横，胃先受戕，而奇经冲任跷维诸脉，皆肝胃属隶，脉不循序流行，气血日加阻痹。失治，必结瘕聚疬痞之累。

二、鹿角霜紫石英方

组成：鹿角霜、补骨脂、炒当归、炒小茴、茯苓、炒川椒、紫石英、淡苁蓉。

主治：冲任阳虚，月经不调，经来色淡淋漓，少腹攻触绞痛，晨必瘕泄。

方义：方中以鹿角霜温通血脉，补骨脂、当归、苁蓉补肾养血，小茴、川椒、紫石英温补下焦，茯苓健脾利湿。

全方以温养冲任奇脉为主，辅以通经，为治冲任阳虚的经闭、痛经的治本良方。

引证：向来经水不调，冲任脉病，医未明奇经脉络，久治无功，后患阴疟延虚，经来色淡淋漓，少腹攻触绞痛，晨必瘕泄，当通阳摄阴，非破泄真气偏寒偏热之治。

鹿角霜　补骨脂　当归炒　小茴香炒黑　白茯苓　川椒炒　紫石英　淡肉苁蓉

（陈克正主编《叶天士诊治大全》）

姚寓晨

痛经补肾固本，调气和血治标

姚寓晨（1920~　　），南通市中医院主任医师

补肾固督务本

女子月经的产生以肾为主导。经血的运行与肾的关系至为密切。肾为元气之根，冲任之本，督脉为之维系。肾气充盛，则冲任流通，气血和畅。若肾督虚损，元气衰少，不能温养荣通，冲任气血运行不畅，则致痛经。姚师辨治推崇补肾固督务本。"诸寒收引，皆属于肾"。一般寒性痛经，属实者，其喜予辛热与甘温并用，常选用肉桂、吴茱萸、干姜、仙灵脾、仙茅等温经散寒，温肾补督；属虚者，则侧重于气药与阳药的配伍，选用大队甘温、血肉有情之品，药如炙黄芪、党参、紫河车、紫石英、鹿角片、当归等以"气中补阳"，温肾壮督。火性燔灼，易伤气津。对于热性痛经，又辨其属实、属虚，以及湿热是否蕴阻，在运用泻火、柔养、清利法则的同时，不忘选加生地黄、女贞子、旱莲草、菟丝子、肉苁蓉等甘润之味滋肾益督。肝肾乙癸同源，对一些肝气不足、疏泄无权的肝郁痛经，其喜用温阳药，促进肝气条达，常选菟丝子、仙灵脾、巴戟天补肾固督以养肝，予本中治标而获较好疗效。姚师认为，补肾固督务本的法则运用，主要侧重于平

时，在此基础上，结合患者不同体质，参以健脾、益心、养肝等味，则使功效倍增。

调气和血治标

气血阴阳互根，不可须臾相离。女子经血虽以血为主，然其盛赢行止无不由乎气。气为血帅，血为气母，气虚则亏，气郁则滞，气寒则凝，气热则壅。若气血失调，阴阳乖违，运行不畅，冲任失养，最易导致痛经。在病发之时，姚师辨治侧重于调气和血治标，紧扣寒、热、虚、实四字。对于气寒血凝冷痛，予温气散寒暖宫。方选《金匮》温经汤加减。药用肉桂、吴茱萸、干姜、香附、仙灵脾、紫石英、党参、当归、川芎等。气热血壅灼痛，治以清气和络凉宫。方选芩连四物汤化裁。药用黄芩、马鞭草、赤芍、白芍、当归、川芎、丹皮、丹参、川楝子等。气滞血瘀胀痛，治以行气活血畅宫。方选柴胡疏肝饮增减。药用柴胡、香附、路路通、赤芍、白芍、当归、川芎、莪术、失笑散等。气虚血亏隐痛，予补气生血养宫。方选圣愈汤出入。药用炙黄芪、党参、白芍、当归、川芎、补骨脂、菟丝子、香附、干姜等。其谓："患妇体质各异，疼痛性质不同，但病发治标调气和血方法则一。经前或经期，以行气活血为主，使冲任流通，通而不痛；经后胞脉空虚，则予养益肾、心、肝、脾，补气生血为主，使冲任得荣，荣而不痛。"

遣方用药精细

姚师治痛经，遣方用药精细。其常云："治痛方药宜温而不燥，宜和而不过极。"方药偏温，忌大苦大寒，顺应血气生理，可避免滞气凝血之弊；药性平和，配伍得当，补益勿过于滋腻，理气勿过于刚燥，活血勿过于戕伐，则避免五味过极，避免"虚虚实实"之害。平时补肾固督，姚师推崇景岳归肾丸增减，取其燮理阴阳，刚柔相济。适佐香附、红花等调气和血，使冲任畅达。伴见脾胃虚弱，面黄色萎，加用党参、白术等益气健脾；兼心肝阴血不足，头昏眼花，失眠多梦，加用柏子仁、枸杞子等滋养心肝。经前、经期拟行气活血止痛治标。常选柴胡疏肝饮合桃红四物汤出入。若经少紫暗，冷痛偏寒，其选用辛热温燥之姜桂，必配伍酸苦微寒之白芍，则无伤阴耗血之虞，兼能柔肝缓急止痛；如经色深红夹块，灼痛偏热，方中忌用苦寒凝滞之黄连；而经黏气秽腹痛，湿热为患者，则取红藤、银花藤、赤芍、泽兰、佩兰、川萆薢、川楝子等味清化宣通；至于经少暗红夹块，胀痛甚剧的气滞血瘀重证，每用自拟莪术佛手散（莪术、当归、川芎、肉桂、制香附、赤芍、白芍、炙甘草）以调气化瘀，活血止痛。经后小腹隐痛，常佐以姜附丸（干姜、香附）温调冲任，和畅气血。姚师谓："临床病证错综复杂，经期可见虚候，经后亦有虚实兼证，故治疗当根据虚实不同、邪正盛衰的差异而细加审辨，方不致误。"

慎调生活情志

姚师认为适宜的生活情志，有助于冲任气血运行。妇女基于其生理特点，应慎调自爱，行经期间，血室正开，邪气易侵，尤当注意防护。若起居不慎，饮食不节，寒温失宜，则寒湿侵淫，阻碍冲任气血运行；如怫郁忧思，情志不舒，则肝失疏泄，气滞而血瘀；经期过劳或触犯房帏，则遗患无穷。故姚师治疗痛经，重视生活情志的调摄，尤其是对于寒侵、肝郁所致的实性痛经，其予祛寒温肾、补肾养肝、调气和血的同时，嘱患者适寒温，节饮食，怡悦情志，调畅心肝，加以心理疏导，以防生活情志致病于万一。实践证明，慎调生活情志，予以配合治疗，对痛经的防治，甚有好处。

王某　39岁，1989年9月22日初诊。经行腹痛3个月。病起于3个月前经期行房、饮冷之后。平日小腹隐痛，经期加重，冷痛作坠，汗出湿衣，经血紫暗，头昏气短，腰楚肢乏，舌淡苔薄，脉细涩。责之气虚寒凝，冲任失畅。拟予温气散寒，调畅冲任。处方：

黄芪炙，30g　党参15g　菟丝子15g　白芍炒，10g　仙灵脾10g　熟地10g　制香附10g　全当归10g　川芎12g　淡干姜6g　小茴香8g　肉桂后下，5g

上药服5剂后，经行腹痛消失。嘱戒生冷，慎房事，继守前方出入5剂，诸恙获瘥。

朱某　46岁，1989年8月10日初诊。经行小腹、肛部坠胀痛年余，逐月加重，甚时影响工作。妇科检查：子宫中位，稍大，欠活动，子宫后壁峡部结节高低不平，约3cm×2cm×2cm大小，质硬，触痛（+），双侧附件增厚感。拟诊"子宫内膜异位症"，经B超进一步证实。西医予多种止痛剂不能控制，近3个月加用丹乃唑治疗，又出现肝功能损害，遂停药转中医诊治。刻诊：经净3日，小腹肛部坠痛仍甚，腰脊楚乏，舌偏红，苔黄腻，脉细弦。责之瘀热蕴阻，冲任气滞不和。拟予清热化瘀，调气和络，畅达冲任。处方：

红藤30g　银花藤30g　柴胡6g　丹参15g　生地15g　赤芍10g　白芍10g　三棱10g　莪术10g　泽兰12g　佩兰12g　川楝子12g　醋延胡12g

5剂。按上方加减调治2个月经周期，经行小腹及肛部坠胀痛基本控制。近2个月患者仅于经期自抄上方5剂煎服，经痛未再复作。

（刘芳　葛灏　侯军　整理）

丁启后

治痛经重视审因论治，调畅气血

丁启后（1924~2006），贵阳中医学院教授

丁氏治疗痛经，特别强调审证求因，辨证施治。他认为诱发痛经的原因很多，举凡劳伤风冷，寒客胞中，瘀血内阻，气滞血瘀，肝肾虚损，气血不足等均可导致痛经的发生。正如《景岳全书·妇人规》中说："经行腹痛，证有虚实。实者，或因寒滞，或因血滞，或因气滞，或因热滞；虚者，有因血虚，有因气虚。"而上述诸多病因，皆可引起经脉瘀滞于胞中，成为痛经之主要病机。因此，在治疗上，依据"通则不痛，痛则不通"的理论，强调着眼于"不通"这一主要矛盾。而通之之法，应在调畅气血的同时，结合病因、证候的寒热虚实，或温而通之，或清而通之，或补而通之，或行而通之，消除病因，使气顺血和，经行畅通，达到通自不痛的目的。

一、温而通之

痛经之因于寒者，多由经期冒雨涉水，游泳，感寒饮冷，或坐卧湿地，寒湿伤于下焦，客于胞宫，致使血因寒凝，不得畅行，瘀血阻于冲任，不通则痛。《素问·举痛论》曰："经脉流行不止，环周不休，寒气入经而稽迟，泣而不行，客于脉外则血少，客于脉中则气不通，故卒然而痛。"此类寒凝血瘀气滞之痛经，属于实证，临床最为

多见，表现为经前或经期小腹绞痛、冷痛，且痛处不移，不喜按揉，得热则舒，遇寒加剧，经行量少，色暗有块，且伴有肢冷面白，或兼胃脘冷痛，或伴吐泻清稀，舌淡苔白，脉沉紧。其治疗大法，总以温经散寒、活血化瘀为要。丁氏常投少腹逐瘀汤、膈下逐瘀汤、当归四逆汤、温经汤等方加减，如兼肝郁气滞者，又当疏肝理气，常又选用上述诸方与桃红逍遥散合方加减。对于寒性痛经之属于脾胃阳虚、寒从内生者，疼痛特点为拘急挛缩，抽引作痛，喜温喜按，经量少，色淡，或伴见腰膝冷痛，食少便溏，舌淡苔白腻或滑，脉沉迟，常以理中汤化裁温阳通经。

二、行而通之

痛经之因于气滞血瘀者，其证属实，治当行而通之，"行"包括行气导滞与活血化瘀两个方面。气滞血瘀痛经临床多表现为经前经期腹痛，或胀痛累及胸肋，拒按，经量少或行而不畅，经色紫暗有块，血块排出后痛减，伴情绪激动或抑郁不舒，舌质紫暗或有瘀点，脉沉弦细涩。

一般胀甚于痛，兼见胸乳作胀者多偏于气滞；痛甚于胀，小腹拒按，血块量多者，偏于血瘀。偏于气滞者，宜疏肝理气，化瘀止痛，多用柴胡疏肝散，或桃红逍遥散加减；偏于血瘀者，宜行瘀理气定痛，多用膈下逐瘀汤加减。气滞血瘀夹寒、夹热者，临床又当兼顾。兼寒者，丁氏常加吴萸、小茴、乌药等，兼热者，加丹皮、赤芍、生地。

三、补而通之

痛经之因于虚者，多由素体气血不足，或大病久病之后，气血两亏，或禀赋素虚，肝肾亏损，或因多产房劳，精亏血少，冲任不足，胞脉失养，血运迟滞所引起。临床表现为经期或经后少腹绵绵隐痛，按之痛减，经期或先或后，量少色淡，稍夹血块。如属气血亏虚为主者，多用圣愈汤加减，如为肝肾亏损为主而见腰酸背楚、头昏耳鸣等症，多用柴芍地黄汤、一贯煎加减以滋补肝肾。因虚性痛经之发病机制，必因虚而夹滞，故治以补通兼施，常于补益药中加入活血化瘀理气之药。如虚滞之夹寒、夹热者，也当同时兼顾。

四、清而通之

痛经之属于热者，多因肝热气实，肝络不通所致。如朱丹溪说："经将来腹中阵痛，乍作乍止者，血热气实也。"腹痛一般表现较剧烈，经前或经期腰腹胀痛，或坠痛，月经先期，量多色紫有块，或有发热心烦、口渴思冷、舌红苔黄、脉弦数等表现。若兼湿热者，可见小便赤涩、带下黄浊等症，常用丹栀逍遥散、龙胆泻肝汤化裁。

热性痛经也有因肝肾阴虚，水不涵木，相火不藏，肝络不能条达而形成者，临床表现为腹痛不剧，腰膝酸软，头晕耳鸣，神疲乏力，多梦易恐的症状，其治宜滋阴涵阳，壮水制火，佐以活血通经之品，多用六味地黄丸或麦味地黄丸加减。

以上针对不同的病因及证候审因论治，但临床还须结合痛经所痛之时间、性质详辨其寒热虚实，或实中兼虚，或虚中夹实，同时重视调气和血，辨证施治，方为周全。

班秀文

痛经临证挈要

班秀文（1920~2014），广西中医药大学教授，国医大师

从临床所见，本病虽有寒、热、虚、实，或寒热混杂、虚实相兼等之分，但总的来说，不外乎冲任气血不畅，经血郁滞胞宫所致。盖实则瘀积，阻遏经脉；热则耗伤津血，郁结不利；寒则收引，凝涩血脉；虚则运行乏力，必多夹滞。故其终归形成"不通则痛"的病变。

痛经的病变，既以"痛"为主症，因而其治疗方法当以"通"为首要，盖"通则不痛"也。但证多寒热相兼，虚实夹杂，因而通行之用，便有温补并用，补消并用，清补并用，在补养之中有通行，祛瘀之中有扶正等之不同。同时，痛经多与月经不调、带下病并见。在治疗过程中，必须注意其兼症之轻重缓急，有时治痛以调经，有时调经以治痛。如经行错后，经色紫暗夹块，经将行小腹疼痛剧烈，唇面发青，汗出肢冷，脉弦紧者，此属寒凝血瘀之变，当用温经散寒、补血化瘀之法，以《金匮要略》之温经汤，或《医林改错》之少腹逐瘀汤温化通行。此即治痛以调经。经行错后，量少色淡，经净后小腹绵绵而痛，脉虚细者，此属经后血海空虚，筋脉失养之变，宜用五脏互养补益之法，痛经述要以人参养荣汤治之。此即调经以治痛。又如寒湿引起的痛经，常常是经、带并病，宜通过治带以治痛。在临床中，凡是患者体质肥胖，平时带下量多，色白质稀，以致痰湿郁滞胞宫，经

行不畅而小腹胀疼者，常用温肾健脾、养血疏肝之法，以附子汤合当归芍药散治之，并酌加甘松、荆芥、柴胡等疏解之品。通过温化寒湿以止带，经脉通利，则经疼病痛自止。

防病重于治疗。痛经之治疗，应在疼痛未发之前，根据证之寒热虚实，加以调养治疗，则病可除。如正值经行疼痛之时，治之可缓解于一时，非治本之法。同时，痛多夹滞，在辨证的基础上，宜酌加芳香疏解或行血补血之品，如合欢花、素馨花、玫瑰花、玉兰花、鸡血藤、益母草、莪术之类。

谭某 女，30岁，工人，已婚，1981年3月22日初诊。

13岁月经初潮，一向错后10~15天，色量一般，持续3~5天干净。经前数天腰胀，经行第1天小腹疼痛剧烈，不能工作和学习。治疗多年，效果不满意。脉沉细涩，苔薄黄，体形瘦小，余无特殊。本地某区医院妇科检查：子宫后位细长，稍小，宫颈光滑，宫口极小，有白色分泌物少许。印象：宫颈口狭窄症。

中医辨证为肝肾两虚、胞脉郁滞引起的痛经和月经不调。治宜温养肝肾，行气化瘀。药用：

当归 9g　白芍 9g　川芎 5g　黄芪炙, 15g　菟丝子 15g　枳壳 9g
荆芥 5g　羌活 5g　艾叶 5g　肉苁蓉 15g　泽兰 9g

水煎服。每日1剂，连服9剂，经水来潮，量较上月少。本次月经周期已准，经前及经期未再疼痛。

裘笑梅

痛经证治明辨虚实

裘笑梅（1911~2001），女，浙江省中医院主任医师

痛经是妇科的常见病，临床以行经前后或经期少腹及腰部疼痛为主症，其主要机制为气血运行不畅所致。中医从整体观念出发，认为月经期间抵抗力减低，易受六淫侵袭和七情所伤。如寒邪客于冲任，与血相结而致经血凝滞，郁怒伤肝，致肝气郁滞，营血不畅，以及体质虚弱，气血不足，肝肾亏虚，胞脉失养，均可引起痛经。《景岳全书·妇人规》说："经行腹痛，证有虚实。实者，或因寒滞，或因血滞，或因气滞，或因热滞；虚者，有因血虚，有因气虚。"据此，临床当分虚、实两大类型进行辨证施治。

实　　证

一、气滞血瘀型

多因忧思郁怒，肝气不舒，气机不利，不能运血以畅行，以致血滞于胞脉而见痛经。

主症：经前或经期少腹胀痛。气滞为主者，胀甚于痛，胀甚连及两胁，胸闷，或乳房作胀；血瘀为主者，痛甚于胀，按之痛甚。经水

量少，淋漓不畅，脉沉弦或细涩，舌质偏红或泛紫。

治法：疏肝理气，活血祛瘀。

主要方剂：柴胡疏肝散、少腹逐瘀汤之类。裘氏应用师传秘方调经定痛散效果卓著。若配合针刺合谷、关元、三阴交，方法简便，取效更快。

封某 26 岁，已婚。患者经行少腹坠胀，伴疼痛拒按，痛势较剧，畏寒欲呕，经量少，似不畅行，色紫夹小血块，持续三四天，周期规则，病延 2~3 年。现经汛将至。脉沉涩而弦，舌质尚润伴紫，苔薄白。辨证：气滞血瘀。治法：疏肝理气，活血行瘀。方用：

赤芍 9g　桃仁 9g　红花 9g　木香 9g　枳壳 9g　香附 9g　苏木 9g

二诊：服药 7 剂，此次经转较前畅行，经量增多，夹紫血块，痛势显减。脉细涩，苔白。改用疏肝顺气法。方用：

香附 9g　木香 9g　乌药 6g　砂仁 3g　白芍 9g　熟地 24g

嘱隔日 1 剂。时隔 5 个月随访，经行已无腹痛 4 个月矣。

肝经郁结，气机失宣，气滞血瘀，致经脉运行不畅，血阻胞宫而作痛，故以疏肝理气、活血行瘀立法。本例仿血府逐瘀汤，以芍药、红花养血活血，香附、木香、枳壳疏肝理气，桃仁、苏木行气逐瘀，为"塞者通之"之法。继用《证治准绳》加味乌药汤，以收全功。

二、寒凝型

多因经期涉水淋雨，或饮食生冷，感受寒邪，滞于胞宫，血得寒则凝，致经血运行不畅而作痛。诚如张景岳所说："经水临行，误食冷物，若寒滞于经，或外寒所逆，或素不慎寒凉，以致凝结不行，则留聚为痛。"

主症：经前或经行少腹拘挛冷痛，或绞痛，得温减轻，痛甚呕吐清水，四肢不温，经水量少，色暗红，淋而不畅，或夹有血块，脉沉迟或沉紧，舌苔薄白。

治法：温经散寒。

主要方剂：吴茱萸汤加减。

何某 已婚，36 岁。病延数载，曾在行经期涉水，经前三天腹痛感冷，至经行 3~5 天腹痛加剧难忍，得温略减，不能进食，呕吐清水，自汗头晕，卧不起床，经水逾期而来，经色暗淡，经量少，腰酸腹坠，面色苍白憔悴，形态忧愁，经常不能参加生产劳动。脉沉涩，苔薄白。西医诊断：子宫内膜异位症。患者不愿手术，要求服中药治疗，由外院转入我科。辨证：寒湿凝滞。治法：助阳逐瘀。方用：

桂枝 4.5g　白芍炒，9g　当归 12g　川芎 4.5g　甘草炙，3g　艾叶 4g　丹参 15g　香附 9g　郁金 6g　木香 9g　姜炮，4.5g　肉桂末研粉和丸吞，2.4g

二诊：前方服后，腹痛减轻，略能进食不呕，自汗已除，面容转华，精神喜悦。脉象迟缓，苔薄白。前方有效，原法出入。方用：

桂枝 4.5g　当归 9g　丹参 12g　川芎 3g　白芍炒，9g　香附 9g　艾叶 3g　续断 9g　姜炮，3g　肉桂末研粉和丸吞，1.5g

三诊：由温通行血法，胞宫寒凝，得暖而散，腹痛已除。嗣后每于行经前，服上方 5 剂，诸恙未现，腹痛若杳，恢复正常活动。

本例西医诊断为"子宫内膜异位症"。据其临床表现，辨证为寒湿凝滞胞宫。血因冷而滞行，以致经来逾期，寒气郁于下焦，故现少腹剧痛，得温略减。法用桂枝汤复加肉桂，意在助阳逐瘀，调和荣卫，为"寒者热之"之法。

虚　　证

一、气虚血少型

多因脾胃虚弱，化源不充，以致气血不足，或久病、多产，气血两亏，经行之后，血海益虚，胞脉失养而引起痛经。

主症：经期或经后少腹绵绵作痛，得按痛减，经色淡红量少，面色苍白，头晕乏力，脉濡细，舌淡红。

治法：补气养血。

主要方剂：胶艾八珍汤、圣愈汤之类。

俞某　37 岁。痛经 6 年，月经尚准，周期 28~30 天，经期 5 天。经后少腹绵绵作痛，按之痛减，经量少，色淡红，面色苍白，精神倦怠，头晕目眩，心悸。自云 6 年前曾流产大出血，从此纳谷不馨，形体消瘦。妇科检查：宫颈光滑，宫体正常大小，活动，两侧附件无异常发现。脉细无力，舌质口唇均淡红，苔薄白。辨证：脾虚失运，气血不足。治法：健脾胃，补气血，益冲任。方用：

党参 12g　黄芪炙，30g　当归 21g　熟地黄 15g　川芎 3g　白芍 9g
阿胶 12g　艾叶 3g　白术 9g　陈皮 4g

二诊：服上方 14 剂，经后少腹隐痛已除，纳谷已馨，食量增倍，经量尚少，经色稍红，腰酸乏力，头晕心悸，目眩尚存，脉舌如前。处方：前方除艾叶加丹参 30g，服 14 剂后，获全功而妊娠。

患者由流产失血过多，兼之护理失调，久而脾胃虚弱，生化不足，致气血亏损，不能充沛血海，冲任失于滋养，而成痛经。治用胶艾八珍汤、圣愈汤合方化裁，旨在气血两顾，血海盈满，冲任得于滋养，获效显然。

二、虚寒型

多因素体阳虚，胞宫虚寒，血失温运，经行不畅，不通则痛，而致痛经。

主症：经前或经行少腹冷痛，喜按喜温，经水色淡量少，畏寒怯冷，四肢不温，大便溏薄，脉沉迟，舌淡白。

治法：温经补虚。

主要方剂：温经汤、当归建中汤之类。

李某 32岁，已婚。患痛经十余年，从初潮月经开始，痛势逐年增剧，喜热按，经行后期9~15天，经色淡红，经质稀薄，经行6~7天，量不多，卧床3~4天，腰酸腿软畏寒，食则泛恶。婚后8年来未孕。脉沉细，苔薄白。辨证：肝肾虚寒。治法：温经散寒，调补肝肾。方用：

当归 12g　川芎 6g　赤芍 9g　莪术 6g　吴茱萸 3g　牛膝 9g　枸杞子 9g　姜炮，3g　肉桂末 3g　菟丝子 9g　狗脊 9g

二诊：前方服10剂，经行后期5天，经色淡红，经质仍稀薄，痛势减轻，卧床2天，食则不恶，仍感畏寒，腰酸带多，月经方净2天。脉细，苔薄白。治用八珍汤加四制香附丸，日服丸剂9g，汤剂1剂。

三诊：自诉十余年痛经，服药后痛势逐月减轻而不痛，经期转正，经色已正常3个月。脉缓，舌质红润。方用：

党参 15g　白术 9g　茯苓 9g　甘草炙，3g　当归 9g　白芍 9g　熟地 30g　川芎 1.5g　杜仲 30g　菟丝子 15g　巴戟天 12g　河车粉另吞，3g

每晚睡前服。

四诊：连续服上方1个月余。末次月经经行5天。现自觉头晕畏寒，味淡，纳谷呕恶。脉细滑，苔薄白。症属妊娠恶阻，尿妊娠试验阳性。

患者痛经十余年，喜热按，经行后期色淡红而量少，腰腿酸楚，脉沉细，是辨证肝肾虚寒的着眼点。盖冲为血海，任主胞胎，而冲任两脉皆隶属于肝肾，今肝肾不足，冲任失养，胞宫虚寒，不能摄精受孕，故痛经而兼不孕。初诊用温经汤加味，以当归、川芎、赤芍、莪术、吴萸、肉桂、炮姜养血活血散寒，使寒去而宫暖，合牛膝、菟丝子、枸杞子、狗脊助肝肾之不足；二诊以八珍汤健脾调经，复加四制香附丸理气，气血兼顾，使气顺血和，月经正常，痛经除；三诊改用毓麟珠散，健脾胃，调营卫，补肝肾，使气血充沛，血海满盈，而有孕矣。

三、肝肾阴亏型

多因禀赋不足，肝肾本虚，或久病、多产，或房劳过度，以致精血亏损，冲任不足，胞脉失养，遂令经行作痛。

主症：经来量少色红，行后少腹作痛，腰膝酸痛，手心灼热，口干咽燥，眩晕耳鸣，脉细数，舌质红绛。

主要方剂：调肝汤、一贯煎之类。

王某 42岁。肝病已3年（西医诊断为慢性肝炎），右胁隐痛，头晕，腰酸。近1年来经行少腹胀痛，量少色暗红。脉弦细带数，舌质偏红，中有裂纹。辨证：肝肾阴亏，冲任不足，胞脉不利。治法：滋养肝肾，以益冲任，佐以行气和血。方用：

北沙参 12g　生熟地各 12g　赤白芍各 9g　当归 12g　枸杞子 12g　麦冬 10g　金铃子 9g　枳壳 4.5g　郁金 9g　延胡索 9g　制香附 9g

二诊：上方连续服10剂余，此次经行腹痛明显减轻，余症亦有改善，脉仍弦细，舌质红裂。以原方加丹参 18g，鳖甲 15g，持续服药月余，痛经除，肝痛亦基本消失。

本例肝郁日久，营阴暗耗，以致肝肾两亏，冲任失养，胞脉不利，而见痛经。故用魏玉璜一贯煎加味，坚持服药，不仅痛经得愈，而肝病亦有改善。

综观上述，痛经原则上分虚实两端，具体又分为以上 5 种类型。根据裘氏临床经验，以气滞血瘀型最为多见，因为女子善忧多郁，常致肝气郁滞，而气与血相互维系，气行则血行，气滞则血滞，故气病必累血分，形成气滞血瘀之证。当然，上述 5 种类型可以互相转化，又可相兼为患，其间不可截然分割。对于痛经的辨证，裘氏认为应掌握如下要点：气滞为主者，胀甚于痛，常感时痛时止；血瘀为主者，痛甚于胀，多持续作痛。以虚实而言，经前或经行作痛多为实证，经后作痛多属虚证；喜按为虚，拒按为实；绞痛为寒，刺痛为热；得热痛减为寒，得热痛重为热。本病之治疗原则，以通畅气血为主，所谓"通则不痛"。虚则补而通之，实则行而通之，寒则温而通之，热则清而通之。间有纯虚无滞者，宜补养气血，使气血充足，痛经自愈。服药时间上，裘氏认为于经前 3~5 天开始到经期，效果较明显；宜连续服用几个月经周期，疗效方能巩固。此外，更须注意精神、起居、饮食等方面的调节，贯彻预防为主的方针。

最后，还须指出的是，痛经应与其他疾患引起的腹痛加以区别，以免造成诊断和治疗上的差错。治病必须详询病情，细察四诊，以免误诊。

陈丹华

痛经祛瘀勿虑多，寒热对峙而主和

陈丹华（1912~2005），江苏省中医院主任医师

一、祛瘀勿虑经多

陈师认为，欲去痛经之病，当于经行之际，使气畅血下为顺，不可因其经行量多而漫用滋阴养血，以碍血行。陈师说：痛经之疾，症见血块者最为习闻，究其因，为气滞血凝者，诚属多数。而论其治法，当立足于行气活血破瘀，切不可虑其量多，而弃活血行瘀之药于不用，投鼠忌器，投以寒凉止血、酸敛收涩的药物，致使痛不瘥，经水淋漓。例如，邹某痛经，延及8载。每届经前半月，乳部始胀，急躁易怒，恶心呕吐，临近经行诸症加重，经色紫红，经量偏多，有血块排出，腹痛剧烈，甚则昏厥肢冷。历请诸医诊治，从厥阴论治者众，或曰肝郁夹瘀，胞络不和，或谓肝气郁热横逆上行，血瘀下蓄胞宫，或云肝寒不能温煦经脉，肝气横逆犯胃。诸法遍用，而终因虑其经多，未敢行其瘀。陈师凭其经行有血块及血块排出而痛减，旁参痛甚昏厥、肢冷、经前乳胀诸症，诊为气滞血瘀，遂置经多于不顾，立疏肝解郁、通瘀活血之法，重用峻品桃仁、红花、三棱、莪术，伍以柴胡、香附、青皮、橘叶、肉桂、五灵脂、牛膝。嘱逢经前1周服用。调治2个月，而收全功。由此可见，"祛瘀而勿虑经多"确是陈师的宝贵经验。

陈师说：痛经之疾，验之临床，为厥阴气滞，络脉不舒者多。论其治法，寒凝肝脉者，暖肝散寒，理气止痛，毋庸置疑；郁热瘀阻者，当效法《女科辑要笺正》"当其痛作之时，固可稍加温煦，并须参以行动活瘀之法"。例如，董某，痛经4年，服药虽得小效，而后常有复发。结婚11年，生育1胎。平时头晕神倦，心悸纳少，腰酸溲黄，手足心热，带多质黏。诊得脉象细弦，舌苔薄尖红。初疑阴虚内夹郁热，但从月经量多着眼，并细询病人，行经第4天腹痛，血块较多，块下痛减，乃知该病系属湿热搏气阻血，不通则痛，而前法清肝郁，用药阴柔，有涩血滞气、增郁助痛之弊。故而更易治法：经前从实治，立化瘀通经之法，方药不避香附、乌药、灵脂、乳香之温；然后缓图其本，选六味地黄丸加减。二法相辅相成，1个月而腹痛轻，再月而腹痛愈。

二、寒热对峙而主和

和解一法，用于临床，始见于仲景，首用小柴胡汤治疗妇人伤寒热入血室一证。陈师遇证情寒热错杂，多采用和法治之。如蔡某痛经10年，病起经水欲来之际，抗洪涉水，感受寒湿，嗣后，每届经临，小腹冷痛，经前胸闷易躁，口干喜饮，心中烦热，犹如火灼。前医作寒湿客阻胞宫论治，投以四物艾附，有效，刻值经前来诊。陈师察其舌质偏红，舌苔薄白，切脉细弦，证属寒瘀阻于下，郁热蕴于上，纯寒纯热之药，均非所宜，乃主以和法，拟温经痛经祛瘀勿虑多寒热对峙而主和化瘀，解郁通经为治。方用肉桂以除寒瘀，配丹皮以散热瘀，选郁金以解郁热，合香附、元胡、牛膝、赤芍、桃仁、红花、三棱、莪术，行气活血，寒热并用。服药3剂，经水来潮，腹痛明显减轻，仅感小腹微胀，血块减少。经后头昏胀痛，两目干涩，夜眠不安，继进养血平肝、宁心安神之剂。如此经前、经后运用两法，调治2个月经周期，痛经之疾告愈。

黄绳武

痛经主四物，化裁以应机

黄绳武（1914~1989），湖北中医药大学教授

痛经，除以"不通则痛"解释外，还应考虑与精血有关，经期泻而不藏，精血外流，常有精血不足表现。余认为痛经机制应是气血不和，在此精血不足之时，又兼气血郁滞致痛，更多表现为虚实夹杂证。因而对痛经的治疗，除遵循"通"的法则外，还应培补耗损，注意补养精血。余每以四物汤为基本方，再根据寒热虚实酌情加减。四物汤养血活血，补中有行，活中有养，通治血证百病，方中归、芎血分动药以行血气，地、芍血分静药以养精血。古人谓其走者太走，守者太守，确有此弊。然对痛经虚中有滞者，则各得其所。虚则非地、芍禀静顺之德不足以养，滞则非归、芎行血气不足以活。就痛经而言，动静之中以动为主。

痛经是气血为病，四物汤治血有余，治气不足，余每酌加香附、乌药、艾叶、川楝、元胡等气药，以助其不足。曾治肖某每经前腹痛，经行第 2 天缓解，经色暗红量多，痛甚时昏厥，曾多处就医均以瘀血论治，观所用方均为温经、失笑、金铃子散之类。余观其面色㿠白，形体不充，脉细，以四物汤加香附、乌药、艾叶等而获效。

又痛经多见于年轻未婚女子，痛时常伴有恶心呕吐、大便泄泻、出冷汗、四肢厥冷甚至昏厥等症。观此类患者多面色不华，形体消

瘦。少女正处于生长发育的重要阶段，这时痛经多由肾气未充所致。《妇人大全良方》云："肾气全盛，冲任流通。"反之肾气不充，冲任流通受阻必引起疼痛。余又根据经期耗血伤精的特点，对少女痛经多从肾论治或兼顾到肾，特别注意滋补肾精。曾治一患者，每经行第3天腹痛甚，恶心呕吐，全身冷汗，甚至昏厥，伴经期延后，经色淡红，形体消瘦，面色㿠白，月经量多，以胶艾四物汤原方加萸肉、巴戟、吴萸等，药后病除。方中熟地、萸肉补肾精，巴戟温肾阳。余治痛经温肾阳常常用巴戟，巴戟温肾益精，不似肉桂之温热、附子之燥烈。对确属肾精亏损者往往用熟地，以大补精血。对一般虚证，在针对病机的同时兼顾到补肾精，每选用枸杞，既补肝肾精血，又不似熟地之滋腻。经期便溏者加土炒白术、茯苓、党参。伴呕吐兼热者用竹茹，兼寒者用吴萸。有瘀血者加泽兰、鸡血藤、炒蒲黄等，如子宫内膜异位症有实质性结节，每用血竭化血结、止疼痛，屡治屡效。少腹痛加柴胡。余每选用芍药甘草汤缓急止痛，又可酸甘化阴，能补阴之不足，治一切疼痛之症。但白芍必须重用，一般用20~24g，对月经量多者尤为适合；甘草生用止痛效果好。在治痛经的用药法则上，根据妇人有余于气、不足于血的特点，对大辛大热、大苦大寒的药应慎用。

朱南孙

化膜汤治疗膜性痛经

朱南孙（1921~　　），女，上海中医药大学
附属岳阳中西医结合医院主任医师

痛经一证，以青年女性居多。其病因除外因六气、内伤情志及房劳之损外，亦有宿疾缠绵，累及冲任者。论其病机，先贤早有"不通则痛，通则不痛"之说，是谓气血运行不畅所致。今就脱膜痛经略谈肤浅体会。

脱膜痛经，其痛甚剧，十之七八为未婚青年女性，皆起于月经初潮期，腹痛多发于行经的第二三天，有大小不等的瘀血块及膜状物随同经血脱落出，待块物落出后，腹痛渐减，已婚者则多不孕。脱落之膜经病理检验为异常增生的子宫内膜，遂有"脱膜痛经"或"膜样痛经"之称。稽考历代医著，在《竹林女科》中有"有经来不止，下物如牛膜片"的描述，但论焉不详，方亦待考。就临床所见症状，为气血凝滞，终属实证范畴，不通则痛是其关键所在，急则治其标，解痛为先。此类痛经患者，一般无其他旧病宿疾，正气不虚，治以活血化膜、理气止痛或祛瘀止血止痛，故拟方为化膜汤（蒲黄、赤芍、三棱、莪术、青皮、生山楂、乳香、没药、血竭粉），其中主药为生蒲黄。如经量过多者，上方在月经间期起服，连服10剂。此方旨在化膜，膜散或消失则隧道通利，其痛必止。如为预防经量过多可于上方酌情加

减，蒲黄、山楂均炒炭，去三棱、莪术，加三七粉、炮姜炭，通涩并举，祛瘀生新。如出血经久，气血耗损，则于行经后调补气血。如此调治 2~3 个月，使膜消不复作祟为止，则痼疾荡然，气血安和。至于药物化膜的机制，尚待进一步探讨和研究。

蔡小荪

治在求因，止痛为辅

蔡小荪（1923~　），上海第一人民医院主任医师

痛经是妇科常见病之一，治疗目的以止痛为主。本人在临床上主张辨证求因，不尚单纯止痛。处方用药强调"求因为主，止痛为辅"。痛经多数是经血排出困难，瘀滞不畅，引起疼痛，治法以通为主。

当归 9g　川芎 4.5g　牛膝 9g　香附 9g　元胡 9g　丹参 9g　红花 4.5g
白芍 9g

以上为基本方。如瘀滞较甚加没药 4.5g，失笑散对于膜样痛经，一般腹痛较剧，上方用川牛膝或土牛膝，加花蕊石 15g，没药 6g，失笑散 15g，另加桂心 2.5g，桃仁 9g，使所下整块内膜分碎，对祛除疼痛有一定效果；子宫内膜异位症腹部进行性剧痛，甚至难以忍受者，在膜样痛经方中去花蕊石，加血竭 3g，苏木 9g，大多能达到止痛目的。一般痛经用药后瘀下即痛减，惟子宫内膜异位症部分病例常兼经血过多如注，且愈多愈痛。缘该症宿瘀内结，随化随下，经血虽多，瘀仍未清，故腹痛不减。治疗原则仍以化瘀为主，不能因下血过多而采用固涩法，否则下血更多，腹痛更剧。可宗基本方去川芎、红花，加血竭 3g，花蕊石 15g，生蒲黄 30g，震灵丹 12g，以缓下血过多并止痛，必要时可再加三七末 2g 吞服。因气滞血瘀的痛经，临床上胀痛较甚，原方可随加乳香 4.5g，乌药 9g，苏木 9g，金铃子 9g；寒凝瘀

滞者，往往形寒畏冷，小腹冷痛，或伴有便溏，甚则泛恶，原方去香附，加木香 3g，小茴香 3g，淡吴萸 2.5g，肉桂 3g，煨姜 2 片，也可用炮姜 3g，效果较显。另如炎症引起腹痛，用当归 9g，川芎 4.5g，赤芍 9g，牛膝 9g，桂枝 2.5g，丹皮 9g，败酱草 30g，柴胡梢 4.5g，元胡 9g，制香附 9g，红藤 30g，生甘草 3g，行血清热止痛。至于禀赋不足，气虚无力推动血行而经行腹痛者，当以八珍汤为主，加香附 9g，补气养血。香附有理气调经并止痛作用，配八珍汤效更显。成药乌鸡白凤丸亦可采用。

一般痛经的服药时间，应在行经前 3 天即开始服用，特别是疼痛剧烈的膜样痛经及子宫内膜异位症等，否则较难取得预期效果。虚性痛经平时可常服八珍丸或乌鸡白凤丸，经行时再改服汤剂。因体虚不足，临时服药不可能立即奏功，故须经常调养，方能见效。

孙宁铨

温通化瘀，痛经大法

孙宁铨（1923~1991），江苏省中医药研究院主任医师

痛经病多见于年轻妇女，以实证为多，其中寒证常见于青春发育期之少女。先师郑乐山老中医专攻女科，善治此病，余在临床证之确有良效。"寒凝气血，气滞血瘀"为室女痛经之主要病机。病因常以"受寒，饮冷，入水，淋雨"而致。常见症有经来小腹阵发性绞痛且冷而重，面色㿠白，头面汗出，肢冷不温，周身乏力，腰脊酸楚，甚则恶心呕吐，床上翻滚呻吟，经色暗红或紫，量先涩少而后增多，多时色渐转红，多伴大小血块，量多，块下则疼痛见轻或解。治则以"温通化瘀，行气活血"为主。常用药物有：

上肉桂后下，6g（或安桂粉吞服，1.5g） 红花1g（或藏红花1.5~2g）
丹参10g 当归10g 葛根12g 延胡索10g 制香附10g 乌药6g 木香6g
枳壳10g 桂枝10g 小茴香3g 吴萸3g 山楂10g 五灵脂包，10g
川牛膝10g 陈皮6g 泽泻10g

以上诸药常按气血失调之程度及瘀痛之轻重而选用其中9~11味组成处方，疗效可靠。近年来我们定方观察190余例，观察1~3个周期，有效率达87%。病程愈长疗效愈低，病程愈短疗效愈高。疗程长效果好，疗程短则效果差。因此认为有此病者必须早治，以连治3个周期为最佳疗程。

近 20 年来，发现此法尚能治疗西医学中之"膜样痛经"。我们认为血块也好，子宫内膜也好，从病机上看俱属"瘀块"，故应用本法有效，内膜片可由大化小或碎，从而疼痛缓解。为了加强化瘀之力，可增选桃仁 10g，三棱 10g，莪术 10g，更觉满意。此法对"子宫内膜异位症"也有减轻症状、缓解腹痛及腹胀之效，通过检查证实并可缩及软化结节，使之逐步吸收。但停治易复发，不易根治。

沈仲理

别寒热虚实，用补攻温清

沈仲理（1912~2008），上海中医药大学
附属岳阳中西医结合医院主任医师

一般对痛经按其病因病机分为寒、热、虚、实进行辨证论治。无论其为原发性或继发性，首先应辨痛经的属寒、属热，再以其体质虚实的不同，加用补虚、攻邪之法，并以中医理论为指导，制定痛经属寒、属热的基本方，随症加减用药，疗效则明显。

1. 寒因痛经（又称寒凝血瘀病型）

病因经期受寒淋雨或涉水，以及游泳感受寒湿之邪，或北地冰雪凛冽，或饮食寒凉瓜果，或产后遭受风寒和早下冷水等，以致寒气稽留，气血运行不畅，不通则痛，故见经行腹痛之症。本病的症状特征，多见经前或经行时小腹冷痛或少腹两侧抽痛，以及少腹坠痛、酸痛等现象，往往牵及腰脊酸楚，喜按，得热痛减，经血量少，色淡，或如黑豆汁，夹有小血块，畏寒便溏，舌苔白腻，舌边色紫或有瘀斑，脉沉紧或濡缓。治疗方法，凡属感受寒冷之邪者，治以温经散寒法，采用温经散寒汤（当归、川芎、赤芍、白术、紫石英、胡芦巴、五灵脂、金铃子、元胡、制香附、小茴香、艾叶）或温经止痛汤（当归、川芎、白芍、白术、柴胡、甘草、紫石英、仙灵脾、制香附），或用桂枝四物汤合失笑散，或用温脐化湿汤。平日常服艾附暖宫丸或

四制香附丸。气滞血瘀者治以活血调经，理气止痛，采用桃红四物汤合金铃子散或膈下逐瘀汤，或少腹逐瘀汤。

2. 热因痛经（又称肝郁气滞病型）

由于肝气郁结，气机不得通畅，气滞则血瘀，血瘀则气愈滞，引起冲任不利，经血不得畅行，不通则痛，而致经行腹痛。若痛经之因热郁而发生腹痛者，多因肝气郁结，气有余便是火，郁而化热化火，形成火郁血热，阻于冲任二脉而作痛。本病的症状特征，多见经前或经期少腹胀痛，经量或多或少，乳房胀痛，或乳头痛，舌苔薄白，脉沉弦。夹有血瘀者舌质紫，或舌边有瘀斑，脉沉紧或沉涩。有的见经行腹痛绵绵，或经后腹痛不止，头晕目花，心烦汗出，舌质暗红，苔薄，脉弦细带数。治疗方法，肝郁气滞者治以和血疏肝，理气止痛，采用四物汤合金铃子散或逍遥散合金铃子散；夹血瘀者采用膈下逐瘀汤；肝郁化火者采用红酱金铃四物汤（当归、川芎、赤芍、生地、红藤、败酱草、金铃子、五灵脂、乳香、没药）或姜芩四物汤。

宋光济

痛 经 四 证

宋光济（1920~1997），浙江中医药大学教授

治疗痛经，首先宜抓住腹痛这个最主要的特征，根据痛的性质、程度、部位、时间，参合经量、经色、经质及全身脉症进行辨证。本人临证时多按寒凝血瘀、肝郁气滞、脾弱血虚、肝肾亏损 4 个主要证型进行辨治。

1. 寒凝血瘀

本型疼痛特点为经前 1~2 天或经行时小腹冷痛，痛势较剧，得热则减，经色暗红有块或如黑豆汁样，量少或行而不畅，伴肢冷、脉沉弦或迟、舌苔白等寒象。治以川乌温经汤（经验方：制川乌、炒当归、焦白芍、川芎、肉桂、吴萸、姜半夏、炒党参、独活、威灵仙）出入，温散为主。血块多加炙没药、丹参、泽兰、益母草、失笑散等；腹胀痛加制香附、小茴、艾叶；夹湿加苍术、茯苓；肾阳虚或妇科检查子宫发育不良者，加鹿角片、紫石英、仙灵脾、巴戟肉等。西医学的膜样痛经、子宫内膜异位症痛经，多属此型，往往表现以血瘀为主，治疗上宜加重活血祛瘀药物。

2. 肝郁气滞

本型特点为经前或经期少腹、胸胁、乳房胀痛，胀甚于痛，时剧时瘥，经行愆期等。方用逍遥散加减。若胀甚加青皮、橘叶、枳壳、

八月札等；经行量多者，去苓、术，加焦栀、炒丹皮、炒条芩、侧柏炭、炒槐米、大小蓟炭、十灰丸等；伤阴加生地、麦冬等；兼肾虚加五子衍宗丸。西医学中盆腔炎、子宫内膜炎引起的痛经，多因肝热夹湿、湿热壅阻胞络所致，可予清经导滞汤（经验方：炒当归、焦白芍、柴胡、广郁金、鸡苏散、八月札、川楝子、延胡索、红藤）加减治疗。合并子宫肌瘤者，加土贝母、生牡蛎、玄参、海藻、昆布、小金丹等软坚散结之品。

3. 脾弱血虚

痛势绵绵，空痛喜按，经行色淡质稀，痛在经期或经后为本型的特点。欲行之，先充之，治以八珍益母丸加减。心脾两虚者归脾汤出入；气血虚寒者加肉桂、吴萸、干姜、附片、艾叶等。

4. 肝肾亏损

本型多见经后少腹隐隐作痛，量少色淡，腰膝酸软，头晕耳鸣等。方用傅氏调肝汤出入。偏虚寒者用景岳右归丸加减，偏阴虚者以一贯煎加二至丸、山药、萸肉、白芍等出入。若为子宫内膜结核者，可加黄柏、夏枯草、黄芩、鱼腥草、黄连、百部、羊乳等抗结核之品。

服药时间一般在经前 3 天左右开始，连用 2~3 个月经周期，可望获效。

何子淮

痛经次第用三方

何子淮（1917~1997），杭州市中医院主任医师

痛经，以寒湿凝滞、血热夹瘀为多见，尤以寒湿凝滞型痛经为常见。该型痛经临床见症往往症急势重，经水大多偏于愆期。因寒湿伤及下焦客于胞宫，血被寒凝，故经行量少，经色呈豆沙样褐暗色，伴有小血块；气血凝滞，不通则痛，故经前或经行时小腹剧痛，甚则大汗淋漓，四肢厥冷，小腹有寒感，呕吐频频，大便稀溏，便意增加，脉搏弦紧，舌苔白腻。寒凝痛经的辨证要点为"寒""痛"。在治疗方面应根据《内经》"寒者温之"的治疗法则，投以温热之品，使气血得温，血行自畅，通则不痛，达到当月痛止、下月期准、症状消失的目的。

我在临床上对寒湿凝滞型的痛经采用三步疗法，疗效尚称满意。经前以"防"为主，一般以上月行经日期为标准，提前1周开始服用温理气血、鼓舞畅行之品，称之为第一方。方药：炒当归、炒白芍、炒川芎、桂枝、香附、乌药、炒小茴、艾叶、胡芦巴、仙灵脾、生甘草。行经期以"治"为主，临床症状表现较为急重，寒象十分明显，故可采用大辛大热、回阳救逆之品，促进阳气四布，阴翳自散，血海得温，经水畅行，达到诸症自消的目的。采用第二方。方药：附子、干姜、淡吴萸、艾叶、肉桂、炒小茴、元胡、广木香、炒当归、川

芎、制香附、细辛、生甘草。该方为祖传经验方温胞汤加细辛，临床上可以随症加减。形体壮实、疼痛剧烈者可加用制川乌、制草乌，广木香改用红木香，个别患者经量多、色褐黑，艾叶可改用艾炭，干姜改用炮姜。只要辨证确切，虽在炎夏酷热之际，仍可放胆使用，往往百发百中。月经净后，疼痛消失，但小腹仍有空虚感，常伴有神疲乏力、腰酸，乃胞络空虚之故。治疗上应该着重于"固"，以养血温胞络、调和营卫为主，采用第三方。方药：炒当归、炒白芍、炒川芎、狗脊、川断、艾叶、熟地炭、陈皮、透骨草、炙甘草。

颜德馨

血被寒凝少腹逐瘀，瘀热交阻重用清化

颜德馨（1920~2017），同济大学医学院教授，国医大师

经期腹痛为经血不通之候，多因情志不舒，气滞血瘀，感受寒邪，嗜食生冷而致血脉凝滞，或素体阳虚，阴寒内盛，血被寒凝，乃致血瘀经脉而腹痛。少腹为厥阴之界，厥阴为寒热之脏。肝失疏泄，气滞血瘀，其痛随作矣。治疗之法以通为主，多用温经逐寒，祛瘀止痛，王清任之少腹逐瘀汤独擅胜场，每于经前投此，多应手而效。曾以治痛经达十余年缠绵不愈者，或痛甚则厥，或剧痛需以"盐酸哌替啶"方得小安等顽固病例，亦有殊效。投药方法，每次月经来潮前连服 5~7 剂，一般连续治疗 3 个月即获痊愈。经治病例中不乏因之而得孕者，王清任称此方能"令人有子"，洵经验之谈也。

另有瘀热交阻之痛经，多见于慢性盆腔炎、炎性包块，致病之因，乃恶血凝结，湿热交蕴，客于胞脉，留滞下焦，冲任受损，最易反复。习以内外同治之法，内服药重用清热化瘀之红藤、败酱草，佐以当归芍药甘草汤加丹参缓急止痛，而以人参鳖甲煎丸、黄药子、三棱、莪术软坚消癥，体虚者加龟甲胶或鳖甲胶剿抚兼施；外用少腹逐瘀汤加透骨草、苏木、花椒、白芷等，共研粗末，加麸皮炒热，熨于少腹，每日 1~2 次，14 天为 1 个疗程。临床可见腹痛先止，继之盆腔肿块亦可消失。慢性盆腔炎为妇科老大难之症，立法不仅清热止痛，还应软坚扶正，且需多途径给药，虚克有济。

罗元恺

化瘀别寒热，补虚养冲任

罗元恺（1914~1995），广州中医药大学教授

凡伴随月经周期以下腹痛为主症，不论痛在经期、经前、经后或两次月经之间而有规律性发作者，均属痛经范畴。本证为妇科常见病之一，以青年女子为多见，但亦可见于中年妇女。惟辨证时必须注意与妇科其他急腹症或内、外科的腹痛相鉴别，其要点主要在于是否伴随月经周期有规律地发作。

痛经一证，有实有虚，有虚中夹实。实证之中，以气滞、血瘀、寒凝为多，但亦有血热壅阻者。盖气滞则血滞，血滞可成瘀；寒主收引，能使血脉凝涩；热邪灼烁津血，可使血液浓、黏、凝、聚。其机制均因不通而痛。此外，亦有因精血亏损、冲任失养而痛者。故行气活血化瘀、温经散寒、凉血清热和滋养肝肾等法，为痛经的治疗原则。兹分述如下。

1. 气滞血瘀证

多于经前便有小腹或乳房胀痛，情绪抑郁。经行初期即明显腹痛，或兼肛门胀迫，甚或痛至呕吐、冷汗、肢厥，经色紫暗而夹有血块，血块排出后则腹痛暂缓减，舌色暗滞或舌边有瘀斑、瘀点，脉沉弦。治宜行气活血，化瘀止痛。可用膈下逐瘀汤（《医林改错》方：乌药、元胡、香附、枳壳、当归、川芎、赤芍、桃仁、灵脂、丹皮、红

花、甘草）加减，兼服田七痛经胶囊（自拟方，广州敬修堂药厂生产：田七、灵脂、蒲黄、元胡、川芎、小茴香、木香、冰片）。

2. 寒凝血瘀证

多见于继发性痛经。除体属阳虚者外，如过食寒凉生冷冰伏之品，往往为本证之诱因。行经时，症见小腹冷痛或疼痛，得热则舒，畏寒，四肢不温。严重者面色苍白，恶心呕吐，冷汗淋漓，甚或昏厥。经色淡暗而有血块，或如黑豆汁，舌淡暗，苔白润，脉沉弦迟。治宜温经散寒，活血化瘀止痛。可用少腹逐瘀汤（《医林改错》方：干姜、肉桂、没药、小茴香、当归、川芎、赤芍、元胡、蒲黄、灵脂）加减。

上列两证，西医诊为子宫内膜异位症，如能坚持中医药治疗，多能取效。

3. 血热壅阻证

经前小腹疼痛或有灼热感，经来则痛甚。经色深红，质稠夹有血块，经行不畅，或伴有低烧，口干，便结，尿黄。舌红苔黄，脉弦数有力。治宜凉血清热，通经止痛。可用血府逐瘀汤（《医林改错》方：生地、赤芍、桃仁、红花、柴胡、牛膝、当归尾、川芎、甘草、枳壳、桔梗）加减。热盛者去川芎加丹皮、炒栀子；痛甚者去川芎、桔梗，加田七末（吞服）、广木香。

4. 精血亏损证

本证多见于产褥过多（含人工流产及引产）、房劳过度之中年妇女。腹痛多见于月经之中后期，往往经量愈多而愈痛，经色淡红而质稀，除腹痛外，每伴有腰酸倦怠、神疲头晕等证候。此因精血亏损，冲任脑脉失养之故。可用调肝汤（《傅青主女科》方：当归、白芍、山药、山萸肉、巴戟、阿胶、甘草）加减。

珍妮特 34 岁，已婚，英国人，外语学院教师。

原发痛经 19 年，经来时剧痛 2~3 小时，必须用止痛针、药。确诊为子宫内膜异位症。2 年前曾在英国手术治疗，术后痛经曾减轻，近半年来又复发作。经量较多，持续 7~8 天才净，夹有血块。平时白带多而清稀，胃纳欠佳。舌淡暗，脉沉细迟。诊为寒凝血瘀痛经，治以温经散寒，活血化瘀，用少腹逐瘀汤加减。处方：

小茴香 10g　桂枝 12g　干姜 5g　五灵脂 10g　蒲黄 9g　当归 12g　川芎 10g　白芍 15g　乌药 15g　苍术 9g　鸡内金 10g　谷芽炒，30g

另服田七痛经胶囊（每日 3 次，每次 3 粒），服药 7 天后，月经来潮，经量较前减，持续时间也缩短，腹痛基本消失。按上法连续治疗 3 个周期，半年来已无痛。她再诊时说十多年来月经期从未有这样舒适，竖起拇指盛赞中药是"魔水"。

唐吉父

经前期紧张症的辨证施治

唐吉父（1903~1986），复旦大学上海医学院
附属妇产科医院主任医师

经前期紧张症的主要表现是在意识方面，常在月经来潮前 1~2 周内发作。始则心情不舒，思想不集中或集中在某一点上不能自解，情绪烦躁，或不悲而自泣，头晕头痛，夜寐不安，并多惊梦。有时胸胁及乳房作胀或刺痛；有的乳头或痛或痒，甚至结块不能触按，按之则痛不可忍，也有的在月经前或经期、经后出现轻度水肿，尤其在面部及足跗部更为明显。此类患者平时大便正常或大便干结，至发作时常有大便溏薄，在经期中少腹部或胀或痛，这是经前期紧张症共有的症状。

在临床实践中，这类患者大致可分成兴奋型和抑制型两大类型。

兴奋型的表现：多数病人平时性情急躁，遇事容易激动，一般都是阴虚肝旺的体质。到月经来潮前，性情突然更加烦躁，即不能自制地勃然大怒，甚至大发雷霆，或大哭大闹，或殴打怒骂，持续发作至月经来潮后，心情逐渐趋向平静。至下次月经来潮前，又反复发作如故。有少数更严重的患者，症状持续长久，与下次月经相衔接，个别患者可能有类似精神分裂症的症状出现。

抑制型的表现：多数病人性情和缓，遇事淡然处理，但在经前

出现心情不舒畅，郁郁不乐，静默寡言，思想集中在某一点上无法自解，经常长吁短叹，嗳气频作，脘闷如室，少腹膨然作胀。至月经来潮前后，有明显水肿，大便溏泄，夜寐不安，呵欠连绵，四肢无力，懒于动作，也有思想消沉，暗自饮泣。经行之后，逐渐恢复正常。至下次来潮前，又有周期性发作。

经前期紧张症是妇科的一个常见病、多发病，不受年龄限制，青春期、更年期均有出现，特别在不孕妇女中发病率最高。根据本病所表现的症状，主要表现在精神意识方面。中医学妇科文献中虽无这种病名，但有类似的症状描述，散见于各种疾病中间。例如张仲景所著的《金匮·妇人杂病脉证并治》中，就有类似的记载："妇人脏躁，喜悲伤欲哭，象如神灵所作，数欠伸者，甘麦大枣汤主之。"近代医家用甘麦大枣汤治疗精神症状及心脾不足之经前期紧张症，均收到一定的疗效。

根据经前期紧张症所表现的症状，用中医的理论来分析，经前期紧张症的症状出现，主要来源于肾阴不足，以致肝气横逆，肝气郁滞，积郁化火，甚至二火相并，心肝之火交炽。在此阶段如不及时控制，更进一步可转化为肝病累及心脾，陷入到虚证或虚实夹杂的病证。肾为水脏，蛰藏为本，肾水既亏，则肝木失其涵养。肝之疏泄无权，气遂横逆，导致积郁化火，与心火相并，二火相结，势若燎原，特别在经行之前，正是冲任二脉通盛之时，也是肝肾不足之候，内蕴积郁之火待机而发，一遇精神刺激，突然爆发不能抑制。到月经来潮后，积郁之气已泄，心肝之火也平，又是肾阴修复之期，一切症状也次第而暂时消失，形成周期性发作。这是实证阶段。但病情如未及时治疗，则积郁之气久必累及脾土，脾与胃互为表里，脾主运化，胃主受纳，脾胃之运化失职，水谷之精微不化，泛滥为湿，聚湿酿痰，进而与心肝之火相合，痰火上蒙清窍，则表现出精神失常。也有脾湿不化，在胃则纳减呕吐，夜寐不安，在脾则出现轻度水肿，大便溏薄，这是发展到虚证阶段所致。

经前期紧张症另一主要症状，即在经前乳房胀痛或刺痛，或结成块，或乳头高突，或乳晕增黑，甚至痛痒交作。随着月经周期反复发作，有的甚至延及与下一次周期相连。中医认为，乳头属肝，乳房属胃，胀为肝气郁结，痛为肝气有余，肝郁化火则乳头痛痒。用经络循行路线来分析，因肝脉连冲任，故与月经周期有关。

综上所述，经前期紧张症的病机，起源于肾，发展于肝，最后累及心脾。因此经前期紧张症的辨证论治与肝、肾、心、脾四脏功能的调整有关。在临床上大致可分为以下四类。

1. 阴虚肝旺，肝气横逆型

肝为将军之官，性喜条达，主疏泄。如情志不遂，肝气郁结，肝气横逆，肝连奇经，则影响冲任二脉，是以月经失调，或月经先后不定期，经前情绪忧郁，思想纷纭，头晕目眩，夜寐不安，乳房作胀，经行则少腹胀痛，脉细弦而数，舌苔薄质淡。治以疏肝理气而解郁结，方用逍遥散加减。若乳房胀痛为主，加用夏枯草、蜂房；若情绪忧郁为主，加用苏噜子、川郁金；若少腹胀痛为主，加用川楝子、延胡索。

2. 肝气郁结，积郁化火型

若肝气郁结，积郁不解，久而化火，积郁之火挟同五志之火，延及冲任二脉，热迫血行，经量增多，血去阴伤，肝失涵养，肝火更炽，故于经行之前或经行之时，郁勃之气一触即发，乳房胀大或刺痛，甚则累累结块，间有青筋暴露，偶尔触及，痛彻心肺，脉细弦而数，舌苔薄黄而糙，质红尖绛。治拟清解郁热，壮水制火，以济燎原之急，方用丹栀逍遥散合知柏地黄汤加减。若乳房胀痛为主，加用夏枯草、川郁金、蜂房。

3. 心肝火炽，痰蒙清窍型

肝郁气滞，积久化火，肝火与心火相结，心肝之火交炽，郁久不解，木旺克土，久病势必累及脾土。脾胃互为表里，脾主运化，胃主受纳，脾胃运化失司，水谷之精微不化，泛滥为痰为湿。痰火内炽，上蒙清窍，则出现情绪紧张，言多而无伦次，夜寐多梦，烦躁不安，口渴欲饮，腑行干结，甚至类似精神分裂症的前驱症状，舌苔白糙，边尖质红，脉细弦数。治当清泄心肝之火，佐以涤痰开窍之品，仿龙胆泻肝汤，或当归龙荟丸合黄连温胆汤出入之。若大便闭结，加用生大黄或礞石，使痰热从下而夺；若心火旺，加用黄连、川贝母以清心涤痰；若痰多加用天竺黄、胆南星、白金丸以清化痰热；若清窍神蒙，语无伦次，加用石菖蒲、远志肉以化痰开窍。

4. 肝病及脾，水湿潴留型

肝病及脾，脾病则水湿不能运化，散溢于肌腠皮表之间则为遍体浮肿，泛滥于肠胃之间则呕恶便溏，故每于经前除出现肝举太过之症外，尚有面目及足跗浮肿，甚至遍体皆肿，脘腹膨胀，大便溏泄，或有泛泛欲恶，频频嗳气，一俟月经来潮则诸症渐减，甚至消失，脉濡大无力，舌苔薄白而质淡胖。该类患者治疗或以治肝先实脾，脾健则肝之濡养有赖，肝气自复，脾气自健，或以肝脾同治。拟用参苓白术散合逍遥散加减之。若遍体浮肿，加用猪苓、泽泻以行水消肿；若小便短少，加用河白草、车前草以利尿退肿；若乳房胀痛，加用软柴胡、夏枯草以疏肝开郁，化痰软坚。

经

闭

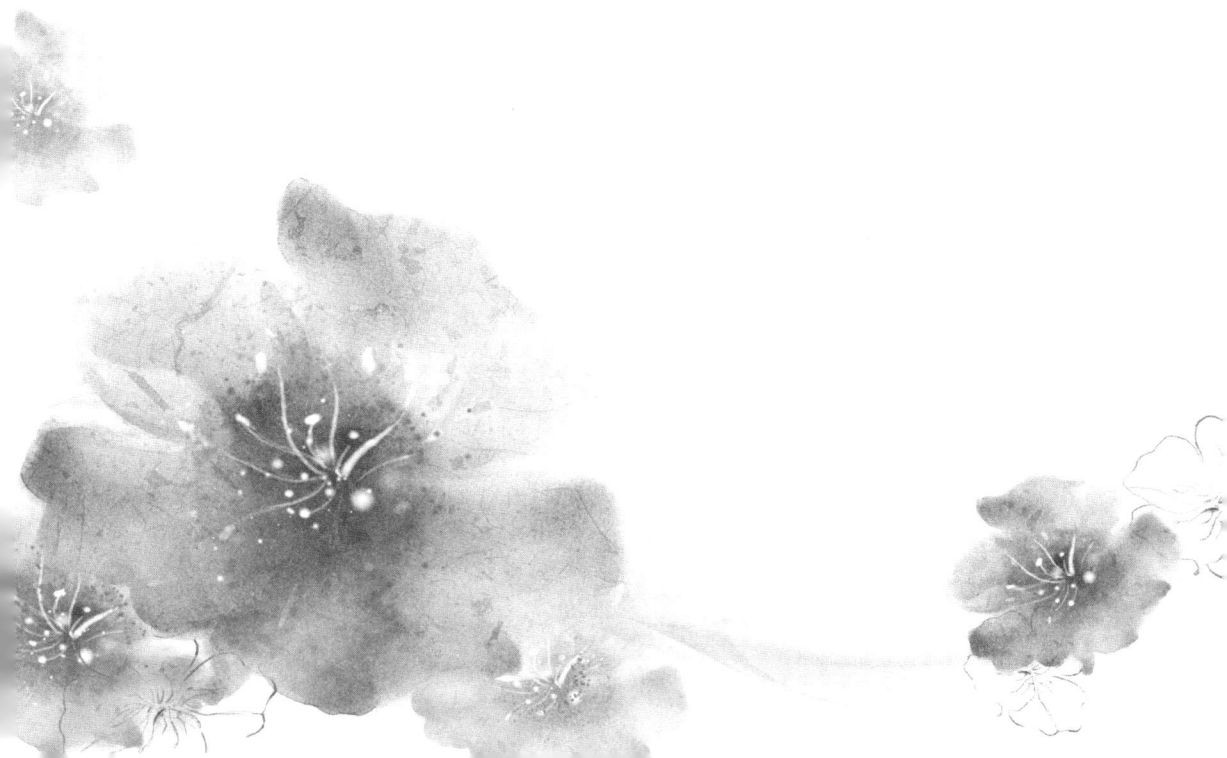

方　谷

经　闭　绳　墨

方谷（1508~1600），明代医家

室女月水不通

　　经，表里之病也。盖女子十四而天癸至，任脉通，肾气盛，经脉行，血海盈满，七情不扰，应时而下，则一月一来矣。

　　若素忧惊太甚，积想过多，日夜思虑，劳伤心脾，饮食失节，以成虚损之症……在女子月水不通者也。何也？忧愁思虑则伤心，而血海竭矣，所以神光失散，不能发越于面也；饮食劳倦则伤脾，而血源衰矣，所以诸经不能运布，而四肢痿弱也。夫如是皆因气之动火、血之亏竭，而月经欲行，岂能行之者乎。吾见心病则不能养脾，然见食而畏，脾虚则不能生金，发当咳嗽。盖嗽者气之胜也，血之衰也。气胜则木无所荣，血衰则水无所归，何期经水之行也耶。苟能养气血，益津液，健脾胃，使气胜血足，而经自行矣。不若用四物汤，加参、术、丹皮、红花、香附之类，又当究其所因。如平日经通或因他事触犯而不来者有之，或因郁怒滞气而不行者有之，或因忧思损伤心脾者有之，或因思想欲事不遂者有之，或因气结者有之，或因血闭者有之。当从其症而治之可也。如怒伤肝者，加味逍遥散；郁结于脾者，加味归脾汤；思虑伤心者，加味定志丸；肾经火动者，加味地黄汤。余当考究本源，参而互之。此治室女闭经之大法也。神矣。决不可用通经之药，有伤血海。

　　治法主意，室女月水不行，宜以养血为上；妇人有经不通，宜以和血为要。不可擅用通经，有伤血室之患。

（《医林绳墨·卷八》）

龚廷贤

经 闭 保 元

脉：女人尺脉常胜而右手脉大，皆其常也。若肾脉微涩，或浮或滑而断绝不匀，或肝脉沉而急，皆经闭不调之候也。

丹溪曰：经候有枯闭不通者，有不及期与过期者，有妄行者，有色黑及淡者，有成块者，有作疼者。夫经不通，或因堕胎及多产伤血，或因久患潮热消血，或因久发盗汗耗血，或因脾胃不和，饮食少进而不生血，或因痢疾失血，治宜生血补血、除热调胃之剂，随症用之。或因七情伤心，心气停结，故血闭而不行，宜调心气，通心经，使血生而经自行矣。

一治妇女经闭，不论虚实寒热新久，即服此方，有殊效。

清热通经汤

当归酒洗，一钱　川芎八分　白芍酒炒，一钱　生地黄一钱半　大黄七分　官桂四分　厚朴姜炒，八分　枳壳麸炒，一钱　枳实麸炒，一钱　黄芩一钱　苏木一钱　红花五分　桃仁去皮、尖，十个　乌梅一个

上锉，生姜三片，水煎，空心温服，不数剂而奏效。

一论妇女经水不通，腹中积块癥瘕，攻注刺痛，宜服。

归术破瘀汤

归尾酒洗　赤芍　白芍　青皮　三棱醋炒　莪术醋炒，各一钱　香附醋炒，一钱半　乌药七分　官桂　苏木　红花各五分

上锉一剂，水煎，入酒一盏，空心服。

一论妇人经闭，一二年不通，脐左下一块如碗口大，间或吐血，或便血，发热咳嗽，吐痰盗汗等症，宜。

养血调经丸

当归酒洗，二两　川芎一两　白芍酒炒　熟地黄四两　山茱萸酒蒸，去核，二两　白茯苓去皮，两半　怀山药二两　牡丹皮一两　泽泻一两半　栀子仁炒，一两半　益母草二两　生地黄酒洗，二两　香附米醋炒，二两　陈皮一两半

上为末，炼蜜为丸，如梧子大，每服三钱，空心，淡姜汤送下。

一治妇人血瘕作痛，脐下胀满，或月经不行，发热体倦。

当归八分　桂心六分　玄胡索炒，四分　白芍酒炒，六分　血竭六分　蒲黄炒，六分

上为末，每服二钱，空心酒调下。

消积通经丸

香附米醋炒，十两　艾叶醋炒，二两　当归酒洗，二两　川芎一两　赤芍一两　生地黄二两　桃仁去皮，一两　红花酒洗，一两　三棱醋炒，一两　莪术醋炒，一两　干漆炒，一两

上为细末，醋糊为丸，如梧子大，每服八十丸，临卧淡醋汤送下。

一治妇女月经不通，鼻衄，出血不止（侍郎张玉阳传）。

当归一钱　川芎一钱　白芍一钱半　生地黄酒炒，一钱半　知母一钱　黄柏盐水炒，一钱二分　桃仁去皮、尖，一钱　红花一钱　牡丹皮一钱　大黄用红花、苏木、茜根煎酒煮大黄一日，取出晒干，三钱　茅根　侧柏叶各二钱

上锉一剂，水煎，空心服。

一治室女经水不行（翰林张明宇传）。

当归　川芎　赤芍　生地黄　荆芥穗　枳壳麸炒，各一钱　马鞭草

一钱半　杜牛膝　生蒲黄各五分　桂心二分　乌梅半个

上锉一剂，水煎服，日二剂。过期不行加泽兰叶。

一治室女经闭，咳嗽发热，属虚弱者，宜。

养血通经汤

牡丹皮　当归各一钱五分　白芍　生地黄　陈皮　白术去芦，香附各一钱　川芎八分　柴胡　黄芩各七分　甘草四分

上锉一剂，水煎，空心温服。

通经调气汤　治症同前。

当归酒洗　川芎　白芍酒炒　生地黄　香附米童便炒，各一两　牡丹皮八钱　柴胡六钱　黄柏酒炒，六钱　知母童便炒，八钱　牛膝酒洗，八钱　桃仁去皮、尖　红花二味量加

上锉十剂，水煎，空心一服，食远一服。

一治妇人经闭不通，不论新久，下取良法。

下取通经丸

乳香　没药　孩儿茶　巴豆去壳　血竭　葱白各五分　斑猫五个

上为末，共捣为丸，绵裹三层，系放筒口上，将线系住，送入阴户内三四寸许，俟一炷香，经水即下。

一治妇人胃气素弱，为哭母吐血咳嗽，发热盗汗，经水三月不行，此乃悲则伤肺，以补中益气汤加桔梗、贝母，兼进六味丸。

一妇人经闭八月，肚腹渐大，面色或青或黄，用胎症之药不应，余诊视之曰：面青脉涩，寒热往来，肝经血病也。此郁怒伤脾肝之症，非胎也。不信，仍用治胎散，不应。余用加味归脾、逍遥之药各二十余剂，诸症稍愈。彼欲速效，别服通经丸一服，下血昏愦，自汗恶寒，手足俱冷，呕吐不食，余用人参、炮姜二剂渐愈，又用十全大补汤五十剂而安。

一妇人久患疟，形体怯弱，内热晡热，自汗盗汗，饮食少思，月

事不行，或用通经丸，虚症悉具，此因虚而致疟，因疟以闭经也。用补中益气汤及六味地黄丸，疟愈经行。

一妇人性沉多虑，月经不行，胸满食少，或作胀，或吞酸，予以为中气虚寒，用补中益气汤加砂仁、香附、炮姜，二剂而胸膈和，饮食进，更加六君加芎、归、贝母、桔梗、生姜、大枣，数剂脾胃健而经自调矣。

一妇人素有胃火，或用清胃散而安。后因劳役，燥渴内热，肌肉消瘦，月经不行，此胃火消烁阴血，用逍遥散加牡丹皮、炒栀子以清胃热，用八珍汤加茯苓、远志以养脾血，而经自行矣。

叶天士

经 闭 案 绎

经闭治疗，叶氏有虚实之分，虚者补之，实则泻之，其特点则重视从中焦论治。他认为"凡经水之至，必有冲脉而始下"，"而冲脉隶于阳明"。其常用有四法：①建中和营：对干血劳的经闭，以建立中焦脾胃治其虚劳，用小建中汤，或去姜，或加当归、黄芪。②通理胃阳：对呕恶脘痹的经闭，以和中理胃通阳，用半夏曲、茯苓、苏梗、广皮、枳壳，呕甚加川斛，阳虚加人参、煨姜。③疏肝和胃：对气郁痰凝的经闭，以化痰理气通经，用半夏、茯苓、香附、川楝、柴胡、郁金、厚朴、桂枝、当归、楂肉，或加小茴、吴萸温肝和胃，或加白术、广皮健脾化痰。④健脾利湿：对脾虚湿盛阻络的经闭，以利湿分消调气，用白术、茯苓、猪苓、泽泻、椒目、厚朴，腹胀加大腹皮，足肿加牡蛎。

其中，叶氏对痰湿阻滞的经闭，确有非常经验。因而，在《叶氏女科证治》中有苍附导痰丸，药由茯苓、半夏、陈皮、甘草、苍术、香附、南星、枳壳、生姜、神曲组成，已成为目前妇科的要方。

此外，《叶氏女科证治》中载：

（1）心虚血枯经闭，宜补心汤（熟地、当归、川芎、茯苓、陈皮、半夏、桔梗、枳壳、前胡、甘草、干葛、苏叶、木香、人参、姜、枣）。

（2）脾虚血枯经闭，宜先服加减补中益气汤（人参、黄芪、白术、白芍、归身、川芎、陈皮、柴胡、炙草、神曲、麦芽、姜、枣），再服调经乌鸡丸（乌鸡、生地、熟地、天冬、麦冬、人参、苁蓉、补骨脂、砂仁、归身、白术、川芎、丹参、茯苓、甘草、杜仲、香附，为丸）。

（3）形肥痰热经闭，宜地骨皮汤（地骨皮、当归、川芎、知母、麦芽、甘草）。

（4）形肥痰滞经闭，宜苍附导痰丸（方见上），兼加减开郁二陈汤（苍术、香附、川芎、青皮、枳壳、槟榔、木香、姜）。

（5）形瘦血郁经闭，宜芩连四物汤（熟地、当归、赤芍、川芎、黄芩、黄连、姜），合开郁二陈汤（苍术、香附、川芎、青皮、莪术、槟榔、木香、姜）。

（6）形瘦血热经闭，宜人参四物汤（生地、当归、川芎、白芍、知母、麦冬、炙甘草、姜、枣），兼地黄丸（熟地、萸肉、山药、丹皮、茯苓、泽泻、香附，为丸）。

（7）气郁血滞经闭，宜开郁二陈汤（方见上），兼四制乌附丸（香附、乌药，为丸）。这些经验，可以参合运用。

辨 证 规 律

一、实证

1. 肝胆火郁

症见经闭，胸脘胀闷，治宜调气清火通经，用山楂山栀方（山楂、桃仁、黑山栀、丹皮、橘叶、降香、韭白汁）。如久郁热胜，症见经阻有年，腹膨便泄，治宜酸苦泄热为主，和补胃气为佐，用左金、连梅复方（吴萸、川连、胡连、川楝、乌梅、人参、白芍、元胡、茯苓、香附、南枣、益母草膏，捣丸）。

2.气滞湿阻

症见经闭，痞闷膨胀，大便溏泻不实，腹满足肿，脉数，治宜中满分消，导湿理气。用茯苓腹皮方（茯苓皮、大腹皮、青皮、香附、元胡、炒山楂、茺蔚子、砂仁），可酌加厚朴、莪术、益智仁；或用五苓散加减（生於术、猪苓、泽泻、椒目、炙内金、青皮、厚朴）；或用牡蛎泽泻汤加减（牡蛎、泽泻、猪苓、茯苓、白术、防己、厚朴、椒目），便秘可加郁李仁、柏子仁。如气虚有痰，痰阻经络，气血不通，症见经闭，治宜调气健脾化痰，用平胃散加减（生台术、茯苓、香附、砂仁、蒺藜、制半夏，熬膏服）。

3.气血凝滞

症见经闭，腹微膨，大便坚秘不爽，心下有形不饥，治宜活血化痰，用川芎当归方（川芎、当归、元胡、桃仁、楂肉、香附、青皮、牛膝、益母草丸），可酌加茺蔚子、泽兰、五灵脂、苏梗等。如肝郁不舒，营卫俱闭，症见经期不来、昼夜腹痛、泄气而缓，治宜疏肝通经，用川楝当归方（川楝子、归身、木香、山楂、龙胆草、小茴、橘核、青葱）。如已成血蛊，症见经闭腹胀渐成蛊，用香附灵脂方（香附、木香、青皮、乌药、赤芍、五灵脂、元胡、当归、郁金），或用回生丹。如经闭神志时惑，治宜上清心窍通神，下调奇脉以通经，用琥珀、丹参、鲜石菖蒲、朱砂为丸，兼服回生丹。如症见经闭，少腹坚硬，大便不爽，不时咯出紫血块，用大黄桃仁方（鲜生地汁、熟大黄、桂心、老姜渣、桃仁、郁李仁）。

二、虚证

1.肝脾不和

木郁乘土，症见经闭，寒热，便溏腹痛，治宜疏肝健脾，用丹栀逍遥散去山栀（柴胡、当归、白芍、白术、茯苓、甘草、煨姜、薄荷、丹皮）。症见经闭，肉瘦气胀，减食便溏，喉舌干涸，不嗜汤饮，用人参乌梅方（人参、乌梅、山楂、茯苓、白芍、苏梗）。症见经闭半载，呕吐清涎，腹痛泄泻，心热皮寒，病成干血劳怯，治宜安胃和肝，用乌梅丸加减（人参、白芍、川楝、干姜、川连、乌梅、桂枝、归身）。如症见经闭十四月，面色㿠白，少寐消渴，纳谷减少，脉左劲似数、右寸虚大、中下虚濡，治宜甘补，用人参归身方（人参、黑甘草、归身、桂圆、料豆衣）。

2. 脾胃阳虚

胃阳碍钝，症见经闭，呵欠烦倦，进食微有恶心或呕恶，治宜理胃阳，用大半夏汤加减（人参、半夏曲、广皮白、茯苓、益智仁、煨姜），可酌加苏梗、枳。脾胃阳虚，症见经闭，食减，便溏，浮肿，形瘦，脉数，治宜扶持中土，用四君子汤（人参、白术、茯苓、甘草）。内损脾胃，症见经闭成劳，腹痛，畏寒，周身刺痛，脉右虚，左虚弦数，治宜和脾养营，用桂枝汤（桂枝、芍药、甘草、生姜、大枣）加茯苓、当归、肉桂。三焦脏真皆损，已成干血劳怯，症见经闭食减，腹痛便溏，久嗽咯血，寒热汗出，形色衰夺，脉细促或弱无力，治宜建中，用当归建中汤去姜（当归、白芍、桂枝、炙草、大枣、饴糖）。如症见经闭，少腹刺痛鸣胀，大便不爽，心中热痛，治用甘麦大枣汤甘缓和中。

3. 阴虚内热

症见经闭，眩晕心悸，鼻衄，喉痛，寒热，五心烦热，咳吐涎沫，延成干血劳瘵，治宜甘缓养阴，用生地阿胶方（生地、阿胶、麦冬、白芍、柏子仁、枣仁、茯神、炙草），或阿胶生地方（阿胶、生地、麦冬、牡蛎、小麦），或复脉汤加减（桂枝、白芍、阿胶、生地、炙草、麦冬、火麻仁），或生地人参方（生地、人参、茯苓、沉香、琥珀）。如营虚，症见寒热，咳血，经闭，治宜养血安神，用归脾丸加减（当归、白芍、丹参、枣仁、远志、茯苓、炙草、广皮、桂圆），或益母丸（益母草膏、当归、白芍、川芎、生地、香附、山楂）。如症见经闭三月，咳嗽失血，交夜蒸蒸发热，脉来左搏而促，治宜养血清热，用鳖甲当归方（鳖甲、当归、丹皮、山楂、生地、白芍、茺蔚、麦冬）。肝阴虚，热内灼，症见经闭痰血，形瘦耳鸣，食过如饥，饥不纳食，治用生地知母方（生地、天冬、柏子仁、丹参、泽兰、知母）。

4. 阴阳并损

症见久嗽经闭，寒从背起，热过无汗，脉数色夺，治宜通补，用鹿角桂枝方（生鹿角、桂枝、当归、茯苓、炙草、姜、枣，加服回生丹）。如经水不来，少腹痛胀下坠，治宜温养，用当归生姜羊肉汤，或人参羊肉胶方（人参、当归、麋角胶、茯苓、桂心、羊肉胶）。

5. 气血两虚

症见停经九月，少腹重坠而痛，脉涩小，治宜补养气血，用八珍汤加砂仁（人参、白术、茯苓、甘草、当归、白芍、熟地、川芎、砂仁）。血枯经闭，用乌贼骨丸（乌贼骨、茜草、雀卵，鲍鱼汁为丸）。

方 案 选 析

一、茯苓腹皮方

组成：茯苓皮、大腹皮、青皮、香附、元胡、炒山楂、茺蔚子、炒砂仁。

主治：气滞湿阻，经闭，腹胀，足肿，脉数。

方义：方中以茯苓皮、大腹皮、青皮、香附、砂仁调气利湿，元胡、山楂、茺蔚子活血通经。全方有理气利湿、活血通经之效，对湿滞气阻的闭经有效，为叶氏常用方之一。

加减：泄泻，加益智仁。

引证：某，脉经闭，腹胀足肿。

茯苓皮　大腹皮　青皮　小香附　延胡　山楂炒　茺蔚子　砂仁炒

二、生地阿胶方

组成：生地、阿胶、麦冬、白芍、柏子仁、枣仁、茯神、甘草。

主治：阴虚内热，阳升风动，眩晕心悸，经闭。

方义：本方由复脉汤和归脾汤撤去气药、温药而成。方中以生地、麦冬、白芍、阿胶、甘草滋养阴血，柏子仁、枣仁、茯神养血安神。全方有滋阴补血宁神之效，除对经闭、眩晕、心悸有效外，对失眠也可运用。

引证：某，阳升风动，眩晕心悸，鼻衄，经停两月。

生地　阿胶　麦冬　白芍　柏子仁　枣仁　茯神　炙草

（陈克正主编《叶天士诊治大全》）

齐秉慧

经 闭 秘 要

经闭不通，各有所因，未有无因而经闭者也。从前女科诸书不能分经用药，所载方论概不足录。今酌定治病手眼，总在临证之际详悉审问，得其所因，确有所据，按法为治，其应如响。

若其人阴虚火旺，精血短少，渐至干枯而经不行者，宜用地黄、阿胶滋阴养血，丹皮以泻血热，降真香以行血中之气，香附片以通其经，而经自行。

若其人阴盛阳虚，冷积胞门，而血不归经者，法宜附、桂、姜、砂以逐冷积，芪、术、参、苓大补阳气，使阴退阳回，而经自行。

曾治龚云从之妇 经信两月未行，医用胶艾四物汤加红花二十余剂，则芒刺满生舌苔，腹膨作泄，人事困倦，身重恶寒，云从来寓求治。予曰：饮食减少，腹膨作泄，属太阴；人事困倦，身重恶寒，属少阴；苔刺干黑者，阳虚不能熏腾津液之所致也。方用芪、术、姜、附、砂、半、桂、苓、故纸。服六剂而身发大热，吾知其泄旦夕必自止。再三剂，其泄止矣，身热渐微，而腹中又觉大热，其夫恐附子太过。予曰：里阳来复，佳兆也。积阴可化，经当自通。又十余剂，而人事康复，饮食加健，膨胀俱消，舌苔尽退，经信行通如故。

有为精积一证，乃因经信当行，血海未净，而强与交媾，精与污浊互结而积于胞胎之中，以致阻塞，经闭不能，状似有孕而证不同。有孕之妇饮食喜恶不常，且腹中胎息汩汩微动；精积之证闷乱不安，饮食不下，腹无胎息可验，更当密问其夫果有此事与否，以凭用药，庶不致误。其法攻坚破结，方用糯米一两，斑猫十五个，同炒黄色，易斑猫再炒，去斑猫，用糯米、花乳石一两，石硫黄五钱，同煅烟净，取出研末；山羊血、甲珠、制硫黄、无名子、肉桂、黄芪、白术、人参各五钱，巴霜、红花、桃仁、降真香各三钱，飞净朱砂一两。虚寒者加姜、附五钱；火旺者去肉桂，加大黄、香附各五钱。以上共细末，吴神曲糊丸，每用开水送五钱，攻破坚结即愈。若用药不得其法，延至牢不可破，无能为也。

有为湿痰占据胞胎者，其腹渐大，白带常来，饮食非如孕妇，喜怒不常，且又无胎息可验，皆由脾胃素虚而生化之源为留饮窒塞，是以精血不行，兼之肾阳不足，不能化气，故痰踞之。法宜六君子汤加砂仁、草果、姜、桂、南星、香附，其痰自随白带长驱而下，其腹渐消，经信通而受孕矣。

通经之道，仍在治病调经门，言之已尽悉矣，兹不复赘。

（《齐氏医案》）

陈素庵

闭经证治补要

妇人经血不通属血瘀方论

妇人月水不通，属瘀血凝滞者，十之七八。日久不治，必成癥瘕。有热结下焦而经闭者，有寒袭胞门而经闭者。此症必时时作痛，或少腹板急，宜服红花桃仁煎。

红花桃仁煎

红花　当归　桃仁　香附　延胡索　赤芍　川芎　乳香　丹参　青皮　生地

热，加酒炒大黄；寒加肉桂、熟艾。

经水不通属外邪风冷方论

血得热则行，得寒则凝。妇人或行经，或产后，或病久体虚，风冷乘虚外入，客于胞门，久则必伤冲任，为沉寒痼冷之疾，必用辛温之剂以逐寒邪，则经水自行矣。宜桂附丸。

桂附丸

肉桂一两　香附泔、酒、醋、便四制，四两　延胡醋炒，二两　熟艾醋煮，和饼焙捣，一两　当归姜汁拌炒，三两　熟地四两　砂仁酒煮　红花一两

经水不通有痰滞方论

经水不通有属积痰者。大率脾气虚，土不能制水，水谷不化精，生痰不生血。痰久则下流胞门，闭塞不行，或积久成块，占住血海，经水闭绝。亦有妇人体肥脑满，积痰生热，热结则血不通。宜用四物合二陈汤导痰行血。

四物合二陈汤

归须　赤芍　川芎　生地　陈皮　法夏　茯苓　甘草　海藻　红花　香附　丹皮

经水不通属七情郁结方论

七情者，喜怒忧思悲恐惊也。七情中惟喜不伤人，余者皆属内伤。而妇人多居闺阁，性多执拗，忧怒悲思，肺、肝、脾三经气血，由此衰耗。惊恐伤胆及肾，抑或十之三四。肝脾主血，肺主气，肾主水，一有郁结，则诸经受伤。

始起，或先或后，或多或少，久则闭绝不行。治法以调气开郁为主，宜用乌药散。

乌药散

乌药　香附　苏子　广皮　柴胡　丹皮　焦栀　木香　当归　川芎　薄荷　生甘草

经水不通属脾胃虚弱方论

经血应期三旬一下，皆由脾胃之旺，易于生血。若脾胃虚，水谷减少，血无由生，始则血来少而色淡，后且闭绝不通。治以大补脾胃为主。不然饮食不运，面色萎黄，肌肉消瘦，渐至尪羸，为不可治之症。先宜补脾，稍愈，再服二术丸。

补脾饮

白术　黄芪　茯苓　山药　广皮　当归　熟地　人参　香附　补骨脂　甘草炙

二术丸（一名枣肉丸）

白术土炒，八两　苍术泔浸，四两　生姜切片，四两　大枣去皮核同生姜稍煮，枣肉为丸，每日空心米饮下百丸，百枚

经水不通属二阳之病方论

《经》云：二阳之病发心脾，有不得隐曲者，女子不月。其传为风消，为息贲者，死不治。二阳，阳明也。足阳明胃、手阳明大肠发于心脾。不得隐曲，阳道衰也；不月，阴血竭也；骨消，肌肉消瘦也；息贲，息粗气喘也。而其发病，则由于胃。治宜清心火，养脾血，可服升阳益胃汤。

升阳益胃汤

柴胡五分　葛根一钱　石莲子八分　茯苓一钱　升麻三分　当归一钱五分　丹皮一钱五分　川芎八分　白芍一钱　生地一钱五分　秦艽一钱　麦冬一钱五分　生草三分

经水不通属血枯方论

经水不通，分有余、不足，差之毫厘，谬之千里。有余者，调之通之，不足则补之。外感风寒冷湿，热结痰结，瘀血内伤，忧郁劳怒，俱宜分别主治。惟血枯一症，即虚损痨瘵之由，若不急治，便成

不救，宜服回天大补膏。

回天大补膏

人参六两　白术四两　白茯苓三两　当归四两　白芍四两　川芎二两　生熟地各一斤　二冬各五两　知母三两　八制香附八两　红花一两　山药二两　自制龟胶四两　清阿胶四两　鳖胶四两　元参二两　丹皮三两　柴胡三两　人乳二碗　牛乳半斤　羊乳半斤　梨汁一碗　霜三两

经水不通属肾虚津竭方论

肾藏志，主受五脏六腑之精。……若房劳过度，则肾虚。肾虚则溲液耗损。合多则高骨坏而肝气伤，肝伤则筋懈脉弛。二经即病，则水不升火不降，亢火上炎煎迫肺金，心气不得下通，则胞脉闭而月事不来也，宜服补肾地黄汤。

补肾地黄汤

熟地　麦冬　知母　黄柏　泽泻　山药　远志　茯神　丹皮　枣仁　元参　桑螵蛸　山萸肉　竹叶　龟甲

经水不当绝而绝方论

天癸七七数尽则绝。《经》云：冲脉衰，天癸绝，地道不通，故形坏而无子也。若四十左右先期断绝，非血虚即血滞，不可作血枯、血闭治之。血虚者，大调经丸。血滞者，延胡索散。

大调经丸

制香附三两　当归姜汁炒，三两　川芎一两　白芍酒炒，二两　生地酒煮，四两　白术姜汁拌炒，二两　人参一两　乌药一两　肉桂五钱　山药三两　丹参二两　川断二两蜜丸。

延胡索散

延胡　当归　川芎　赤芍　生地　丹参　红花　香附　乌药　熟艾　砂仁　生蒲黄

师尼寡妇室女经闭方论

若师尼、寡妇失偶、室女长年不嫁，积思过度，所愿不遂，则经血闭而不通，且有误行之病，渗于皮肤，注于关节，流于经络，溃于肌肉，种种变症，为害非轻。治法宜清肝火，疏肝气，调性情，和营卫，经血自来。不然，未有不致重病，以殒身命者。宜服龙胆清肝散。

龙胆清肝散

龙胆草　柴胡　丹皮　焦栀　黄芩　知母　川连　红花　连翘　赤芍　生地　当归　川芎　香附　青皮

室女经来复断方论

室女天癸已至，复止不来，此系先天精血不足，或十岁左右多病，冲任衰弱，气血未充，故来而复断也。不必通经药。治法当滋养阴血，补脾和胃，则经血自期而下矣，宜服大补二天膏（作煎亦可）。

大补二天膏

熟地　丹皮　山茱萸　黄芪　白术　枣仁　云苓　泽泻　山药　远志肉　当归　白芍　茯神　龙眼肉

血分水分方论

经水先断，而后发肿，名曰"血分"。先浮肿，而后经水断者，名曰"水分"。血分难治，乃瘀血化水，散入周身，尽皆浮肿，小便不通，急调其经，则水自消。水分易治，乃脾虚不能制水，血与水散于皮肤、肠胃之间，发为浮肿，小水不通，经水断绝，但利其水，则经乃至。血分宜桃椒二仁丸，水分可服葶苈猪苓丸。

桃椒二仁丸（治血分先经断后发肿） 椒仁辛热治水肿，桃仁通经，黑丑散结气，红花行血通经，当归和血，苓皮行水除湿渗泄，甘遂通行十二经水，桑白皮行水泻肺气，芫花行周身水肿，川芎配当归和血，赤芍破血，生地凉血（上四味调经），米仁利水消肿，香附通行三焦结气。

葶苈猪苓散（治水分先浮肿后经断） 茯苓利水，猪苓利水，白术健脾制水，苍术燥脾祛水，泽泻利水，瞿麦利水，车前子利水，川芎、当归、赤芍、生地（上四味调经）。

（《陈素庵妇科补解·调经门》）

林珮琴

经 闭 治 裁

洁古：《经》言月事不来者，胞脉闭也。胞脉属于心，络于胞中，今气上迫肺，心气不得下通，故月事不来。先服降心火之剂，如芩连四物汤、三和汤去硝黄，后服《局方》五补丸，后以卫生汤治脾养血也。李氏论经闭有二，曰血滞血枯。如经行时余血一点未净，或外感风寒，内伤生冷，七情郁结，为痰为瘀，凝窒经络，为血滞。或经尽后，劳伤冲任，咳嗽骨蒸，火逼水涸，为血枯。血滞经闭，如当归散、元归散以破瘀，加味导痰汤以涤痰，滞去则经通。

若血枯经闭，多主伤肝。《素问》云：有病胸胁支满，妨于食，病至则先闻腥臊臭，出清液，先唾血，四肢清，目眩，时时前后血，病名血枯。此得之年少时有所大脱血，若醉入房中，气竭肝伤，故月事衰少不来也。治以四乌贼骨、一藘茹，二物并合之，丸以雀卵，大如小豆，日干。以五丸为后饭，饮以鲍鱼汁，利肠中及伤肝也。盖胸胁支满，肝病也。妨食，肝病传脾也，故闻腥臊臭，出清液。肝病肺乘也，故唾血。四肢清，目眩，肝血伤矣。藘茹即茜根，能散血。后饭，先药也。鲍鱼汁利肠垢，和肝伤，取臭秽以佐乌贼骨辟宿瘀也。有因饮食劳倦，损伤脾胃者，节斋云，只宜补养脾胃。白术为君，茯苓、芍药为臣，佐以黄芪、甘草、陈皮、麦芽、川芎、当归、柴胡。脾能生血，经自行矣。有因思郁致损心血者，寇宗奭云，童男室女，积想在心，思虑过度，男则神色消散，女则月水先闭。盖忧愁思虑，多伤心脾，故神衰食减。火炎铄金，肺金燥，肾水绝，木气失荣，四肢干萎，五脏传遍，死矣。能改易心志，用药扶持，宜柏子仁丸、泽兰汤，益阴制火，忌青蒿、虻虫等凉血行血。凡经闭因血滞者，多凝瘀积痰，牛膝散、导痰汤。若胃热消渴，津液燥竭，玉烛散。若思郁成损，归脾汤。潮热骨蒸，加味逍遥散加熟地、龟甲。室女经行复闭，羸热成劳，肝脉弦出寸口上鱼际者，急与婚配，宜加味小柴胡汤。若干嗽，地黄汤去丹、泽，加甜杏仁、五味、白芍、贝母。妇人经少渐闭，五心烦热，肌削脉数，乃阴虚阳乘，当养血益阴，人参固本丸。下利而经断者，利止经自来，若脉微涩，虽经止二三月不行，亦非胎，养血经自行也。

（《类证治裁》）

萧　壎

经闭经纶

发明经旨总序经闭

女子不月，自《内经》论二阳之病发心脾，洁古以下诸家之论，以发明其经旨。大约均主脾胃立论，独叔卿作气郁解，与诸家有异。

积寒风冷，凝涩其血

1. 妇人经闭属虚积冷结气

《金匮要略》曰：妇人之病，因虚积冷结气，为证经水断绝，至有历年，血寒积结胞门，寒伤经络，三十六病，千变万端。

2. 妇人经闭属风冷客于胞门

齐仲甫曰：妇人月事不来，此因风冷客于胞门，或醉以入房，或因风堕坠惊恐，皆令不通。《病源》云：血得温则宣通，得寒则凝泣。若月水不来，因冷于胃府，或醉入房，则内气耗损，劳伤肝经，或吐衄脱血，使血枯于中也。

3. 妇人月水不通属津液减耗

王子亨曰：妇人月水不通，病本于胃，胃气虚不能消化水谷，使津液不生血气故也。又云，醉以入房，则内气竭绝伤肝，使月水衰少。所以尔者，肝藏血，劳伤过度，血气枯竭于内也。又先吐血，及吐血下血，谓之脱血，名曰血枯，亦月水不来。所以尔者，津液减耗故也。但益津液，其经自下。

慎斋按：以上三条，序妇人经闭，属于积寒风冷，凝泣其血，而月水为之不通也。

4. 妇人经闭属火热有上中下三焦之分

李东垣曰：经闭不行有三。妇人脾胃久虚，形体羸弱，气血俱衰，以致经水断绝。或因劳心，心火上行，月事不来，胞脉闭也。胞脉属心，络胞中，气上迫肺，心气不得下通，故不来。宜安心补血泻火，则经自行。此上焦心肺有热而经不行也。或病中消，胃热善饥渐瘦，津液不生。夫经者，血脉津液所化。津液既绝，为热所铄，肌肉渐瘦，时见燥渴，血海枯竭，名曰血枯经绝。宜泻胃之燥热，补益气血，则经自行。此中焦胃有热结而经不行也。或心包络脉洪数，躁作时见，大便闭，小便难，而经水闭绝。此血海干枯，宜调血脉，除胞络中火邪，则经自行。此下焦胞脉热结而经不行也。

楼全善按：洁古、东垣治妇人血枯经闭之法，皆主于补血泻火。补血用四物之属。泻火，东垣分上中下三焦。如火在上，则得于劳心，治以芩、连及三和之类。火在中，则善食消渴，治以调胃承气之类。火在下，则大小便难，治以玉烛之类。玉烛，四物与调胃承气是也。三和，四物与凉膈是也。

《济阴纲目》按：东垣之论，当有四证。如胃热、胞络热、劳心热三证，皆有余，宜泻火养血是矣。所言脾胃久虚，致经水断绝一证，又当补脾胃为主，岂得舍而勿论。盖水入于经，其血乃生，谷入于胃，脉道乃行。水去荣散，谷消卫亡，况脾统诸经之血，而以久虚之脾胃，致气血俱衰者，可不为之补益乎？即此以分虚实，明是四证无疑。全善乃遗补虚之一证，何也？

慎斋按：经闭主于泻心火，论本洁古。而东垣则以热结分上中下三焦，是月水不下，专以火热为病，药用玉烛、三和为例。夫此方治劳心，心火上行，致胞脉闭塞，月事不来，是实热也。若心虚而热收于内，与心虚而土衰者，二方又未可妄用也。大约妇人经闭，由于阴虚火旺，日渐煎熬，津液干涸，以致血枯经闭，当从赵养葵滋水补肝之法，纯用三和、玉烛殊未尽善。若东垣三证，首言脾胃久虚一段，已见经水断流，俱从脾胃受病。《济阴纲目》议全善之失，尤为有见。

慎斋按：以上一条，序妇人经闭属火邪热结，而经不行也。夫经闭有寒有热，《金匮》三条，主于风冷积寒，东垣、洁古主于火热实结，是皆指有余之客邪为病也。但寒热二证，宜分内伤外感处治。如心火不下降，而三焦热结，此是血衰火旺，阴不足以配阳，故心气不通，热结三焦，而经不下。当益阴滋水，以培化源，若用硝、黄、芩、连则失矣。如积冷血寒，凝结胞门，冲任脉寒，而血泣不下，是风冷客邪，乘虚袭人，宜温经散寒，以大辛热之药，导血下行，后用养荣之剂为当也。

积痰污血

1. 妇人经闭属积痰碍滞

朱丹溪曰：有妇人病疟，饮食少，经脉不行，诊其脉，两手并无。时寒月，以虚寒治之，四物加附子、吴茱、神曲丸与之。予思处方殊未当，次早再求诊视，见其起居如常，并无倦怠，惊曰：前药误矣。经不行者，非无血也，为痰所碍而不行也。无脉者，非血衰少而脉绝也，积痰生热，结伏而脉不见尔。当作实热治之。用三花神佑丸，六脉俱出。

2. 妇人经闭属痰塞胞门

朱丹溪曰：有积痰下流于胞门，闭塞不行，用厚朴二陈汤。又有痰多占住血海，因而不下者，痰多血虚，南星、连，不用地黄，泥膈故也。

3. 妇人经闭属污血凝滞胞门

楼全善曰：妇人经闭，有污血凝滞胞门，小腹疠痛，有热有寒。如热而经闭者，罗谦甫血极膏，一味大黄为末，醋熬成膏，治妇人干血气，大便利一二行，经血自下，是妇人之仙药也。仲景抵当汤，亦主妇人经水不利。《千金》桃仁煎，治血积月水不行。若寒结污血而不下，云岐红花当归散，治妇人室女经候不行，或积瘀血，腰腹疼痛。

慎斋按：以上三条，序妇人经闭属于积痰污血，而致经水之不行，是有余之实邪为病也，宜导痰逐瘀为主。

内 伤 不 足

1. 女子不月为血滞属心气不通

《内照经》曰：女子不月，血滞病也。原其本，则得之心气不通。故不治其血，而治其心可也。

2. 月事不来属胞脉闭心气不下通

朱丹溪曰：《经》云气上迫肺，则心气不得下通，而月事不来。《经》云月事不来者，胞脉闭也。

3. 妇人经闭本执着属于血虚气结

《医录补遗》曰：妇人血海满则行，然妇人性情执着，比之男子十倍，虽有虚证宜补，亦当以执着为虑，况月闭一证，大半属血虚气结。

4.妇人经闭属于肝劳血伤

骆龙吉曰:《经》云有病胸胁支满,妨于食,病至则先闻腥臊臭,出清液,先吐血,四肢清,目眩,时时前后血,病名曰血枯。此年少时,因大脱血,或醉而入房,亏损肾肝。盖肝藏血,受天一之气,以为滋荣,其经上贯膈,布胁肋。若脱血失精,肝气已伤,肝血枯涸不荣,而胸胁满。妨于食,则肝病传脾,而闻腥臊臭,出清液。若以肝病而肺乘之,则吐血。四肢清,目眩,时时前后血出,皆肝血伤之证也。

5.妇人经闭属心血亏肾水涸论

虞天民曰:妇人百病,皆自心生。如五志之火一起,则心火亦从而燔灼。经闭不通之证,先因心事不足,心血亏耗,故乏血以归肝,而出纳之用已竭。《经》曰,母能令子虚,是以脾不磨而食少,所谓二阳之病发心脾者,此也。因食少,故肺气亦失所养。而气滞不行,则无以滋肾阴。况月水全赖肾水施化,肾水既乏,则经水日以干涸,或先或后,淋漓无时。若不早治,渐至闭塞不通,而必为劳极之证,不易治也。

6.妇人经闭属于心事不足思虑伤脾论

徐春甫曰:心属阳而主血,脾裹血以行气。若月经不通,未必不由心事不足,思虑伤脾,有所劳倦,谷气不输,肺金失养,肾水无滋,经血枯涸,以致三五不调,渐致闭绝。虚损内热,骨蒸劳瘵之证作,而率难以治。惟养心则血生,脾健则气布,二者和则气畅血行,而调经之要至矣。

7.妇人经闭宜审脾胃论

王节斋曰:妇人女子,经脉不行,多有脾胃损伤而致,不可便作经闭死血,轻用通经破血药。凡遇此证,须审其脾胃何如。若因饮食劳倦，损伤脾胃，少食泄泻疼痛，或因误服汗下攻克药，伤其中气，以致血少不行，只用健脾胃药，脾旺则生血，而经自行。又有饮食积滞，致损脾胃，亦宜消积补脾。若果脾胃无病，有血块凝滞，方用行血通经之剂。

慎斋按：以上七条，序妇人经闭属于内伤不足之病也。

经闭有心气不通，有血虚气结，有肝伤肾竭脾伤，皆足致经闭。此为内伤虚证，而与前条风冷寒凝，火邪热结，积痰污血为病者，有余不足，各自不问也。

血滞血枯之辨

1. 妇人经闭有血滞血枯之分

李氏曰：妇人以血为主，天真气降，壬癸水合，肾气全盛，血脉流行，常以三旬一见，以象月盈则亏，故曰月经。经行与产后一般，若其时有余血一点未净，或被风寒湿热暑邪，或内伤生冷，七情郁结，为痰为瘀，凝积于中，曰血滞。或经止后，用力太过，入房太甚，及服食燥热，以致火动，则邪气盛而津液衰，曰血枯。

2. 妇人经闭血滞血枯有诸变证

陈良甫曰：经后被惊，则血气错乱妄行，逆于上则从口鼻出，逆于身则血水相抟，变为水肿。恚怒则气血逆于腰腿心腹，背胁手足之间重痛，经行则发，过期则止。怒极伤肝，则有眩晕、呕血、瘰疬、血风、疮疡等病，加之经血渗漏，遂成窍血生疮，淋漓不断。湿热相抟，为崩带，血结于内，变癥瘕。凡此变证百出，不过血滞与血枯而已。重则经闭不通，轻则经水不调，不止虚与热二者也。

3. 经闭血滞血枯有虚热痰气之四证

叶以潜曰：血滞血枯，不越虚热痰气四证而已。血滞亦有虚热，血枯亦有虚热。故滞者不宜过于宣通，通后又须养血益阴，使津血流通。血枯亦不可峻行补益，恐本主无力，而辛热之剂反燥精血矣。

4. 经闭血枯与血隔之证不同

张景岳曰：肝病血伤证与血隔相似，皆经闭不通之候。然枯之与隔，有如冰炭。枯者竭也，血虚极矣。隔者，隔阻也。血本不虚，而或气，或寒，或积，有所逆也。隔者，病发于暂，其证或痛，或实，通之则行而愈。若枯者，其来也渐，冲任内竭，其证无形。夫血既枯矣，宜补养阴气，使血自充。如用桃、红、硝、黄、棱、蓬，反加克伐，则枯者愈枯，毙可立俟也。

5. 经闭血滞宜破血枯宜补论

陈良甫曰：血滞经闭宜破者，原因饮食毒热，或暴怒凝瘀积痰，直须大黄、干漆之类推陈致新，俾旧血消而新血生也。若气旺血枯，起于劳役忧思，自宜温和滋补。或兼有痰火湿热，尤宜清之凉之。每以肉桂为佐者，热则血行也。但不可纯用峻药，以亏阴道。调和饮食，自然血气流通。苟不务充养气血，惟以毒药攻之，是求千金于乞丐，必死而后已也。

慎斋按：以上五条，序妇人经闭有血滞血枯二证之辨也。血滞为有余，有余者宜泻，即前条《金匮》以下，所论风冷火热，积痰污血，所感而成也。血枯者，为不足，不足者宜补，即前条《内照》以下，所论心气不足，血虚肝伤，脾衰肾涸，以渐而致也。滞与枯之因，不外此数端，而调经者，可以类通之矣。

室女经闭

1. 室女经来复断为避年

王叔和曰：有妇人将一女子，年十五来诊，言十四时，经水自下，今经反断，何也？师曰：若是妇人亲女，必夫人年十四时，亦以经水下，所以断，此为避年，后当自下。此真气犹怯，禀赋素弱而然也。宜固天元真气，使水升火降，则五脏自和，而经脉自通矣。

2. 室女月水不通属任脉为风寒所抟

《圣济总录》曰：女子二七天癸至，任脉通，月事以时下。若禀受不足，或任脉为风寒所抟，致令风气凝结，不能应时而下，经久不治，则致劳疾。不可行破血猛性之药，宜通心气，行荣卫，滑经络。

3. 室女经脉断续为血脉未充

戴复庵曰：有少女经脉已行一二次，复至一二年又不行，或有四季一行，或有三五复至，此本血脉柔弱未充，故经脉断续。宜顺气养血，气血旺自通，勿攻之。

4. 室女经闭成劳属于积想过度

寇宗奭曰：人生以气血为本，人病未有不先伤气血者。若室女童男积想过度，多致劳损。男子则神色消散，女子则月水先闭。盖忧愁思虑，则心伤而血竭。且心病则不能养脾，故不嗜食。脾虚则金亏，故发嗽。肾水绝则木气不荣，而四肢干萎，故多怒。不可用青蒿、虻虫等凉血行血，宜柏子仁丸、泽兰汤，益阴血以制虚火也。

5. 室女经闭成劳属于饮食不节

《产宝》曰：经脉不通日久，此非细事，实为重病。若是室女，初因贪食酸咸之物，遂致血脉干涸，变成劳疾。

6. 室女经闭为死候

危氏曰：女子二七天癸至，七七天癸竭。行早，性机巧。行迟，性鲁钝。通行则阴阳和合，始能有子。若年十四至二十岁不行，命如风烛，朝不保暮，有病发则死。间有不死，百无一二，亦一生多病。然有四季行，有一年一次者，或一生不循经度而行者，晚年有癖疾则难治。

慎斋按：以上六条，是序室女经闭之证也。室女经闭，与妇人经闭不同。室女经闭，非先天元气弱，气血未充，即是欲男子不得，所愿不遂，思虑伤心，郁抑伤肝，以致月水闭而成病。故凡寡妇师尼犯经闭者，当与此同法，惜前人未之论及也。

（《女科经纶》）

张山雷

女科辑要经闭笺正

《素问》云：二阳之病发心脾，有不得隐曲，女子不月；其传为风消，其传为息贲者，死不治。

沈尧封曰：二阳指阳明经言，不指脏腑言。二阳之病发心脾者，阳明为多血之经，血乃水谷之精气，借心火煅炼而成，忧愁思虑伤心，因及其子，不嗜饮食，血无以资生，阳明病矣。《经》云前阴总宗筋之所会，会于气街，而阳明为之长，故阳明病，则阳事衰而不得隐曲也；太冲为血海，并阳明之经而行，故阳明病，则冲脉衰而女子不月也。

【笺正】经言不得隐曲，即指所思不遂而言。则心脾之营阴暗耗，而不月之病成矣。尧封之解不得隐曲，作为男子阳衰，不能人道，其失也迂，甚非荡平正直之道。且谓血乃水谷精气，藉心火煅炼，忧愁思虑，心及子。附会心脾两脏，拘泥五行子母，堕入金元以来恶习，必非病理之真。惟近数百年，旧学涂附，大半如是，固不可专为尧封师者。此当放开眼界观之，存而不论可也。

王孟英按：经水固以月事为常，然阴虚者多火，经每先期，阴愈虚，行愈数，甚至旬日半月而一行。更有血已无多，而犹每月竭蹶一行者，其涸也，可立而待也。若血虽虚而火不甚炽，汛必愆期，此含蓄有权。虽停止一二年，或竟断绝不行，但其脉不甚数者，正合坤主吝啬之道，皆可无虑。昧者不知此理，而但凭月事以分病之轻重，闻其不行，辄欲通之，竭泽而渔，不仁甚矣。

【笺正】血不足而月事不至，但无少腹胀痛等症，必不可妄投攻破，希图速效，误攻则崩漏之祸作矣。且即有腹胀腹痛等症，亦是血少而肝络不疏，宜滋养肝肾真阴，兼之宣络以疏达气滞，方是正本清源之治，亦未必皆是瘀滞而胀痛。孟英谓阴虚信停，皆可无虑，所见极是。寿颐治此，惟养阴和肝，稍参行气宣络，俾胃纳甦而色泽转，自有水到渠成之妙，浅者不知此理，每用通经，岂徒竭泽而渔，孤注一掷，抑且砻糠打油，亦必无效。甚至激动血管之血，陡然暴崩。要知崩中大下之血，皆络脉中好血，失其故道，横决无度，无非月事应下之血。诛伐无过，哪不扰动气管，演成惨剧。

《金匮》云：妇人病，因虚、积冷、结气，经水断绝。

张景岳曰：经闭有血隔、血枯之不同。隔者病发于暂，通之则愈；枯者其来也渐，补养乃充。

沈尧封曰：《金匮》三证，积冷、结气，有血不行也，景岳谓之血隔。积冷宜用肉桂大辛热之药，导血下行，后用养荣之药调之。结气宜宣，如逍遥散，或乌药、香附行气之品宣之。虚者，无血可行也，景岳谓之血枯宜补，赵养葵补水、补火、补中气，勿泥于归脾。

【笺正】《金匮》言妇人经水不来之证，分三大纲。积冷、结气二者，皆血滞不行，于法宜通。冷者温经行血，《金匮》归芎胶艾汤，即治此证之鼻祖。而《千金·妇人门》中，方药最多，皆含温辛逐瘀之法，亦皆为此而设。尧封只言肉桂一味，尚嫌未备。惟又言瘀通之后，必以养荣调之，则确是善后良图，最不可少。若气结者，自须先疏气分之滞，逍遥所以疏肝络，香附、乌药等，皆通气分而不失于燥，固是正宗，又玄胡索一物，血中气药，流通活泼，威而不猛，亦是良药，用为辅佐，颇有奇功，而俗子仅知其破血，不敢频用，则未明其实在力量也。亦有血本少而气乃滞者，则合以养荣之法，乃为万全无弊，仅事行气，尚失之偏。至于虚而无血可行，以致不月，则非补何以苏涸辙之鲋，而回槁木之春？赵氏补水、补火、补中气七字，确是挈领提纲，最为要诀。然试问养葵心目中，当用何等方法？则止有六味、八味、归脾耳。一经孟英喝破，只恐俗医闻之，便失所恃，将不知更用何药而后可。寿颐请为之申一义曰：补水必以魏柳州之一贯煎为骨，而《广笔记》之集灵膏，高鼓峰之滋水清肝饮，薛一瓢之滋营养济膏、心脾双补丸，陆九芝之坎离丸等可参也。补火则河间之地黄饮子，阴阳调剂，不偏温燥，最堪则效。补中则归脾汤本是正宗。但人之体质，各有不同，用古方者，止可师其意而斟酌损益，方能合辙，不可如养葵辈之囫囵吞枣耳。《金匮》原文，但一虚字，不言血虚，正以体质欠充，乃谓之虚，病非一端，不可偶举一二字，反落偏际。此古人文字之最有斟酌处。而此本引之，加一血字，颇失古人真意，此或是传抄之误，尧封当不致师心自用如此。

附录

魏玉璜一贯煎方　治肝肾阴虚，气滞不运，胁肋攻痛，胸腹膜胀，脉反细弱，或虚弦舌无津液，喉嗌干燥者。

沙参　麦冬　生地　归身　杞子　川楝子

口苦燥者，加酒炒川连。

【笺正】柳洲此方，原为肝肾阴虚，津液枯涸，血燥气滞，变生诸证者设法。凡胁肋胀痛，脘腹楂撑，纯是肝气不疏，刚木恣肆为虐。治标之剂，恒用香燥破气，轻病得之，往往有效。但气之所以滞，本由液之不能充，芳香气药，可以助运行，而不能滋血液。且香者必燥，燥更伤阴，频频投之，液尤耗而气尤滞，无不频频发作，日以益甚。而香燥气药，不足恃矣。反致脉反细弱，舌红光燥，则行气诸物，且同鸩毒。柳洲此方，虽从固本丸、集灵膏二方脱化而来，独加一味川楝子，以调肝木之横逆，能顺其条达之性，是为涵养肝阴无上良药。其余皆柔润以驯其刚悍之气，苟无停痰积饮，此方最有奇功。桐乡陆定圃《冷庐医话》肝病一节，言之极其透彻。治肝胃病者，必知有此一层理法，而始能觉悟专用青、陈、乌、朴、沉香、木香等药之不可久恃。而对于女科血枯者，尤其针对。亦有肝肾阴虚，而腿膝酸痛，足软无力，或环跳、髀枢、足跟、足心刺痛者，授以是方，皆有捷效。故亦治痢后风及鹤膝、附骨、环跳诸证。诸《续名医类案》一书，知柳洲生平得力者，在此一著。虽有时未免用之太滥，然其功力，必不可没，乃养阴方中之别出机杼者，必不可与六味地黄同日语。若果阴液虚甚者，则方中沙参，尚嫌力薄，非辽参不可，而脾肾阳衰者，则高丽参亦其宜也。

口苦而燥，是上焦之郁火，故以川连泻火，连本苦燥，而入于大剂养液队中，反为润燥之用，非神而明之，何能辨此。又如萸肉、白芍、菟丝、沙苑、二至等肝肾阴分之药，均可酌加。

附录

集灵膏方（从王秉衡《重庆堂随笔》） 人生五十，阴气先衰，老人阴亏者多。此方滋养真阴，柔和筋骨。

西洋参取结实壮大者，刮去皮，饭上蒸九次，日中晒九次 甘杞子 怀牛膝酒蒸 天冬 麦冬 怀生地 怀熟地 仙灵脾

八味等份熬成膏，白汤或温酒调服。

【笺正】此方如见于缪仲淳之《先醒斋广笔记》云：出内府，补心肾，益气血。方止七味，无仙灵脾而用人参。又张三锡《治法汇》亦载之，则更无牛膝。云治一切气血两虚，身弱咳嗽者，罔不获效。凡少年但觉气弱倦怠，津液少，虚火上炎，急宜服之，免成劳损。王秉衡谓参价甚昂，非大力者不能致，易以洋参，可与贫富共之。方名集灵，当以有仙灵脾者为是。王国祥谓惟魏玉璜善用此方，《续名医类

案》极言其功效。又谓此即人参固本加味也，峻补肝肾之阴，无出此方之右者。

寿颐按：柔润滋真，而择仙灵脾之温煦阳和、不偏燥烈者以调剂之，使阴平阳秘，而不失之滋腻阴柔，是制方之妙义。若嫌其助阳而删去之，则纯是滋真，无一毫阳和之气，诚属非是。且方名集灵，果无仙灵脾，亦有集而不灵矣。牛膝所以导引诸药，归于下焦肝肾之部，亦不可少，惟下元不禁者忌之。若用以治阴虚阳浮，涵阳填阴，则牛膝下达，尤不可少。王易人参以洋参，欲其价值廉而功效近似也。然洋参苦寒，滋养之力甚薄，仅能润肺胃燥火，尚有微效，若欲滋补真阴，必不足以语此。且今日之西洋参，价亦贵于黄金，似犹未为尽善。不如代以三五倍之沙参，性亦相近。或用辽参之普通者，亦不甚贵。固不必效王公巨家，必以六百换、八百换为丧品。近时有以龙眼肉三四份合西洋参一份，和匀，饭上蒸透用之。以桂圆之温煦，调剂洋参之苦寒，亦养营益液之妙品也。

附录

滋水清肝饮方（高鼓峰） 治阴虚肝气郁窒，胃脘痛，胁痛，脉虚弦或细软，舌苔光滑鲜红者。方即六味地黄汤加归身、白芍、柴胡、山栀、大枣。

【笺正】自薛立斋、张景岳、赵养葵辈，滥用六味地黄，而世之医者，无不视六味为滋阴补肾必须之品。抑知六味之方，本以八味肾气丸而来，原为肾气不充，不能鼓舞真阳，而水道不利者设法。故以桂附温养肾气，地黄滋养阴血，而即以丹皮泄导湿热，茯苓、泽泻渗利小水，其用山药者，实脾以堤水也。立方大旨，明为温煦肾阳，导达溲道着想。方名肾气，所重在一气字，明非填补肾阴肾阳之意。至钱仲阳而专用六味，以为主治小儿肾虚，究竟丹皮、苓、泽，偏于渗湿，岂可谓补肾专剂？而今世时医，且直认六味为滋填肾阴妙药，则中立斋、养葵之毒，但知葫芦依样，而未尝以方中所用药物情性一思之耳。即有为六味作说解者，辄曰补中有泻，所以灵动，仍是囫囵吞枣口吻，何能识得此中癥结。高氏此方，用六味而加以归、芍、柴胡，能行血中之气，疏肝络之滞，敛肝藏之阴，滋补中乃真有流动之机。且以丹皮、山栀、茯苓、泽泻清泄肝络郁热，治膜胀痞满等症，恰为巧合，所以可取。以视混用六味，不辨真意者，大有区别。读者不可与《薛氏医案》、赵氏《医贯》作一例观。但柴胡疏通肝滞，究嫌升动浮阳，止可暂投一二次，非可久尝不辍。设使过剂，贻害不小。

附录

薛一瓢滋营养液膏方

女贞子　旱莲草　霜桑叶　黑芝麻　黄甘菊　枸杞子　当归身　白芍药　熟地黄　黑大豆　南烛叶　白茯神　葳蕤　橘红　沙苑蒺藜　甘草炙

天泉水熬浓汁，入黑驴皮胶、白蜜炼收。

【笺正】此方汇峻养肝肾二阴诸物，意在厚味滋填，而参用轻清灵动，尚不至于呆笨重浊，所以可法。服之者亦必无滞膈碍胃之虞。

寿颐按：凡服食之药，古人制方，本是立之大法，示以仪型，须于临用之时，相体裁衣，随其人之体质，而斟酌量度，审择增损，即方中诸物，尚可随宜去取，换羽移宫，与时进退，并非寒人死于字句之间，呆抄呆用。所以近贤定方，膏丹丸散，间有不载药量者，其诱掖后进，欲其能自变化，庶几活泼泼地，运用无穷，其意深矣。近见《医学大辞典》者所录此方，注明前十四味各四两，末二味则各二两。无论其是否合宜，而以熟地黄极腻重之质，与橘红、桑、菊等之极轻清者，同一分量，试观古人成方，几曾有如是量药之法，不辨菽麦者否？可见编辑者之草率从事，吾国医学，真扫地尽矣。

附录

薛一瓢心脾双补丸方

西洋参_{蒸透} 白术_{蒸熟} 茯神 甘草 生地黄 丹参 枣仁 远志肉 北五味 麦门冬 玄参 柏子仁 黄连 香附_制 川贝母 桔梗 龙眼肉

【笺正】是方从归脾汤加减，亦与集灵膏异曲同工，用黄连者，即柳洲一贯煎法也。

附录

陆九芝坎离丸方论

九芝封翁《世补斋》文曰：坎离丸者，山右阎诚斋观察取作种子第一方，最易最简，最为无弊。方乃红枣、黑豆等份。红枣色赤入心，取其肉厚者，蒸熟去皮核；黑豆色黑入肾，即大黑豆，非马料豆，椹汁浸透，亦干饭锅内蒸之，蒸熟再浸再蒸。二味合捣如泥，糊为丸，或印成饼，随宜服食。亦能乌须发、壮筋骨，以此种玉，其胎自固，而子亦多寿。壬午夏，曾以此方贡于徐侍郎颂阁，入之便贱验方中。世之专事补阳而用硫、附辈者，慎不可从。如果阳道不起，不能坚久，精薄无子，还是鹿茸，尚为血肉有情之品。然亦须同二冬、二地及黄柏一味，大补其阴，则男妇皆可服，此也诚斋之说也。按九芝此说，见《世补斋》文十四卷，为徐丈冶伯服坎离丸毓麟，而申论其方义也。大枣补心脾，黑豆补肝肾，而调之以桑椹汁，确是养阴无上妙药。黑大豆尤以一种皮黑肉绿者更佳。豆形如肾，确能补肾，且多脂液，而色黑兼绿，专补肝肾真阴，尤其显然可知。

寿颐按：马料豆本是野生，质极恶劣，不堪供人食品，止可作喂马之料，顾名思义，岂是补品？只以叶香岩好奇，偶然入药，且有时但用其皮，俱是无聊之极思。其后则以此老享有大名，学者咸欲自附于叶派两字，以为负此头衔，无上荣宠，遂皆依样葫芦，竟以此无用之物，认作补阴上品，不值一笑。九芝先生传此方之时，正是叶派之孝子顺孙群相标榜之世，所以于此方黑豆一物，特为申明一句，读者须当猛省！

寇宗奭曰：童年情窦早开，积想在心，月水先闭。盖忧愁思虑则伤心，心伤则血耗竭，故经水闭也；火既受病，不能荣养其子，故不嗜食；脾既虚则金气亏，故发嗽；嗽既作则水气竭，故四肢干；木气不充，故多怒，发干焦，筋痿。五脏以次传遍，故猝不死而终死也，比于诸劳，最为难治。

沈尧封曰：此条亦从《金匮》虚字内分出，实有是证。但此所愿不得，相火必炽，非补水无以制之。六味地黄汤，补阴泻阳，固是妙法。然脾虚食减，倘嫌地黄腻膈，炒松可也，不然以女贞易之，顾名思义，并泻相火。

王孟英按：此证最难治。六味碍脾，归脾助火。惟薛一瓢滋营养液膏加小麦、大枣、远志，庶几合法。一瓢又有心脾双补丸，亦可酌用。

【笺正】寇氏所述此证，即《素问》所谓不得隐曲，女子不月者也。意淫纷扰，神志荡矣，相火燔灼，血安得不耗？经安得不闭？其食减而脾不司运化者，血耗不行，消化器乃承其弊，况病由情志而来，所思既专，忘餐废寝，水谷所供，早已置之度外，胃之减纳，初由若人之忘其所以，继而习惯自然，谷神能无困乎？经文特提心脾二脏，是犀燃牛渚，洞烛隐微。此"不得隐曲"四字，即以所思不遂而言，特忠厚待人，措辞尤为蕴藉耳。其作嗽者，即相火之上冲。多怒者，即肝阳之外越。发焦筋痿，无一非火灼铄津液。一言以蔽之，火炎水竭而已。寇氏旧说，以五行生克，附会五脏递传，太嫌陈腐，却非生理之真。须知五行循环，转辗涂附，何关病态，如此谈医，实是魔道。沈谓六味补阴泻阳，亦嫌肤浅，病到此关，峻补肝肾真阴，犹嫌不及，尚何有泻之可言。丹、泽、茯苓，岂能制此亢极之火？熟地炒松，更有何用？未能免俗，聊复尔尔。窃谓尧封不取，惟谓女贞顾名思义，可作一则格言读。须知此是心病，非于受病之源，自知忏悔，痛下针砭，无论方药如何，终于逃出鬼门关之望。孟英方法，亦聊以尽人事，如曰有功，殆无是理。世恒有及笄之龄，得劳怯病，已是诸虚接踵，医家望之却步，而于归之后，颇能勿药有喜，渐以康复者，即此故也。

楼全善曰：经闭有污血凝滞胞门一证，罗谦甫血极膏，一味大黄为末，醋熬成膏，服之利一二行，经血自下，是妇科仙药。

沈尧封曰：《金匮》论经闭，有冷无热，非阙文也。盖天暑地热，则经水四溢，岂反有凝泣不来之理？洁古、东垣降心火、泻三焦之说，不可尽信。即骨蒸内热，亦属阴亏，非同实火之可寒而愈也。

王孟英按：王子亨《全生指迷方》地黄煎，以生地汁八两，熬耗一半，内大黄末一两同熬，候可丸，丸如梧子大。熟水下五粒，未效加至十粒。治女子气竭伤肝，月事不来，病名血枯。盖瘀血不去，则新血枯也。即《内经》乌贼骨藘茹丸、仲景大黄䗪虫丸之义。后人但知彼血枯为血虚，而不知血得热则瘀，反用温补，岂能愈此血枯之病？尧封亦为此论，毋乃欠考。

【笺正】得热则血溢，遇寒而血瘀，乃理之常。尧封之说，自是正论。然近世之人，阴虚火旺者最多，先则血本少也而生内热，继则血更少而火更炽，乃火益壮而血益枯，遂并其残余之津液，灼铄煎熬，尽为瘀垢。罗谦甫之血极膏，王子亨之地黄煎，诚为此证而设。然寿颐则谓来源已竭，而尚欲从事于疏通，亦是竭泽而渔手段。少用之则缓不济急，多与之则正不能支。必以大剂滋养之煎方，相辅而行，庶几标本两顾。尧封竟谓热则血无凝泣不来之理，是未悟到此层，诚为笔下失检，致贻孟英之讥。然降心火、泻三焦之二说，竟欲以寒药治血闭，则亦是虚家鸩毒，断不可行。尧封固明知骨蒸内热原属阴亏者，既无浪用寒凉之理，亦必不专用温补以治虚热血瘀也。

朱丹溪曰：肥人痰塞胞门，宜厚朴二陈汤。

【笺正】肥人多湿多痰，阻其脉络，气血为之不利，因而月事愆期者，固是理之所恒有。治宜理湿化痰。苟其粗知医理，亦谁不能凭证选药，岂拘拘于厚朴二陈一个板方所能必效？且湿滞痰凝，亦岂有专塞于一处之事？而乃直曰痰塞胞门，抑何鄙俚至此！

（《沈氏女科辑要笺正》）

蒋宝素

经闭三月，血结成瘕案

蒋宝素（1795~1873），字杏轩，清代医家

经闭三月，血结成瘕，下离天枢寸许，正当冲脉上冲之道，是以跳跃如梭，攻痛如咬，自按有头足，疑生血鳖。

肝乘脾位食减，木击金鸣为咳。中虚营卫不和，寒热往来如疟，从日晡至寅初，汗出而退。脾伤血不化，赤白带淋漓。脉象空弦，虚劳渐著。第情志郁结之病，必得心境开舒，方能有效。

大生地　当归身　小川芎　大白芍　五灵脂　生蒲黄　怀牛膝　茜草根

昨暮进药，三更腹痛，四更经行，淡红而少，五更紫色而多，小腹胀坠而痛，停瘀未尽。依方进步。

大生地　当归身　小川芎　大白芍　五灵脂　生蒲黄　怀牛膝　茜草根　蛀青皮　延胡索

经通，瘀紫之血迤逦而行，诸症俱解。小腹犹疼，瘀尚未尽，瘕势稍减，跳动如初。盖下之血，乃子宫停瘀瘕结，盘踞肠胃之外，膜原之间，无能骤下。瘕本不动，跳动者，正当冲脉上冲之道故也。幸借冲脉上升之气，可以逐渐消磨。若瘕踞脉络幽潜之处，则终身之累矣。交加散主之。

大生地　老生姜

等份，捣汁互炒为末，茶调服三钱。

（《问斋医案》）

王孟英

经 闭 三 案

王孟英（1808~1868），名士雄，清代医家

管君幼斋令正 汛停七月，至仲秋经行不多，腹乃微胀，继则胸闷不饥，身有寒热。吕某以桂枝、黄连等药进，而痞闷转加，二便不行，口糜而渴，得饮即吐，夜不能寐，五内如焚。余诊之，脉弦而细，面赤足冷，神惫不支。是营阴素亏，气机多郁，郁久生热，辛燥忌投。授沙参、萎、薤、栀、茹、旋、苑、冬瓜子、枇杷叶，二剂而燥矢行，胸腹舒，知饥，吐止，继以宣养而瘥。其汛停良由血不足，非有血不行而阻也。

盛泽王西泉丈仲郎巽斋刑部夫人 年未四旬，而十八年前诞子之后，汛即不行，医以为虚，频年温补，略无小效。董味青茂才嘱就余诊。脉弦滑而体甚丰，乃气郁生热，热灼津液以成痰，痰复阻其气道，不能化血以流行，以致行度愆期，腹形胀痛，肢背不舒，骨疼痠惕，渴不欲饮，间或吐酸，二便不宣，苔黄口苦，皆风阳浮动，治节横斜之故也。与沙参、蛤粉各四钱，丝瓜络、石菖蒲各一钱，紫菀、仙夏、旋覆、蒺藜各一钱五分，茯苓三钱，丹参二钱，黄连四分，海蛇二两，凫茈一两。服十余剂来转，方云胀痛蠲而腹背皆舒，夜寐安而二便亦畅，酸水不吐，痰出已松，是肝已渐柔，惟食少无味，骨节酸疼右甚，乃阳明虚无以束骨利机关也。拟通养法：参须、石菖蒲各

一钱，茯神、络石各三钱，薏苡四钱，仙夏、竹茹各一钱五分，木瓜八分，姜汁炒黄连三分，十大功劳一两。仲冬招余往游复视，则诸恙皆安，惟右腿尚疼耳。即于通养方内加黄柏、仙灵脾，服之遂愈。

钱塘张君麃伯令郎韵梅茂才之室 自去年夏间娩后，虽不自乳，经亦未行，方疑其劳也，四月间患感，医进升散药，遂腹膨气逆，肢痉欲厥，或又疑其娠也。延余诊之，脉弦巅痛，乃营虚肝郁，微夹客邪，误投提表耳。以清解轻宣之品数剂而愈，继参养荣，月事亦至。人皆诧为神治，其实非大病也。

（《归砚录》）

余听鸿

郁怒伤肝，经阻三月案

余听鸿（1847~1907），名景和，晚清医家

横泾有王姓妇　因其夫私有外遇，有儿女各一，男六岁，女三岁，夫妻反目，吵扰不休，气郁日久，左项坚硬，呕吐腹痛，经阻三月，医皆疑为妊。就余诊之，按脉坚硬而涩，面色青暗无华，断无妊娠之理。彼细述家事。余曰：气血久郁，防延变内热咳嗽，则难治矣。问其夫偕来否。曰：在寺前买物，使之先来，稍停即至也。其夫来寓。余曰：症由郁怒伤肝，非妊娠，干血劳，难治矣。察其夫面色略变，有彷徨之状，有不忍之心。余曰：若能依我三事，尚可挽回，若不能依，延他医治之。其夫问故。余曰：一要三月不出外，在家代其劳。二要顺其性，倘有加怒，不可违拗。三要殷勤服侍汤药，调理饮食寒暖。如能依此，一方可痊。其夫一一遵之。早服归脾丸三钱，晚服逍遥丸三钱，再用归芍六君汤加二陈、香附、柴胡，一月服十剂，用海蜇、紫菜等做羹食。调理三月余，项间肿硬已消，月事以时下，夫妻反好如初。后偕至余寓，拟一膏方。余见之欣喜。若七情郁症，不顺其性，十难愈一二耳。

（《余听鸿医案》）

曹颖甫

抵当汤荡涤瘀积内结案

曹颖甫（1866~1937），晚清民国医家

余尝诊一周姓少女 住小南门，年约十八九，经事三月未行，面色萎黄，少腹微胀，证似干血劳初起。因嘱其吞服大黄䗪虫丸，每服三钱，日三次，尽月可愈。自是之后，遂不复来，意其瘥矣。越三月，忽一中年妇人扶一女子来请医。顾视此女，面颊以下几瘦不成人，背驼腹胀，两手自按，呻吟不绝。余怪而问之，病已至此，何不早治？妇泣而告曰：此吾女也，三月之前，曾就诊于先生，先生令服丸药，今腹胀加，四肢日削，背骨突出，经仍不行，故再求诊！余闻而骇然，深悔前药之误。然病已奄奄，尤不能不一尽心力。第察其情状，皮骨仅存，少腹胀硬，重按痛益甚。此瘀积内结，不攻其瘀，病焉能除？又虑其元气已伤，恐不胜攻，思先补之，然补能恋邪，尤为不可。于是决以抵当汤予之。

虻虫一钱　水蛭一钱　大黄五钱　桃仁五十粒

明日母女复偕来，知女下黑瘀甚多，胀减痛平。惟脉虚甚，不宜再下，乃以生地、黄芪、当归、潞党、川芎、白芍、陈皮、茺蔚子活血行气，导其瘀积。一剂之后，遂不复来。后六年，值于途，已生子，年四五岁矣。

（《经方实验录》）

袁鹤侪

开源通闭，务治其本

袁鹤侪（1879~1958），著名中医，原北京医院中医顾问

经水，阴水也，属冲任二脉，出自肾中，为至阴之精，而有至阳之气，故其色赤。女子二七而天癸至，七七而天癸绝。然年未至七七而经水不行者，虽有血枯、血滞之故，但并不尽然。不能一见女子经水不行，便认作血枯，妄用滋补之品；亦不可皆认为血滞，轻用通经破血之药。究其源，有因脾虚者，有因胃火者，有因痰饮者，有因劳伤心血者，有因怒伤肝而血滞者，有因肾阴不足而虚羸者，有先病而后致经不行者，亦有经不调而生诸病者。临证当审其脉证，寻根求源而治其本。

先生治疗经闭的根本原则，其要有三。

其一是：通经之要，在于开源。经闭者，月水不通也，必以通为治。然通经之法，绝非破气、破血之属所能囊括。气血虚者，养正为通；寒湿滞者，温化为通；气血郁者，行气活血为通；心肾不交者，水火既济为通……总之，要针对致病之因进行治疗，使气血充和，升降得宜，通即寓于其中，即所谓开其源也。

其二是：通经之基础，要在固脾胃。脾为后天之本，生化之源，是气机升降之枢纽。经闭患者，无论虚实伤及脾胃者居多，故顾护脾胃，养其生化之源，为通经之基础。恰如《医学入门》所云："经水

不通，不出虚、热、痰、气四证，不调亦大致相同。随证调治，饮食调和，自然血气流通……苟不务气血充和，而惟以毒药攻逼，必死而已。"

其三是：通经之用，妙在变通。同是经闭，其证各有不同，故临证论治宜随证变通，方能应效。气郁血滞者，虽有血病，亦先调气，气不调则血不行。法当开郁气、行滞血。其治在肝、脾，先调其气，次治其血，以无损脾胃为要。脾肾久虚，形体羸弱者，宜先治其虚，养其正，病去则经水自调。法宜培中土，补脾肾，以复正气为要。寒湿凝滞者，法当行气化湿，俟气通湿去，而经水自调。

上述三条，乃先生治经闭之大法。然临证诊病，病情多有庞杂，不可拘泥于一方一药，当以审证为准，遵大法而又灵活变通，遣方用药，随证化裁，方能得心应手，效若桴鼓。现试举验案以说明之。

邵某 女性，18 岁。

经水 6 个月未行，身倦无力，食欲不振，大便秘结。脉象：左关弦数而大，右寸小数，右关脉濡弱。系气滞血凝兼脾胃虚弱所致。拟用和肝化瘀血、健胃之法为治。

当归 10g　莪术 4.5g　酒赤芍 6g　元胡 10g　川贝 6g　藿香 10g　云苓 12g　枳实 3g　白术炒，12g　半夏曲 10g　生姜 3 片

二诊：服上药 1 剂，症情略见轻减。脉象左寸略弱，两关脉均见好转。拟照前法化裁。

当归 10g　远志 10g　酒赤芍 10g　云苓 12g　浙贝 6g　白术炒，10g　南红花 10g　桃仁研，4.5g　枳实 3g　半夏曲 10g　藿香 6g

三诊：经水已通，诸症均已渐愈，惟身体疲乏，小有劳则不支。拟用健脾益气兼和肝养血之法为治。改用丸剂，以期缓缓图功。

当归 18g　白术炒，15g　川贝 12g　佩兰 12g　川芎 10g　元胡 10g　姜半夏 12g　远志 2g　陈皮 12g　云苓 12g　生白芍 12g　枳实 6g　炙

草 10g

上药研为细面，制成蜜丸，如绿豆大，每早晚各服 20 丸。

此案系 18 岁女子，经水 6 个月未行，关键在于气滞血凝。左关脉弦数而大、右寸脉小数乃为其候。其身倦无力、食欲不振、大便秘结者，系脾胃虚弱所致，右关脉濡即此兆。气滞血凝则经道不通，脾胃虚弱则生化不足，故经闭 6 个月未至，此虚实夹杂之证也。肝实而脾虚，故其治主以和肝化瘀，辅以健胃益脾。攻补兼施，肝脾同治。而化瘀尤以疏气为先，故用莪术、枳实、元胡之属。轻用其量，旨在通气化瘀，不致破气伤正。归、芍以柔肝养血。其用酒赤芍者，取其养血而有活血之用。健脾益胃，则重用白术、云苓，意在实脾而养正。先生云：白术之用在除湿，其功在除湿即能益气，益气而便能活血，故补中益气，则白术之力为优。待气道通、症轻减之后，则减莪术、元胡，加红花、桃仁以活血通经。可见，先生治气滞血瘀者，先以治气，继以活血，随病势进退而遣药。故二诊后经水通，诸症除。然虑其脾胃气虚，非一日能复，故改为丸剂，主以健脾益气，辅以和肝养血，以缓缓图功，巩固疗效。此乃统顾全局、攻补兼施、标本同治之法。

路某 女性，43 岁。

经水 3 个月余未行，腹部作胀，四肢各部作痛。脉象左三部现结象，右关、尺均无力。系寒湿凝滞，气道不利所致。拟用温中化湿利气之法调治。

焦茅术 10g　云苓 12g　青皮 10g　姜半夏 10g　桂枝 6g　陈皮 10g 泽泻 10g　姜川朴 4.5g　生甘草 4.5g　生姜 3 片

二诊：服药 2 剂后，经水已通，腹胀减轻。拟照前方加减。

焦茅术 10g　姜川朴 4.5g　泽泻 10g　姜半夏 10g　肉桂 4.5g　杭芍炒，6g　茯神 12g　陈皮 10g　生甘草 4.5g　生姜 3 片服上药后，腹胀除，遂告痊愈。

本案虽为经闭，然患者腹胀，四肢疼痛，胀为气滞，痛为壅塞不通所致，说明其病在气。左脉结象，乃气壅湿滞、阴盛气结之候。况患者年已四十有余，虽未至七七之数，然脾肾已近趋衰之时。观其脉证，知病在气在湿，而非在血也。

先生治此，用温中化湿利气之法。全方用药 10 味，寓三法于其中。君茅术以健脾，以苓、桂、术、甘通阳化气，合二陈以健脾利湿，加朴、姜以利气，佐青皮以疏肝，伍泽泻以化湿。共奏温中、化湿、利气之功。如是，脾胃得和，气道得顺，水湿得化，荣气足而血得以生，经水自然而通。此乃治本之法也。虽未治血，但一剂而应，二诊而愈。

（袁立人　整理）

裘笑梅

闭经五证与思路

裘氏根据实践，将本病分为气血虚亏、气滞血瘀、冲任不足、阴虚内热和风寒凝结等五个主要类型。

一、气血虚亏

多因脾虚失运，化源不足所致；或因久患慢性病，气血耗损而成；或因堕胎、多产等失血过多，营阴内亏而起。

主症：面色萎黄，神疲乏力，眩晕心悸，纳少便溏，四肢不温，以往经行后期，量少色淡，渐至闭止；脉象细软，舌质淡红。

治法与选方：治宜健脾益胃，补养气血。方用归脾汤，或八珍汤加减。

许某 35 岁。闭经 13 个月，面色苍白，神倦乏力，身形消瘦，食欲不振，头晕心悸，腰酸。病由 1962 年小产后引起。脉象细弱，舌质淡红，苔薄白。诊断为气血虚亏型闭经。治宜补气养血。药用：

黄芪炙，12g　丹参 12g　鸡血藤 12g　当归炒，9g　党参炒，9g　白芍炒，9g　鸡内金炙，9g　川芎炒，2.4g

上方随症加减服 40 剂余后，月经来潮，3 天净，色量尚可，后用当归补血丸合香砂六君丸调理，观察 3 个月，经行正常。

本例闭经由小产引起，结合临床见证显示系气血两亏之象。故用参、芪以健脾益气；归、芍、丹参、川芎、鸡血藤以养血调经；更佐鸡内金以醒胃悦脾。服后月经来潮，续用当归补血丸合香砂六君丸，意在调理脾胃以资气血生化之源，是治本之法。

二、气滞血瘀型

多因情志不遂，思虑过度，致肝气郁结，气滞血瘀而成。

主症：情绪急躁，头晕胁痛，胸闷少气，口苦咽干，嗳气吞酸，乳房作胀，脉象弦细或弦涩，舌苔薄黄。

治法与选方：治宜疏肝理气，活血祛瘀。方用逍遥散合乌药散加减。

艾某 37岁。闭经6个月，少腹作胀，似有痞块攻窜，两乳胀痛，纳谷不馨，头晕腰酸，带下颇多。脉来弦涩，舌苔薄黄，质紫红。诊断为气滞血瘀型闭经。治宜疏肝理气，活血祛瘀。药用：

酒当归 9g　酒赤芍 9g　大麦芽 9g　制香附 9g　鸡血藤 9g　丹参 12g　夏枯草 12g　青皮 4.5g　川芎 4.5g　山楂 9g　川楝子 9g

上方加减连服40剂后，月经转正常，量中等色暗，少腹胀痛悉减。再投疏肝理气、活血调经之药，观察3个月，经行正常。

本例中医辨证属气滞血瘀。药用香附、青皮、川芎、川楝子疏肝理气，合当归、赤芍、鸡血藤、丹参活血祛瘀，加夏枯草、山楂软坚消结，药后经水得转正常。

三、冲任不足

先天肾气不足，幼年多病，或房劳过度，或多产伤肾，致冲任两脉亏损，血海空虚，月事不以时下。

主症：面色苍白或灰暗，形寒怯冷，腰脊酸楚，眩晕耳鸣，舌质淡白，脉象沉细或细弱。

治法与选方：治宜温补肾阳，调养冲任。方用右归丸合桂仙汤化裁。

于某 38 岁。停经 1 年半，眩晕腰酸，四肢不温。两脉细弱，舌苔薄白而滑。诊断为冲任不足型闭经。治宜补肾温宫。药用：

淫羊藿 9g　仙茅 9g　当归 9g　苁蓉 9g　巴戟天 9g　赤芍炒，9g 紫石英 30g　肉桂末 1.2g　川芎炒，2.4g　河车大造丸分吞，12g

上方随症加减服约 15 剂，月经来潮量少。后仍用桂仙汤加味，以巩固疗效。

桂仙汤有温补肾阳、调摄冲任的作用，对冲任虚寒而致的闭经，常获良效。西医学所称的卵巢功能紊乱引起的闭经，应用桂仙汤，疗效亦较满意。

四、阴虚内热型

常见于多产妇女，或热病之后，或久患宿疾，以致营阴内耗，虚阳偏亢。

主症：身形瘦削，午后潮热，口干咽燥，眩晕腰酸，心悸少寐，舌红绛，苔剥，脉象细数或细弦。

治法与选方：治宜滋阴清热，养血调经。方用知柏地黄丸、大补阴丸或秦艽鳖甲汤加减。

楼某 38 岁。闭经 5 个月，头晕目眩，午后潮热，形瘦神疲，下肢酸软。脉象细数，舌红苔薄，证属阴虚内热。治宜滋阴清热，佐以调经。药用：

秦艽 9g　知母 9g　银柴胡 9g　青蒿 9g　赤芍 9g　牡丹皮 9g　丹参 12g　地骨皮 12g　鳖甲炙，15g　甘草炙，3g

上方随症加减服 10 余剂后，潮热始退，脉数转缓，惟月水未下，形瘦神倦如前。此因久病之躯，气血大耗，血海空虚，经水无源所致。继用归脾汤加减以资化源。药用：

黄芪 12g　生地 12g　丹参 12g　鸡血藤 12g　当归 9g　酒赤白芍各 9g 党参 9g　白术 9g　茯神 9g　广木香 3g　甘草炙，3g　川芎 2.4g　龟鹿二仙膏烊冲，12g

上方随症出入连服 20 剂余，经水转正常，量少，色暗，嘱继服前方调理巩固。

本例经西医诊断病理报告为"子宫内膜结核"，中医辨证属阴虚内热型闭经。故初用秦艽鳖甲汤加减滋阴清热，服后潮热虽退而经水未下。盖此类病证，患者大都气血俱耗，欲补养气血，必当资其化源，故改用归脾汤化裁，意在温补心脾，气血同顾，气壮则能生血，药后经水得转，获效显然。

五、风寒凝结

经期受寒，或食生冷之物，寒气客于胞门，结于冲任，阻其经络，致经水不行。

主症：神色萎顿，少腹胀痛，腰背酸胀，白带绵下，恶风头痛，苔薄白，脉沉迟或紧。

治法与选方：治宜温经散寒。方用温经汤加减。

蔡某　24 岁。经期涉水受凉，寒气结于胞门，营血之行艰涩，闭经已 4 个月，少腹时有胀痛。脉来细涩，舌苔薄白。诊断为风寒凝结型闭经。治宜温经散寒。药用：

桂枝 4.5g　艾叶 4.5g　苏叶 4.5g　当归炒，9g　赤芍炒，9g　制香附 9g　川芎 2.4g　吴茱萸 1.8g　丹参炒，12g

上方服 7 剂后经来，继用八珍汤加减以善其后。

本例闭经，因感受风寒，邪气客于胞门而起，故于养血调经药中，加桂枝、艾叶、苏叶之类以祛风散寒，冀其外邪得去，营血通畅，则经水自下。

1. 注意调理脾胃

闭经的成因不一，治法各异，临床以气血虚亏型最为常见。辨证推因，大多由于脾胃虚弱，化源不足引起。盖脾胃乃后天之本，气血生化之源，若脾胃有伤，内则脏腑失养，外则肌肤失充。在女子，则冲任失调，血海空虚，闭经等证，由是作矣。故对闭经治疗，调理脾胃实为重要的法则。不仅对气血虚亏患者治疗多从补益脾胃立法，而且对其他各型，亦往往随症加入健脾和胃之药。

2. 重视疏肝解郁

历代医籍对闭经病因病机的论述，很重视精神因素的影响。如《内经》所云"二阳之病发心脾，有不得隐曲，女子不月"，为后世提供了重要的理论依据。《济阴纲目》亦云："人有隐情曲意，难以舒其衷者，则气郁而不畅，不畅则心气不开，脾气不化，水谷日少，不能变化气血以入二阳之血海矣，血海无余，所以不月也。"这更清楚地阐明了情志不舒导致脏腑功能紊乱，是引起闭经的重要原因之一。因此，调整肝脏的功能，使肝气条达，也是治疗闭经的重要一环。

3. 酌情活血祛瘀

活血祛瘀是治疗闭经的常用方法之一。本法一般适用于气滞血瘀的实证，但对其他各型，亦可根据病情的演变，酌情应用。如对气血虚亏和冲任不足型患者，可在补养药中，适当加入活血祛瘀药物，所谓"寓攻于补"，疗效可能更佳；或者先行补养，俟正气回复，一般情况改善后，再用活血破瘀药，以催促月经下行，常能应手取效，此即"先补后攻"之法。总之，贵在临证掌握时机，灵活变通。

4. 欲孕必先调经

闭经与不孕有密切的关系，对月经不调而引起不孕的治疗，当以调经为主，经调方能受孕。

5. 施治务求其本

西医学所谓"子宫内膜结核"引起的闭经，大多属于阴虚内热、气血耗损之证。治法初以秦艽鳖甲汤之类，以滋阴清热；俟骨蒸潮热退后，继用归脾汤促其生化之源，使血海充盈；再进补肾壮阳之剂，使肾气伸发，冲任受养。如是则阴阳得平，气血恢复，则经水自下矣。否则，滋阴之品用之太过，会使脾胃受伤，肾阳被遏，于是化源更形不足，其病益甚。总之，本病的治疗，应用滋阴清热的方法仅是权宜之计，而温补脾肾，乃是治本之法，必须明确之。

朱师墨

遵循辨证治闭经，胶执于通难为功

朱师墨（1908~1989），华中科技大学同济医学院教授

对闭经的治疗，一般常用疏通气血之法，但决不可一概滥用，还必须辨别虚实之不同。一般来说，实证的月经涩少，周期延后，甚至闭经，而且多半是骤然发生，常有下腹胀痛、乳房和全身胀痛等症状，脉象弦实，问其过去行经的情况，一般是行经前2~3日就开始有上述胀痛等症状。问其发病缘由，常有郁怒伤肝、生冷伤脾等因。对上述闭经，只要用活血行气兼以疏通肝经的方剂，多半能使月经通行，症状好转。虚证的闭经，或月经量少，或周期延后，多半是病史较久，过程缓慢，经量逐月减少，周期逐期延后，经色逐月减淡，一般没有下腹痛、乳房和全身胀痛等症状。诊其脉象，中按和沉取都现虚象。面色苍白，唇色和舌质淡红，或淡红不荣，全身疲软，食欲减退，腰腿酸痛，头目眩晕，或并有虚肿、虚热等症。

对于先天肾气衰亏，天癸不足，同时后天脾阳亦亏，气血生化无源的长期闭经，曾治愈一案，介绍如下。

王某 25岁。

16岁（1970年）月经初潮后，一直不规则，经常2~3个月一行，量多，时夹瘀血块，行经之前腰腹疼痛。1973年3月开始闭经，曾采用人工周期治疗，治疗期间，月经来潮，停止人工周期，则月经闭

止。又服过中药 130 多剂，均无效。于 1978 年仲春，开始找我诊治。当时患者长期闭经，腰痛，腿软，头目眩晕，肢冷怯寒，面色苍萎，精神萎靡。脉细弱而迟，尺部尤弱，舌质胖嫩，淡红不荣，苔尚净。此乃先天肾气不足，冲任不充，肾阳虚而阴寒结，以致月经长闭。患者后天脾土亦虚，气血生化失职，致经血来源有亏，此为长期闭经的又一原因。

肾亏阳虚，脾虚血亏，先天后天互相影响。治以温补脾肾，调补气血，佐以治血通经。处方：

上肉桂研末分冲，3g　吴萸 5g　当归 12g　川芎 12g　赤芍酒炒，9g　党参 12g　黄芪 12g　白术炒，9g　桃仁 9g　丹皮 9g

上方服 15 剂，经仍未行，只觉精神稍好，胃纳较增，面色苍萎略退，脉舌如旧。原方加重温补脾肾之品，处方：

鹿角霜 12g　枸杞子 12g　巴戟天 12g　菟丝子 12g　熟地砂仁拌，15g　当归 12g　川芎 9g　泽兰 9g　黄芪 16g　党参 16g　上肉桂研末分冲，5g　益母草 20g　香附 9g

3 个月间续服上方 40 剂余，月经仍基本未行，仅有 1 次来潮，量甚少而色淡，但精神续有好转，面色渐渐红润，肢冷、腰痛、腿软均减轻，眩晕亦见好转，脉较有力，舌质较红。再用张景岳右归饮合上方加减。

黄芪 25g　党参 20g　当归 16g　川芎 9g　泽兰 16g　熟地砂仁拌，20g　山萸炒，9g　制附块先煮透，6g　上肉桂研末分冲，5g　巴戟天 16g　仙茅 16g　仙灵脾 20g　鹿角霜 16g　枸杞子 16g　补骨脂 9g　淡苁蓉 9g

连续不断服上方 60 剂，月经来潮，色、量正常，其后周期正常，其他诸症均得消除，而且体质状况大有进步。

我还遇到一个罕见的特殊类型闭经，即"蓄血发狂"证。另外，我还治愈过一个水肿病闭经。分述如下。

文某 年20余岁。

结婚后数年没有怀孕，月经一直正常。但病人自认为身体虚弱，是以不孕，求子心切，长期服中药温热性补方，并注射西药各种补针，后来忽然停经不行，病人主观地认为受孕，更多服补药，多打补针，以求保胎。停经3个月后，病人常觉烦躁不安，面赤舌燥，通宵失眠，不能合目，日夜精神兴奋异常，自言自语，滔滔不绝。有一天，与其爱人外出购物，在路上突然发狂，抬架回家，关在空室。病人日夜狂闹，啼笑无常，高歌大叫，不辨亲疏。详细问过病史和病情后，察其脉象洪数有力，舌质紫暗，面红目赤，大便秘结，下腹痞硬拒按，诊断为瘀热闭经导致"蓄血发狂"之证。方用抵当汤合桃仁承气汤加减。处方：

虻虫 9g　水蛭 9g　桃仁 9g　红花 9g　大黄 12g　蟅虫 9g　芒硝分2次冲，12g

此方连服7剂，每日泻下秽臭棕色粪便多次，于是狂势渐得抑制，不再胡闹哭骂，但仍神情异常，不辨亲疏，乃改用"血症方"加减。

大黄 9g　桃仁 9g　红花 9g　当归 9g　赤芍 9g　川芎 9g　三棱 9g　莪术 9g　五灵脂 9g　生蒲黄 9g　丹参 15g

服上方7剂后，月经始通，但量少色暗。继服原方（大黄减为6g）8剂，始得经量加多，色泽较红，腹痞好转，但神志仍恍惚。改用和血通络、豁痰开窍之剂，先用汤药，后改膏方，约经半年，才得月经正常，神智恢复。

吴某 年约30岁。

本人月经一向正常，但于年前因患疟疾，月经遂闭止不通，疟疾愈后已经半年多，经仍未行。病人面色苍白而萎黄，肢体浮肿，胸腹胀满，小便短少，气喘而促，精神萎靡，四肢发冷。诊得脉象沉细而迟，舌质淡红不荣，舌苔白腻。认为证属脾肾阳虚，气化无权，渗泻失职，不能通调水道，是以不但停经不行，而且水气滞留，以致浮肿、胀满；水气犯肺，自然气喘而促；脾肾阳虚，因而四肢发冷。论其治法，分三个步骤：先宜益火消水；次则温补脾肾；最后调养气血，温经通脉。初步先按《内经》的理论指导，"益火之源，以消阴翳"，方用真武汤合五苓散加味。处方：

制附片先煮透，15g　白术炒，12g　生姜12g　白芍炒，6g　桂枝6g　茯苓30g　猪苓9g　泽泻9g　杏仁9g　苏梗9g　葫芦瓢24g　缩砂仁研末冲，5g

服上方20剂后，小便加多，肿胀渐消，四肢转温，面色萎黄渐退，喘促较松，脉象沉细较起，舌苔白腻基本化去。再用金匮肾气汤合香砂六君汤加减，以温补脾肾。处方：

制附块先煮透，9g　肉桂研末分冲，5g　熟地12g　山萸肉6g　山药炒，9g　茯苓15g　泽泻9g　党参炒，12g　白术炒，9g　广陈皮9g　广木香5g　缩砂仁研末冲，5g

服此方20剂后，肿胀基本消除，精神渐好，喘促好转。病人因急欲回乡，令其带药回去长期服用，方用十全大补汤合温经汤化裁。

当归15g　川芎10g　黄芪15g　党参炒，15g　白术炒，15g　茯苓15g　广木香5g　肉桂研末分冲，5g　吴萸5g　小茴香5g　益母草12g　泽兰9g

1年之后，来信说：服上方40剂余后，食欲日增，精神得振，最后月经竟亦通行，周期正常，未再复发。

中医治疗月经病，要了解先有其他病症而后月经不调，还是先有月经不调而后产生其他病症，这点是非常重要的。我曾遇见过这样两个案例：

何姓　年20多岁。

停经已3个月，时当暑季，病人长期感到头重脑涨，胸闷腹胀，精神不振，饮食无味。诊得脉象濡缓，舌苔白滑。我认为证属"暑湿蕴着"所致，用藿香正气汤加减。处方：

鲜藿香 12g　鲜佩兰 12g　广陈皮 6g　制半夏 9g　茯苓 15g　白术炒，9g　川厚朴 6g　大腹皮 9g　六一散包　白蔻仁 3g　紫苏 9g　建曲炒，9g

上方连服 10 剂，不但暑湿解除，头脑清醒，胸腹开通，食欲增加，而且月经竟也通行。

宋某　年 30 岁。

停经半年，并有浮肿，腹胀，咳嗽气喘，日夜咳吐大量痰涎，一年四季特别怕冷，冬天更甚，厚裘围炉，不敢出门。病人面色萎黄，脉象濡细，舌苔白腻而厚，诊为"寒湿痰饮症"。方用苓桂术甘汤合二陈汤加味。处方：

茯苓 24g　桂枝 6g　苍术炒，6g　白术炒，6g　姜半夏 9g　陈皮 9g　干姜 5g　厚朴 9g　杏仁 9g　苏子 9g　苏梗 9g　甘草炙，3g

上方连服近 40 剂，痰饮大减，咳喘得瘥，肿胀消除，怕冷好转，月经竟也通行。

丁启后

补益疏通，治疗闭经

丁氏积多年临床经验，临证治疗闭经，多以补益疏通为治疗要法，即在疏通之时勿忘培补经源，如此而常获佳效。

疏通勿忘培补经源

女子生而不潮，或潮而复止，皆谓闭经。闭经者，月水不通，必以通为治，然通经之法，丁氏认为绝非破气、破血之属所能囊括，一味疏通，操之过急，乃治闭经之大忌。并根据多年临床指出：闭经一证，古今立论繁多，证型各异，终不能脱"源不足"与"流不通"之藩篱，而"流不通"往往发生在"源不足"之基础上。经源充足，就好比湖海满盈则河川自通，就有滞涩，治之较易。若体源虚损或枯竭不生，甚则涓滴皆涸，决堤又有何用？故此而强调疏通勿忘培补经源。正如张景岳谓："欲以通之，无如充之，但使雪消则春水自来，血盈则经脉自至，源泉混混，又孰有能阻之者！"然而，经源者，精之所生，血之所聚，气之所化而成，精、气、血乃行经之三要素，三者之化生及功能外现，又是脏腑、经络（冲任）协同作用和相互影响的结果。以其脏腑而言，肾为根，藏精而化气生血，精血互生，气血相依，冲任调畅，血海满盈，月水有潮；脾为源，藏营而生血，妇女以血为本，无血则血海空虚，胞脉失养，经闭不行；肝为制，藏血而主疏泄之功能作用于冲任，以保证月经的如期潮止；心主血而藏神，心肾通于胞宫胞脉，若心肾不交，心脾失调，均可致营阴耗损，冲任失养，月经稀少渐至闭经。可见经之行，全赖精气血的相生相濡，肝、肾、心、脾的协同作用，冲任二脉的畅旺通达；经之闭，无疑是在肝肾不足，心脾失调，精、气、血亏乏等经源不足的基础上发生的。为此，丁氏指出，对于闭经的治疗，必以培补经源为其治本之道，临床可在辨证基础上，根据脏腑、精气血亏损的程度不同，酌情在各型中选用当归补血汤、归脾汤、柏子仁丸、归芍地黄汤、五子衍宗丸、左归丸、右归丸等方加减而治。

培补不离脾胃肝肾

通过临床观察，丁氏认为闭经患者，无论虚、实，伤及脾胃者居多，以气血亏虚型最为多见，辨证求因，大多由于脾胃虚弱，化源不足引起。盖脾胃为后天之本，气血生化之源，是气机升降之枢纽，若脾胃有伤，则脏腑失养，在女子则冲任失调，血海空虚，闭经之证，由是作矣。故临床上丁氏不仅对闭经之属于气血亏虚患者多从补益脾胃立法，而且对于闭经各型，也往往随证加入健脾和胃之药，如山楂、鸡内金、党参、白术、茯苓、山药之类，并多以归芍六君子汤、黑归脾汤等进行调理，以善其后。

在本病的治疗中，丁氏不仅强调善护脾胃，养其生化之源，是为通经之基础，同时指出，滋养肝肾，调理冲任，更为通经之首务。因肝肾同居下焦，肾精肝血有相互滋生的作用，故有"精血同源""肝肾同源"之说。又肝藏血为女子之先天，肾藏精为经水化生之源，"冲为血海，任主胞胎"，肝肾与冲任二脉有着直接的联系。临证时，丁氏本着"冲任隶属于肝肾"的理论，对于闭经的治疗，无论虚实，遣方用药多兼养肝肾。他认为治肝肾亦即调冲任，只有肝肾充足，才能任脉通，太冲脉盛，月事以时下。临床上不仅对于肾虚精弱者多从肝肾论治，而且常于闭经各型中灵活配用桑寄生、牛膝、续断、杜仲、淫羊藿、巴戟天、鹿角霜等补益肝肾、调理冲任之药。可见通经须培补经源，而培补又不离脾胃肝肾。

此外，他认为，疏肝理气、活血化瘀、调畅气血亦为通经之常法。历代医家对于闭经病因病机的论述，都很重视精神因素的影响，如《内经》云："二阳之病发心脾，有不得隐曲，女子不月。"说明情志不遂，导致脏腑功能紊乱，是引起闭经的重要原因之一。因此临证时须调整肝肾功能，使肝气条达。常于闭经各型中随症加入香附、北柴胡、郁金、佛手片之类以疏肝解郁，每能提高疗效。至于活血化瘀，则是治疗闭经的常用方法之一，一般适用于血瘀气滞之实证，但丁氏常根据病情的演变，即便是气血亏虚和冲任不足患者，亦在补益之时酌情加入活血祛瘀药物，如桃仁、红花、益母草、丹参、泽兰、虎杖、苏木、土鳖，甚则用三棱、莪术、水蛭之类活血破瘀，以催促月经下行，常能应手取效，此即"寓攻于补"之法。但临床应掌握时机，灵活变通。

施治分清主次兼夹

丁氏潜心研究本病之机制，并有其独到的见解。他认为，妇女有经、孕、产、乳的生理特点，故极易造成损精、伤血、耗气的后果。加上当代妇女有职业之负担、家务之劳苦、精神因素的影响，以及近年来引产、流产的增多和口服避孕药等也成为闭经的常见病因之一。因此丁氏治疗本病，很注意详审病史及其损伤之因，四诊中首重问、望、切诊，既重视脏腑功能失调之外在表现，又不忽视西医学的检查与测定。他综合现代女性闭经患者的临床特点，指出她们的群体表现是以虚为主，虚实夹杂为其主要病机。

临证论治，提出"补益"为主或"补益疏通"同用的治疗原则。他认为精、气、血虚为其本，但临床上又有以精血亏虚为主者，或以气血亏虚为主者之别，二者当采用"补益"为主、养正为通之法。若以精血亏虚为主者，乃因冲任不足（多见于少女闭经）或后天损伤，或药物（如服避孕药）等所致，或他病所累，见闭经伴腰酸头晕、耳鸣脱发、倦怠，性功能减退，脉细或细沉，舌淡红，苔薄等，检查可有子宫发育不良或性激素不正常、基础体温无双相等肾虚精弱之病。治拟益精养血，滋补肝肾。可选用左归丸、五子衍宗丸、二仙汤等方合方加减而治。若以气血亏虚为主者，可因多产失血，或暴崩，或他病损伤脾胃气血，生化不足而月经稀少，渐致闭经，可见头昏眼花，心慌气短，神倦肢软，或食欲不振，或肌肤不润，毛发不泽，面色不华，爪甲不荣，腰酸坠痛，脉细弱，舌淡苔白等表现，检查可见血象和有关营养指标低下等气血亏虚、心脾失调征象。治拟补益气血，健脾养心。可选用当归补血汤或归脾汤合柏子仁丸加减而治。临床上，精、气、血虚可兼见或同见，则病程及病情随之而加长加重，此病之源，治当以补益为本。

若闭经之属于虚中夹实者，又应兼顾夹杂因素论治，采用"补益疏通"同用的治疗法则。闭经之兼夹因素多为气滞、瘀阻、寒湿、郁热等，多在精气血不足之基础上发生。若夹气滞者，可兼见胸胁、少腹、乳房胀痛，情志抑郁，心烦易怒，脉弦，舌淡，苔白等，常选用桃红逍遥散、柴胡疏肝散或乌药正气散等方加减；若夹瘀阻者，可兼见少腹刺痛，痛有定处，脉弦涩，舌质暗或有瘀点等，常选用理冲汤、桃红四物汤、血府逐瘀汤、少腹逐瘀汤等方加减；若兼郁热者，可见口干，烘热、潮热或手足心热，心烦，脉细数，舌质偏红等，可选用一贯煎或秦艽鳖甲汤加减以滋阴清热，但滋阴清热仅是权宜之计，过用难免滞脾，应待热退之后，即予健脾补肾，投归脾汤加减，此乃治本之法；若夹寒湿，可兼见少腹冷或冷痛，腰酸肢凉，带下清白，纳少倦怠，脉沉缓，舌淡苔白腻等，可用金匮温经汤加减；若夹痰湿，可兼见痰多，胸闷呕恶，形体多肥胖，脉弦滑，苔腻，宜豁痰除湿，调气活血通经，可选用苍附导痰汤合佛手散加减。总之，本病施治，须分清主次兼夹，无论以虚为主，抑或虚实夹杂，其治疗只可先培本源，再以疏通，或通补兼施，在通下之后，应注意健脾养血，滋阴补肾，以取得远期疗效。

朱南孙

治疗闭经的经验

总其临床诸证，有肝肾不足、气血两虚、肝郁气滞（或气滞瘀阻）、痰湿阻络、寒凝血滞、热结血滞等型，但不外乎虚实二端。

一、肝肾不足

患者多先天禀赋不足，经水初潮迟至或过早即至。已婚者房劳纵欲，精血耗损。望诊见面色晦暗，眼眶发黑，双目无神。症见头晕耳鸣，口燥便坚，阴液分泌甚少。脉细，舌暗，苔薄欠润。病程日久，阴损及阳，性感淡漠，渐致不孕。

治法：滋养肝肾，填补精血。

方药：当归、赤芍、熟地、怀山药、山萸肉、巴戟肉、鹿角片、川断、川牛膝。

其中，归、地等养血之品合鹿角等血肉有情之物，以资其肝血肾精。亦可参景岳的归肾丸、傅山的调肝汤化裁。待症情好转，精血充盈时，酌加泽兰、红花、益母草等活血催经。

二、气血两虚

如因出血过多，久患慢性疾病，或纳少便溏，经久不愈，必损脾肾，脾肾两亏，则气血化源不足，遂致血海空虚而经闭。症见神疲，眩晕，纳少，便溏或秘结，肢软畏寒。脉细软，舌淡，边有齿痕，苔薄。

治法：健脾益肾，调补气血。

方药：党参、白术、茯苓、当归、熟地、川芎、鸡血藤、制附片、桂枝、干姜、炙甘草。

此法考虑到先后天的生理、病理的相互关系，通过健脾益气养血以资肾精，并以附、桂温肾助阳化气而加强脾运，达到脾气旺盛，肾精充沛，则癸水自行。此乃"寓通于补""补而通之"之意。

三、肝郁气滞

肝喜条达，易于怫郁。肝郁能使气滞瘀阻而致经闭。患者多落落寡欢，时感胸胁胀满，纳少神疲，心烦抑郁。脉弦细，舌暗，苔薄。

治法：疏肝解郁，理气调经。

方药：柴胡、当归、赤芍、生地、川芎、香附、青皮、玄胡、桃仁、红花。

方取疏肝解郁的逍遥散合养血活血的四物汤化裁，如气滞腹胀甚宜加三棱、莪术等行气破滞之峻品。同时，尚须开导患者怡情悦性，以解除其肝郁之精神因素，服药才能奏效。

四、痰浊阻络

痰浊闭经以身体肥胖为主要症状。可见经水渐少而致经闭，平素神疲嗜睡，纳呆多痰，白带较多，或四肢麻木，脘腹胀满，大便鹜溏。脉濡，舌淡，苔薄。当责之脾虚运化失职，而致湿聚脂凝，胞脉受阻，营卫不得宣通，血海空虚而经闭。

治法：健脾疏化，理气调经。

方药：苍术、白术、茯苓、姜半夏、南星、菖蒲、枳壳、香附、马鞭草、鬼箭羽、陈皮。

轻则选用二陈汤、越鞠丸合启宫丸加减，重者宜苍附导痰汤或涤痰汤化裁。如肝热体壮，情志不悦，心气郁结，脾土受侮而痰火胶结，阴津被劫而致闭经，症见头痛面红，心烦便坚，脉弦，舌红少津，则治宜疏肝气、泻心火，择凉膈散合丹栀逍遥散加减。

五、寒凝血滞

寒凝血滞之闭经多发于青春期女子或肾气不足的羸弱之体。由于恣饮生冷，或感受寒邪，或久服凉药而致寒凝血滞之经闭。症见形寒肢冷，面色少华，食少懒言，少腹冷痛，大便溏薄。脉沉细，舌暗或淡。

治法：温养冲任。

方药：当归、赤芍、熟地、川芎、陈皮、香附、三棱、莪术、楂肉、青皮。

寒凝较重者可酌加紫石英、鹿角片、巴戟、紫河车等温养之品，同时选右归丸 10g，每日分 2 次吞服，共 20 天，继用乌鸡白凤丸每日 1 丸，温开水化服，共 7 天。如经水仍未转，再服以上煎剂 7~10 剂。景岳云："……欲以通之，无如充之。但使雪消则春水自来，血盈则经水自至。"经水已行，日后亦宜常服右归丸、乌鸡白凤丸、十全大补丸等成药，以善其后。

六、热结血滞

此证多发于已婚经产妇女。由于胞宫胞脉受损，或热邪侵袭冲任等，使冲任之阴血受灼而与瘀热交结。症见发热，口干咽疼，便坚腹痛，溺赤等。脉弦细带数，舌红，苔少或剥而少津。治法：清热凉血通瘀。

方药：丹参、当归、生地、赤芍、沙参、麦冬、枸杞、川楝子、红藤、败酱草。

此法以祛邪清热为先。如瘀热甚者，可选三黄四物汤合银花、连翘、红藤、败酱等；待邪去热消，加三棱、莪术，重在行滞通瘀。但多次刮子宫，内膜损伤过度，或阴虚火旺、潮热闭经者，宜一贯煎或百合固经汤加减。如有结核菌侵入胞宫，并在活动期，须与抗结核法并进。

总之，闭经的原因多而复杂，迁延日久必有不同的症状出现，临床证治，除根据辨证求因，审因论治外，尚须结合实验室检查，力求准确地把握其病因病机，方可对症施药。

溢 乳 闭 经

闭经伴有溢乳，称溢乳闭经，多发生在产后或因服用某种药物引起，月经往往由稀发到闭止，诊治必须排除肿瘤。本病的病情较为复杂和顽固，迁延日久，能使生殖系统萎缩，治疗也颇为棘手。试就临床经验所及，谈谈认识和体会。

哺乳期过长的妇女，断乳后可能有一段时期的闭经，也可能一段时期乳汁不断，尔后逐渐正常。但有产后不哺乳或断乳后径自溢乳而经闭者，亦有与产育无关的。发生在更年期或服某种激素药物而致溢乳伴经闭不行者，皆为病理现象。

溢乳闭经，前人鲜有论述。《竹林女科》论闭经，以"乳众血枯"名，治以十全大补汤；《济阴纲目·乳病门》谈到："有未产前乳汁自出者，谓之乳泣。"治选十全大补丸、逍遥散、归脾汤等方，但未阐明溢乳与月经失调的关系。

古人向有"女子乳头属肝，乳房属胃"之说，而经乳的调节与冲任有密切关系。《经》云："冲脉为病，逆气而里急。"溢乳是"气逆"，里急则经闭，可理解为本病的机转之一。

因此，凡情志抑悒，肝气郁结，或过食辛辣，胃热壅滞，皆可使冲脉气机失于条畅而造成"里急"，里急则冲气无由下达，血亦无下达之路，于是，不化经而上逆为乳，溢乳闭经遂成。

其次，劳倦过度，损及气血，房事不节，伤及肝肾，气血统摄失司，不能与心相交，心阳之气不得下降，阴血不能按时下注胞宫而为月汛，则反顺为逆，血不归正而上溢为乳汁。

兹将近年收集的 16 例有溢乳的月经失调案例，根据其临床症状表现，分为以下三型。

1. 肝肾亏损，肝气上逆

症见经水由落后量少而至经闭，乳汁泌溢，质稀，腰痛神疲，头晕，便坚，面色晦暗，乳胀，情志抑郁。脉弦细，舌暗，苔薄。

治宜疏肝养血顺经。方以四物合逍遥散加减。

当归 9g　生地 12g　丹参 12g　赤芍 12g　川芎 4.5g　柴胡 6g　郁金 6g　制香附 9g　蒲公英 12g　全瓜蒌 12g　枳壳 6g　川牛膝 9g　留行子 12g

2. 脾肾不足，气血两虚

症见经闭不行，乳汁自溢，质清稀，面色㿠白，头晕腰疼，纳呆便溏，畏寒。脉细缓，舌淡，边有齿痕，苔薄。治宜健脾益肾，调补气血。方以圣愈汤合右归丸加减。

党参 9g　黄芪 9g　赤白芍各 9g　枸杞子 9g　巴戟肉 9g　鹿角片 9g　当归 12g　熟地 12g　怀山药 12g　鸡血藤 12g　川芎 4.5g　肉桂 12g

3. 肾虚血枯，心肝火旺

症见经闭不行，乳汁自溢，质稠色黄，乳头痒，头痛，寐不安，心烦易怒，咽喉干痛，便坚溲赤。脉细数，舌红，苔薄。治宜清热养阴，疏肝理气调经。方以四物、增液合逍遥丸加减。

当归 12g　生地 12g　赤芍 12g　钩藤 12g　肉苁蓉 12g　玄参 9g　柏子仁 9g　泽兰 9g　川牛膝 9g　逍遥丸包煎, 9g　川芎 4.5g　麦冬 6g　淡子芩 6g

本病为闭经之重症，妇科检查有子宫萎缩者，符合前人"血枯经闭"的论述，所以病程较长，患者应耐心治疗，且首先要排除肿瘤。本病患者多伴情志抑郁症状，可见与肝郁有密切关系，但视其体质强弱，病程长短，或因肝郁，或因体虚，分别予以辨证论治。本病每由月经稀发而渐至闭经，所以贵在早期治疗，且于愈后亦每因内外因素的干扰而复发，因此要重视调补善后和精神调摄。本病病程较长而症情复杂者，单服西药，药物反应较甚，仅用中药，治疗效果缓慢，采用中西药并治，可尽快改善症状，提高疗效。

肥胖型闭经

肥胖型闭经一般以中青年患者多见。先是月经落后、量少，渐至闭经，体重随之增加，并有症状出现。推其病因，多由心意不遂，情志抑郁，或脾虚运化失职，湿聚脂凝，脉络受阻，营卫不得宣通，血海空虚，体胖经闭遂成。

一、脾肾阳虚，痰湿阻络

本型在临床较为常见。其病机突出为后天脾运不健，湿聚脂凝，胞脉闭塞。症见体胖经闭，头晕，神疲，嗜睡，纳呆便溏，胸闷痰多，面色㿠白，腰酸肢楚，尿少，周身肌肉发胀。脉濡，舌淡，苔白腻。治拟化湿导痰，温脾通络，以涤痰汤加减。方药：陈皮、姜半夏、茯苓、山楂肉、六曲、白术、制香附、制南星、石菖蒲、桂枝、鸡血藤。待胃纳佳、精力渐充，乃进健脾补肾、益气养血调经之剂，方取八珍汤加川断、桂枝、鸡血藤、蜜根。如经水已行，则以附桂八味丸或右归丸充养冲任。

谈某 18岁，未婚，学生。14岁月经初潮后，周期惯常落后，量少。初诊时月经已8个月未转，体胖（体重69kg），神疲，嗜睡，头眩，痰多纳呆，腰酸带下，全身肌肉胀痛，皮肤瘙痒，下肢及腋下有紫纹。脉沉细，舌苔白腻。

良由学习紧张，心脾不足，体胖多湿，湿碍脾运，则上泛为痰，下注为带。曾经内分泌检查，排除柯兴氏征。治疗先以涤痰汤加减：南星、半夏、陈皮化痰除湿；菖蒲、香附开窍通心，理气疏络；丹皮、赤芍、川柏清热泻火，活血调经。服药12剂后，心气下达，精神略振，并有腹胀感。心络于胞中，腹胀为行经先兆，乃因势利导，以当归、丹参、川芎、鸡血藤养血活血；马鞭草、鬼箭羽除湿通络；威灵仙宣痹疏络；仙灵脾、牛膝引药入胃。全方通经力专而猛，药下果使经转。如此按月调治约7~8个月，痰湿递减，体重渐降，下肢已无发胀及瘙痒感。以后经水虽不准时，但能自转。唯仍感神疲嗜睡，纳呆便溏。因患者体丰湿盛，脾肾阳虚，所以平时宜温脾益肾，调补气血，以参苓白术汤加肉桂、鹿角片、巴戟、仙灵脾投之，行经期间用通瘀煎；活血通瘀，以后经量渐多。

二、肝郁气结，痰湿阻络

本型患者一般脾胃素盛，体质尚实，由于情志不畅，心气郁结，肝失条达，脾土受侮，痰火胶结，阴精被劫，脉络空虚。症见体胖经闭，面部升火，头痛，心烦易怒，口干便结，纳旺，胸闷气促，尿少，肢体肿胀。脉沉细弦，舌红苔薄。治疗宜先泻心火，疏肝气，予凉膈散、丹栀逍遥散加减：丹皮、赤芍、生地、大黄、柴胡、广郁金、川断、牛膝、泽兰叶、卷柏。待便通尿利，胃气下泄，肝得条达，再继治以养血调经，用泽兰汤合柏子仁丸加减（当归、丹参、赤芍、生地、川断、牛膝、泽兰叶、益母草、柏子仁、卷柏、鬼箭羽、马鞭草）。待经行后以归肾丸（当归、熟地、杞子、山药、山萸肉、茯苓、杜仲、菟丝子）调益肝肾，充养血海。

冉雪峰

大黄䗪虫丸治愈室女经闭

冉雪峰（1877~1962），著名中医学家

陈镜湖，万县人，半业医，半开药铺，有女年十七，患干血痨，经停逾年，潮热，盗汗，咳逆，不安寐，皮肉消脱，肌肤甲错，腹皮急，唇舌过赤，津少。自医无效，住医院亦无效，抬至我处，困惫不能下轿，因就轿边诊视。脉躁急不宁，虚弦虚数。予曰：脉数、身热、不寐，为痨病大忌，今三者俱全，又加肉脱皮瘪，几如风消，精华消磨殆尽，殊难着手。渠乃为敷陈古今治痨方治，略以《金匮》以虚痨与血痹合为一篇颇有深意，仲景主小建中阴阳形气俱不足者调以甘药，唐·孙氏又从小建中悟出复脉汤，仲景用刚中之柔，孙氏用柔中之刚，功力悉敌。究之死血不去，好血无由营周，干血不除，新血无由灌溉。观大黄䗪虫丸，多攻破逐瘀之品，自注缓中补虚，主虚痨百不足。乃拟方：白芍六钱、当归四钱、生地四钱、鳖甲五钱、白薇三钱、紫菀三钱、百部三钱、甘草一钱、大黄䗪虫丸十粒。

煎剂分二次服，丸药分二次用药汁吞下。十日后复诊，咳逆略缓，潮热盗汗渐减，原方去紫菀、百部，加藏红花、琥珀末各八分，丸药米酒下。又十日复诊，腹皮急日渐宽舒，潮热盗汗止，能安寐，食思渐佳，改用复脉汤嘱守服久服。越三月，予在高笋塘闲步，在某药店门首见一女，酷似陈女，询之果然，系在渠家作客，已面有

色泽，体态丰腴，不似从前赢弱。虚痨素称难治，然亦有短期治愈者。

（《冉雪峰医案》）

卓雨农

经闭七证，自拟效方

卓氏认为闭经一证，虽只血枯、血滞两类，但其病因比较复杂，辨证尤需注意。一般属血枯的，大多面色苍白或萎黄，两目少神，头目眩晕，时有潮热，皮肤欠润，食量减少，心累气短，腰酸无力，舌质淡苔薄，脉多无力，甚则形肉枯瘦，皮肤干燥，气急作喘，舌淡或光剥无苔，脉虚细。属于血滞者，大多胸腹胀满，少腹疼痛，按之不减，或反增剧，脉多有力。至于房劳、气郁、因热因痰等各有不同的见证，须结合四诊八纲仔细分辨。证型虽多，概括起来不外乎血枯、血滞两端。治疗原则，是血枯宜补，血滞宜通。卓氏还特别告诫同仁警惕一见经闭则不分虚实即乱施通利的做法。至于具体的治疗，又当根据不同的情况，采取"虚者补之，实者泻之，劳者温之，损者益之，结者散之，留者攻之，客者除之"等法，辨证施治。如因失血而引起的，宜补血益气；脾虚的宜补脾和胃；劳损的，大都阴亏火旺，灼肺伤肝，宜养肝滋肾润肺；血瘀的，宜攻瘀通经；风冷凝滞的，宜温寒行血；气郁引起的，宜调气舒郁；痰阻的，宜化痰行血。

此外，更宜详审有热无热，夹实夹虚，随症变通。《女科经纶》引叶以潜说："……血滞亦有虚热，血枯亦有虚热，故滞者不宜过于宣通，通后又须养血益阴，使津液流通。血枯者亦不可峻行补益，恐本身无力，而辛热之剂，反燥精血矣。"从叶氏这段论述，可以体会到经闭一证，无论血枯血滞，在治疗上都不可偏补或峻攻，宜细审病机，分清虚实，于寒热、温凉、补泻、攻散诸法中，灵活掌握，调之使平，才会收到良好的治疗效果。

1. 血虚证

其症状为经闭数月，面色苍白带黄，两目少神，头晕目眩，时或头痛，心累气短，饮食减少，消化不良，甚则形体消瘦，舌质淡苔薄，或光剥无苔，脉象虚细。治疗宜养血益气之法，选李东垣卫生汤主之。方药：当归 60g，白芍 10g，黄芪 90g，甘草 30g。共研为末，蜜丸，每服 15g，开水调下。若大便燥结者，加肉苁蓉 60g，熟地 60g。若气血亏甚者，其表现为经闭数月，皮肤干燥不调，形体消瘦，心累气短，动则喘逆，头晕目眩，腰酸无力，食少，舌质淡红苔薄，脉缓无力。宜气血双补，兼滋肝肾。选用自制方益气补冲汤主之。方药：党参 15g，白术 12g，云茯神 12g，当归 9g，熟地 12g，黄芪 9g，枸杞 9g，菟丝子 12g，甘草（炙）9g，水煎，温服。若兼夜眠多梦，胸胁胀满，呼吸短促等症，多因血亏肝失所养，又宜滋阴养血柔肝，选用自制方滋肝养血汤主之。方药：熟地 12g，枸杞子 12g，山萸肉 12g，菟丝子 12g，怀山药 12g，当归 6g，柏子仁 6g，红泽兰 12g，生谷芽 12g。水煎，空心服。作丸剂，加重药量 5 倍，研末炼蜜为丸，每次服 4.5g，每天 2 次。

2. 脾虚证

其症状为经闭数月，面色苍黄，精神疲倦，四肢不温或浮肿，心悸气短，时有腹胀，饮食少，大便溏，口淡舌苔白腻，脉缓弱。治法宜补脾和胃，益气调血。选用自制方参术饮主之。方药：党参 12g，炒白术 12g，茯苓 12g，怀山药 15g，砂仁 6g，当归（酒洗）1.5g，川芎 1.5g。水煎，温服。若四肢浮肿，小便清长者，加厚附片 12g（先煎 1 小时），肉桂 3g。若兼痰湿阻滞者，其表现为面色苍黄，食少头闷，四肢无力，口淡。平时白带多，苔白腻，脉迟。治宜健脾除湿、化痰养血之法。选用自制方香砂六君子汤主之。方药：泡参9g，茯苓9g，白术9g，木香6g，砂仁6g，陈皮3g，半夏9g，川芎4.5g，秦归6g。水煎服。

3. 劳损证

其症状为月经不行，面色苍白，两颧发赤，手足心热，午后潮热，皮肤枯燥，或有微咳，咯痰不爽，口干心烦，气短，甚则喘促不安，心悸不寐，唇红而干，舌淡红，苔满微黄，或光滑无苔，脉虚细而数。治疗宜滋肾养肝润肺之法，选用自制方鳖甲养阴煎主之。方药：鳖甲12g，龟甲12g，干地黄12g，枸杞12g，麦冬12g，杭芍12g，首乌藤15g，地骨皮3g，茯神3g，丹皮6g。水煎，温服。

若肺肾两虚的血枯经闭，多见潮热盗汗，身体羸瘦，皮肤干燥，心悸怔忡，食少，或咳嗽痰中带血，呼吸喘促，苔薄黄或无苔，舌淡，脉虚数。治宜补血益气。方用《和剂局方》中的劫劳散主之。方药：白芍180g，黄芪60g，甘草60g，当归60g，沙参60g，法夏60g，茯苓60g，五味子60g，阿胶60g，熟地60g（有条件者，可加入紫河车1具）。共研细末，每服9~12g，加生姜2片，大枣2枚。水煎服（若痰中带血者，去生姜、大枣）。若肝肾阴虚者，其表现为经闭数月不行，胸胁胀满作痛，咽干口燥，舌无津液，脉沉细数或虚弦。治疗宜滋阴养液，佐以疏肝。选《柳州医话》中的一贯煎主之。方药：北沙参15g，麦冬9g，生地黄9g，当归身6g，枸杞9g，川楝子9g。水煎服。若脾胃虚弱者，经闭时久，面色淡黄或苍白，唇燥，两眼乏神，饮食减少，心累，耳鸣头痛，或有潮热，手心发热，舌质淡红，苔薄黄，脉数无力。宜和脾胃养肝肾。选用自制方参术六味丸主之。方药：生地黄9g，萸肉9g，怀山药12g，丹皮6g，泽泻6g，泡参12g，白术

9g，茯苓 9g。水煎，温服。

4. 血瘀证

其症状为经停数月，面色青暗，小腹胀硬疼痛，按之益甚，胸腹胀满，心烦，口燥不思饮，大便燥结，舌质暗红，或有紫赤斑点，脉沉弦而涩。治疗宜破瘀通经，理气和血。方选自制方生化通经汤主之。方药：酒丹参 12g，香附 9g，土牛膝 9g，当归尾 6g，桃仁 6g，红花 3g，泽兰 12g。水煎，温服。若兼气滞者，经闭不行，腹胀痛拒按，午后潮热，宜理气行血，选《医学入门》七制香附丸主之。方药：香附子 420g，当归 60g，莪术 60g，牡丹皮 30g，艾叶 30g，乌药 60g，川芎 30g，延胡索 30g，三棱 30g，柴胡 60g，红花 30g，乌梅 30g。制法：将香附分为 7 份，1 份同当归酒浸；1 份同莪术 60g 童便浸；1 份同牡丹皮 30g、艾叶 30g 米泔浸；1 份同乌药 60g 米泔浸；1 份同川芎 30g、延胡索 30g 水浸；1 份同荆三棱 30g、柴胡 30g 醋浸；1 份同红花 30g、乌梅 30g 盐水浸。各浸春五日、夏三日、秋七日、冬十日，晒干只取香附研末，以浸药水打糊为丸，如梧桐子大。服法：每服 6~9g，临睡时用温酒或白开水送下。若瘀结甚者，经闭日久，少腹拘急胀痛，按之益甚，面色青暗，肌肤甲错，小便微难，大便燥结，舌质红或有紫色斑点，脉沉涩。此系内有干血，宜行血攻瘀，选《金匮要略》大黄䗪虫丸主之。

5. 风寒证

其症状为月经数月不行，面青，四肢痛，关节不利，少腹冷痛，恶风怕冷，腰酸背寒，或有头痛，或胸闷泛恶，舌淡口和，苔白润，脉多浮紧。治疗当以祛风散寒、温经行滞之法，选自制方独活通经汤主之。方药；桑寄生 15g，秦艽 9g，独活 6g，川芎 6g，香附 9g，姜黄 6g，焦艾 9g，防风 6g。水煎，温服。若积冷藏寒者，少腹冷痛拒按，喜热熨，脉沉紧。宜温经行血。选自制方加减温经汤主之。方药：当归 9g，川芎 9g，桂心 9g，芍药 9g，莪术（醋炒）9g，党参 9g，牛膝 6g，炙甘草 6g。水煎服。

6. 气郁证

其症状为经闭不行，面色青黄，精神抑郁，性急烦躁，胸胁作胀，食少嗳气，舌尖红，苔微黄而燥，脉弦数或弦紧。治以调气舒郁、平肝养血之法。选用自制方解郁活血汤主之。方药：当归 6g，白芍 6g，柴胡 6g，茯苓 9g，薄荷 3g，丹皮 6g，山栀仁 6g，白术 9g，泽兰叶 12g，郁金 6g，甘草 3g。若有汗者，去薄荷、丹皮；胸痞者，加厚朴 6g；潮热者，加青蒿 6g，鳖甲 12g。水煎服。若气郁夹湿者，兼见腰酸带下，面色苍白带黄，饮食减少，苔白腻，脉弦滑。治宜开郁行气化湿。选《万氏妇人科》中的加味开郁二陈汤主之。方药：陈皮 6g，茯苓 9g，苍术 6g，香附 9g，川芎 6g，半夏 6g，青皮 4.5g，莪术 6g，木香 3g，当归 6g，甘草 3g。水煎服。若气郁血虚，兼见头晕耳鸣，治宜行气益血，选《济阴纲目》中的十味香附丸主之。方药：香附（四制）480g，当归 120g，川芎 120g，芍药（炒）120g，熟地 120g，白术 60g，泽兰 60g，陈皮 60g，炙甘草 30g，黄柏（盐水炒）30g。共为细末，醋糊丸如梧子大。每服 6~9g，空心盐汤下。

7. 痰阻证

其症状为体质素肥胖，面色㿠白，经闭不行，白带甚多，胸闷脘胀，痰多，时作呕吐，饮食不思，口淡，舌质正常，苔白腻，脉弦滑。治法宜温化痰湿，佐以行气。选《济阴纲目》中的加味导痰汤主之。方药：制半夏 9g，茯苓 9g，陈皮 6g，甘草 3g，枳实 4.5g，川芎 4.5g，生姜 2 片。若腹胀食少者，加制香附 6g，木香 4.5g。若夹热者，兼口苦，舌红，苔黄厚腻，脉滑数。治宜清热祛痰，选《沈尧封女科辑要》中的蠲饮六神汤加味主之。方药：橘红 3g，石菖蒲 3g，半夏曲

3g，胆星 3g，茯神 3g，旋覆花 3g，枳壳 6g，竹黄 6g。若呕恶者，加竹茹 9g。水煎，温服。

（据丛春雨主编《近现代二十五位中医名家妇科经验》改写）

跋

余有幸受教于经方家洪哲明先生，耳提面命，启迪良多。并常向陈玉峰、马志诸先生请益，始悟及古今临床家经验乃中医学术之精粹，舍此实难登堂入室。

自1979年滥竽编辑之职，一直致力于老中医经验之研究整理。以编纂出版《吉林省名老中医经验选编》为开端，继之编纂出版《当代名医临证精华》丛书，并对整理方法进行总结，撰写出版了《老中医经验整理方法的探讨》一书。1999年编纂出版《古今名医临证金鉴》，寝馈于斯，孜孜以求，已30余年矣……登门请益，开我茅塞；鱼素往复，亦如亲炙，展阅名师佳构：一花一世界，千叶千如来；真知灼见，振聋发聩；灵机妙绪，启人心扉……确不乏枕中之秘，囊底之珍，快何如之！

《古今名医临证金鉴》出版后为诸多中医前辈所嘉许垂青，得到了临床界朋友们的肯定和关爱，一些朋友说：真的是与丛书相伴，步入临床的，对于提高临床功力，功莫大焉！其中的不少人已成为医坛翘楚，中流砥柱，得到他们的高度评价，于心甚慰！

《古今名医临证金鉴》出版已16年了，一直无暇修订。且古代医家经验之选辑，乃仓促之举，疏欠砥砺，故作重订以臻于完善，方不负同道之厚望。这次修订，由原来22卷重订至36卷，妇、儿、外、五官科等卷，重订均以病名为卷，新增之内容，以古代、近代医家经验为主。囿于篇幅之限，现代医家经验增补尚少。

蒙国内名宿鼎力支持，惠赐大作，直令丛书琳琅满目，美不胜收。重订之际，一些老先生已仙逝，音容宛在，手泽犹存，不尽萦思，心香一瓣，遥祭诸老。

感谢老先生的高足们，探蠡得珠，筚路蓝缕，传承衣钵，弘扬法乳，诸君奠基，于丛书篇成厥功伟矣！

著名中医学家国医大师朱良春先生为丛书作序，奖掖有加，惓惓于中医事业之振兴，意切情殷，余五内俱感！

《古今名医临证金鉴》丛书是1998年应余之挚友吴少祯先生之嘱编纂完成的，八年前少祯社长即要求我尽快修订，出版家之高屋建瓴，选题谋划，构架设计，功不可没。中国医药科技出版社范志霞主任，主持丛书之编辑加工，核正疏漏，指摘瑕疵，并鼓励我把自己对中医学术发展的一些思考，写成长序，于兹谨致谢忱！

我的夫人徐杰编审，抄校核勘，工作繁巨，感谢她帮助我完成重订工作！

尝见一联"徐灵胎目尽五千年，叶天士学经十七师"，与杜甫诗句"别裁伪体亲风雅，转益多师是汝师"异曲同工，指导中医治学切中肯綮。

文章千古事，得失寸心知。相信《重订古今名医临证金鉴》不会辜负朋友们的厚望。

单书健
二〇一六年孟夏于不悔书屋